Michaela Girsch

Mit Naturheilkunde STRESS BEWÄLTIGEN

Nachhaltige Heilpflanzenkraft
bei körperlichen & seelischen Beschwerden

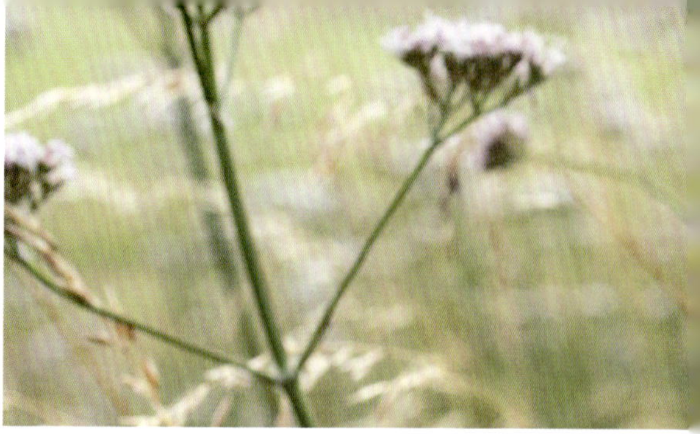

Inhalt

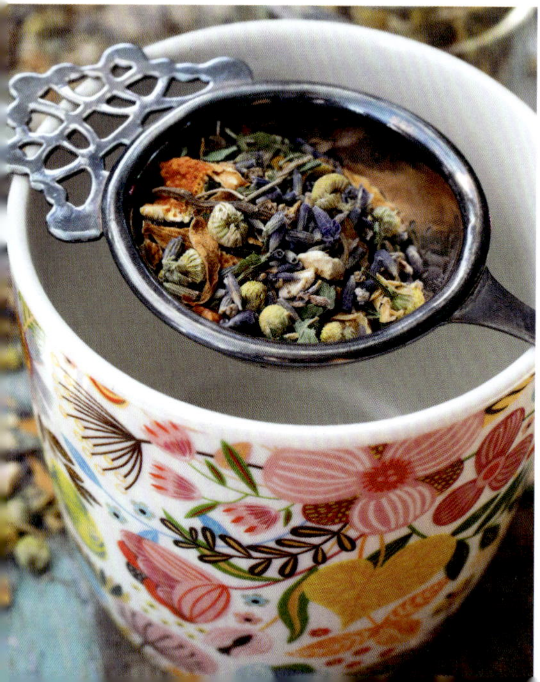

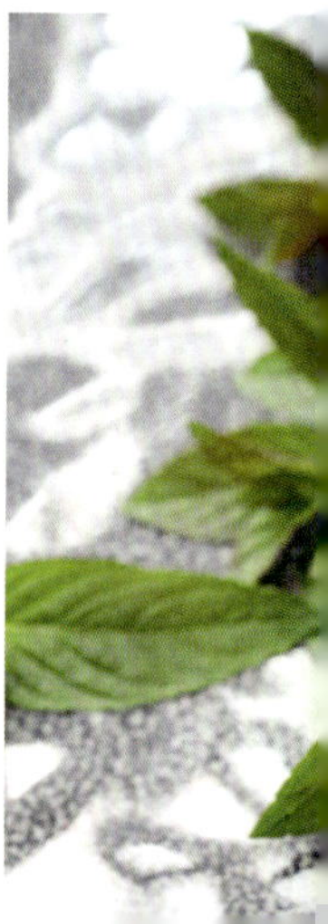

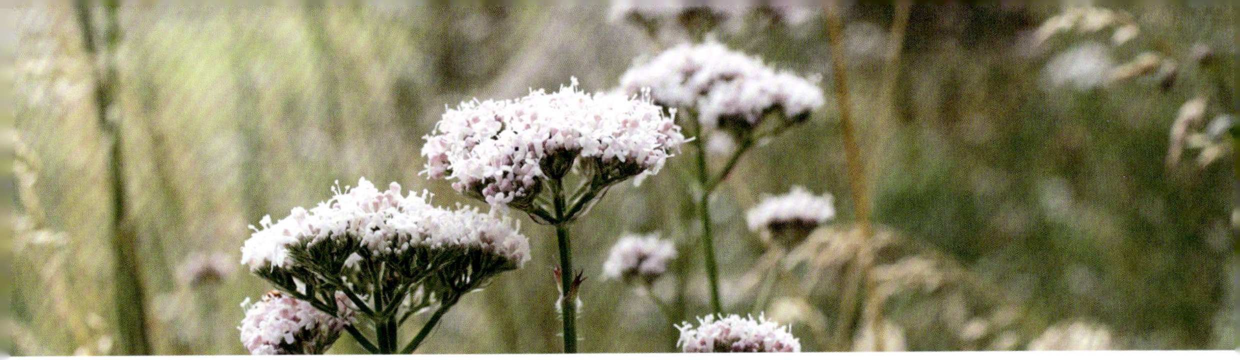

WENN STRESS DEN KÖRPER SCHWÄCHT: PHYSISCHE BESCHWERDEN

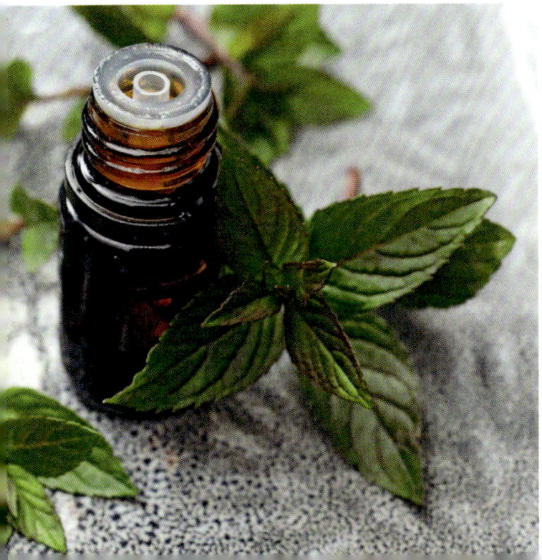

KINDER UND IHR UMGANG MIT STRESS

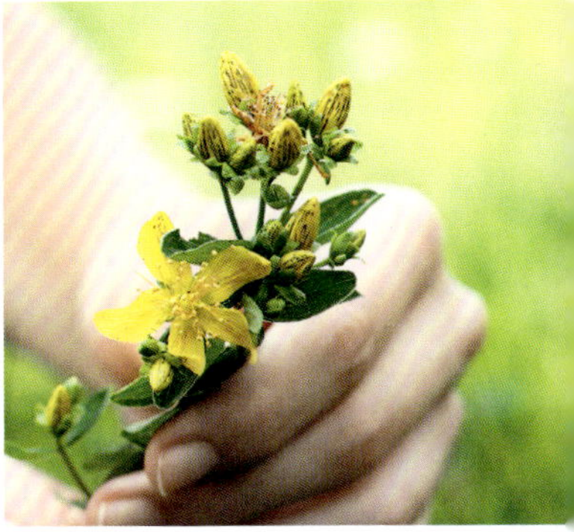

SERVICE

Höher, schneller, weiter?

Ein Buch über Stress und seine Auswirkungen zu schreiben, ist eine Gratwanderung. Die Zunahme an stressbedingten Erkrankungen ist frappierend und entsprechend viele Veröffentlichungen gibt es zu dem Thema. Der Tenor dieser Veröffentlichungen ist meist: Kümmere dich um deine Gesundheit, dope deine Seele, setze Powerpflanzen ein und schau, wie du mit der Belastung klarkommst. Das ist gewiss sehr zugespitzt und dennoch reihen sich diese Empfehlungen in das große Thema der Selbstoptimierung ein. Weiter leistungsfähig zu sein ist das Ziel, ausgeblendet werden dabei die Ursachen, die uns krank machen. Die Tatsache, dass die WHO schon im Jahr 2016 Stress als eine der größten Gesundheitsgefahren des 21. Jahrhunderts beschrieben hat, lässt aufhorchen. Sind wir einfach nur empfindlicher geworden oder hat der Druck tatsächlich zugenommen? Darüber ließe sich mit Sicherheit diskutieren, vermutlich ist es die Summe verschiedenster Einflüsse, die uns belasten. Die Auslöser sind zudem sehr individuell und hier kann jeder ansetzen, um die Belastungen im eigenen Umfeld zu erkennen und zu ändern. Dass das nicht von heute auf morgen geht, ist klar, und es braucht dazu eine gehörige Portion Kraft und Entschlossenheit, die im Stress oft fehlt.
In meiner bald dreißigjährigen Praxistätigkeit erlebe ich täglich die Auswirkungen von Stress. Viele meiner Patientinnen und Patienten kommen aus dem pädagogischen Bereich, dem Gesundheitswesen und weiteren sozialen Berufen. Aber auch belastende Lebensphasen wie die Mehrfachbelastung Alleinerziehender oder unlösbare pflegerische Herausforderungen sind an der Tagesordnung. Gemeinsam haben diese Menschen, dass die Belastungen sie krank machen. Am häufigsten treten Schlafstörungen und unklare Verdauungsbeschwerden auf, gefolgt vom hormonellen Durcheinander, chronischen Kopfschmerzen und Verspannungen. Die aktuellen Untersuchungen zu den Ursachen von Herz-Kreislauf-Erkrankungen belegen zudem, dass seelische Belastungen – denn auch die führen zu Stress – eine der Hauptursachen für Bluthochdruck und Herzerkrankungen sind.
Mein Bestreben mit diesem Buch ist, die Auswirkungen von Stress auf der körperlichen und seelischen Ebene zu lindern. Damit kann die Kraft entstehen, die uns die Ursachen verändern lässt: unzumutbare Arbeitsbelastung, mobbende Kollegen, die unruhige Klasse, die ständige Erreichbarkeit über das Diensthandy oder die Belastung durch häusliche Pflege. Das sind alles Dinge, die nicht in Stein gemeißelt, sondern veränderbar sind! Oft kann in solchen Situationen eine psychotherapeutische Begleitung sinnvoll sein, denn aus eingefahrenen Mustern finden wir allein nicht so schnell hinaus.
Da ich auf dem Land wohne, wie der Großteil meiner PatientInnen auch, lässt sich mein absolutes und garantiert wirksames Lieblingsrezept schnell und einfach umsetzen: der Aufenthalt in der Natur. Natürliche Reize wie das frische Grün von Bäumen und Sträuchern, Geräusche wie Vogelzwitschern, Wind oder das Plätschern eines Baches sowie Bewegung auf ungeteerten Böden aktivieren unseren Nerv der Ruhe, den Parasympathikus, der für Entspannung und Erholung zuständig ist. Ein Spazier-

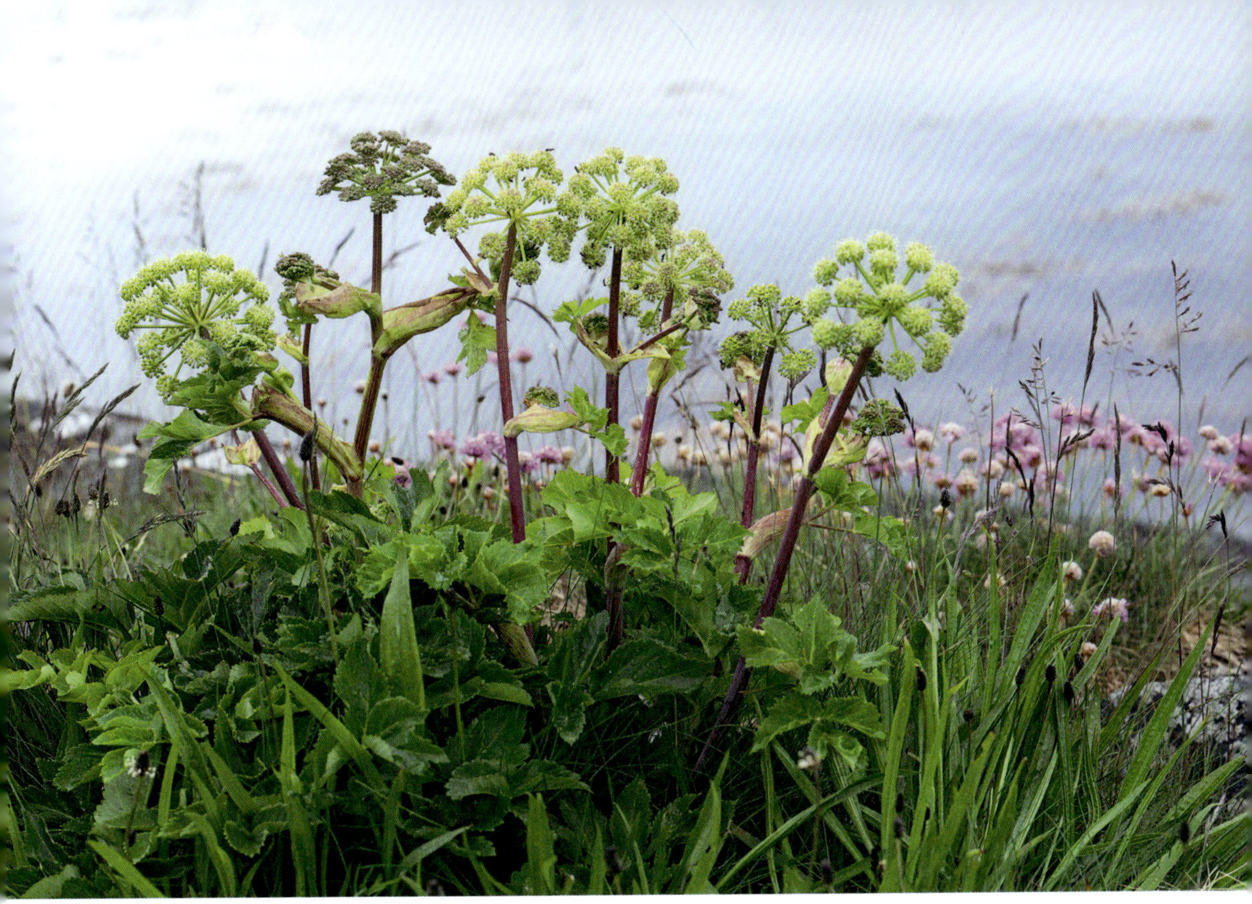

gang in der Natur reduziert die Ausschüttung von Stresshormonen, regt die Bildung stimmungsaufhellender Botenstoffe an, flutet unseren Körper mit Sauerstoff und stärkt unser Immunsystem.
Teil der Natur sind die Heilpflanzen, die in diesem Buch zum Einsatz kommen. Menschen kannten immer schon Stress, wenn auch mit anderer Ursache als heute: Kälte, Hitze, starke körperliche Strapazen – schon die Wikinger kannten pflanzliche Stärkungsmittel und in allen traditionellen Medizinsystemen gibt es stärkende Pflanzen, die vor allem im Alter oder bei zehrender Krankheit gegeben werden. Eine bewährte Auswahl traditioneller „Stresspflanzen“ stelle ich in diesem Buch vor. Dazu kommen Pflanzen mit Bezug zu den Auswirkungen von Stress auf bestimmte Organe, sodass beispielsweise nervöse Herz- oder Verdauungsbeschwerden noch gezielter gelindert werden können.

Nicht „Höher, schneller, weiter!“ kann das Ziel sein, sondern das eigene Tempo zu erkennen und die eigenen Grenzen zu respektieren. In diesem Sinne wünsche ich Ihnen Zeit und Muße beim Lesen des Buches, vielleicht sogar bei einer entspannenden Tasse Tee.

Ihre

Michaela Girsch

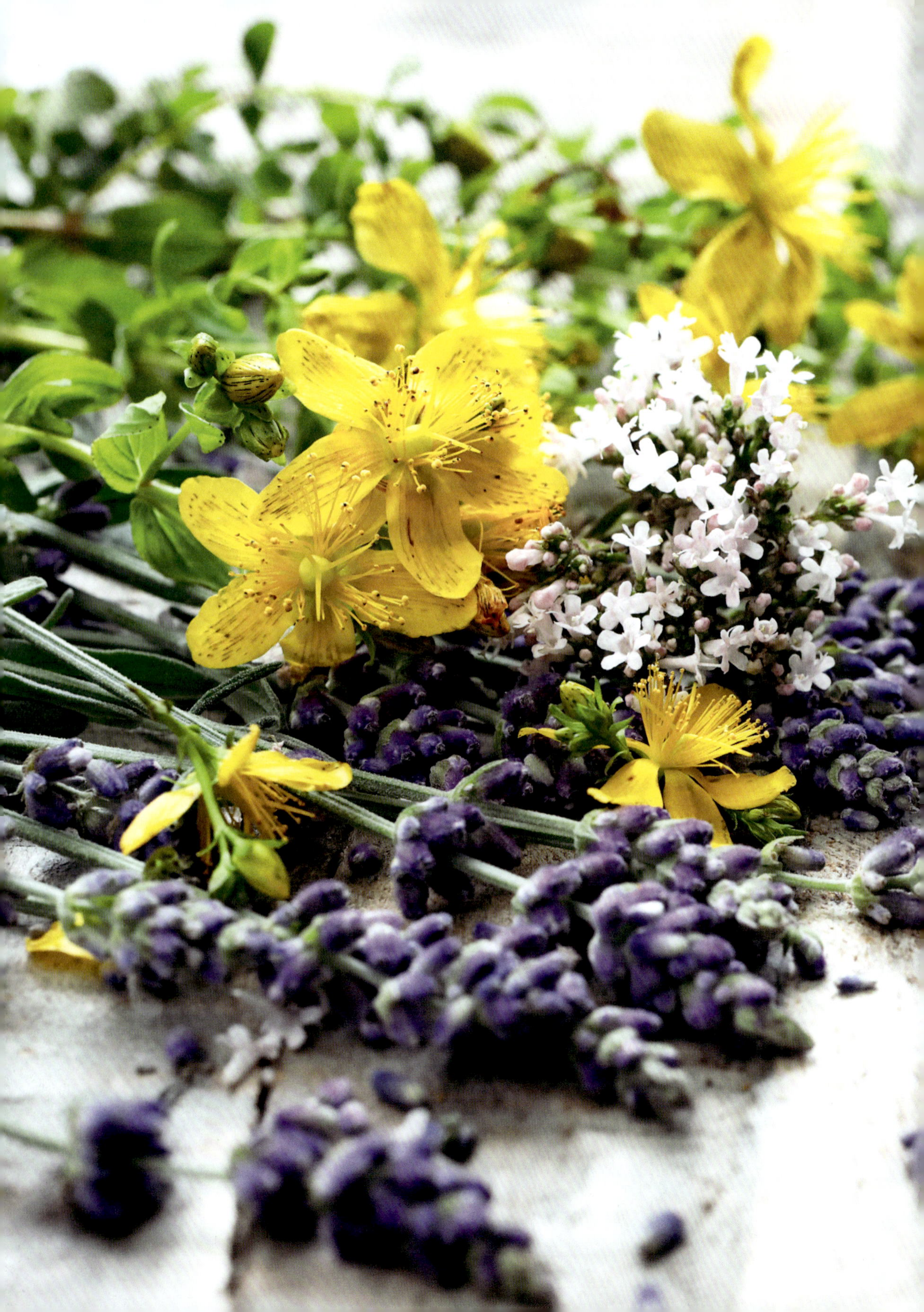

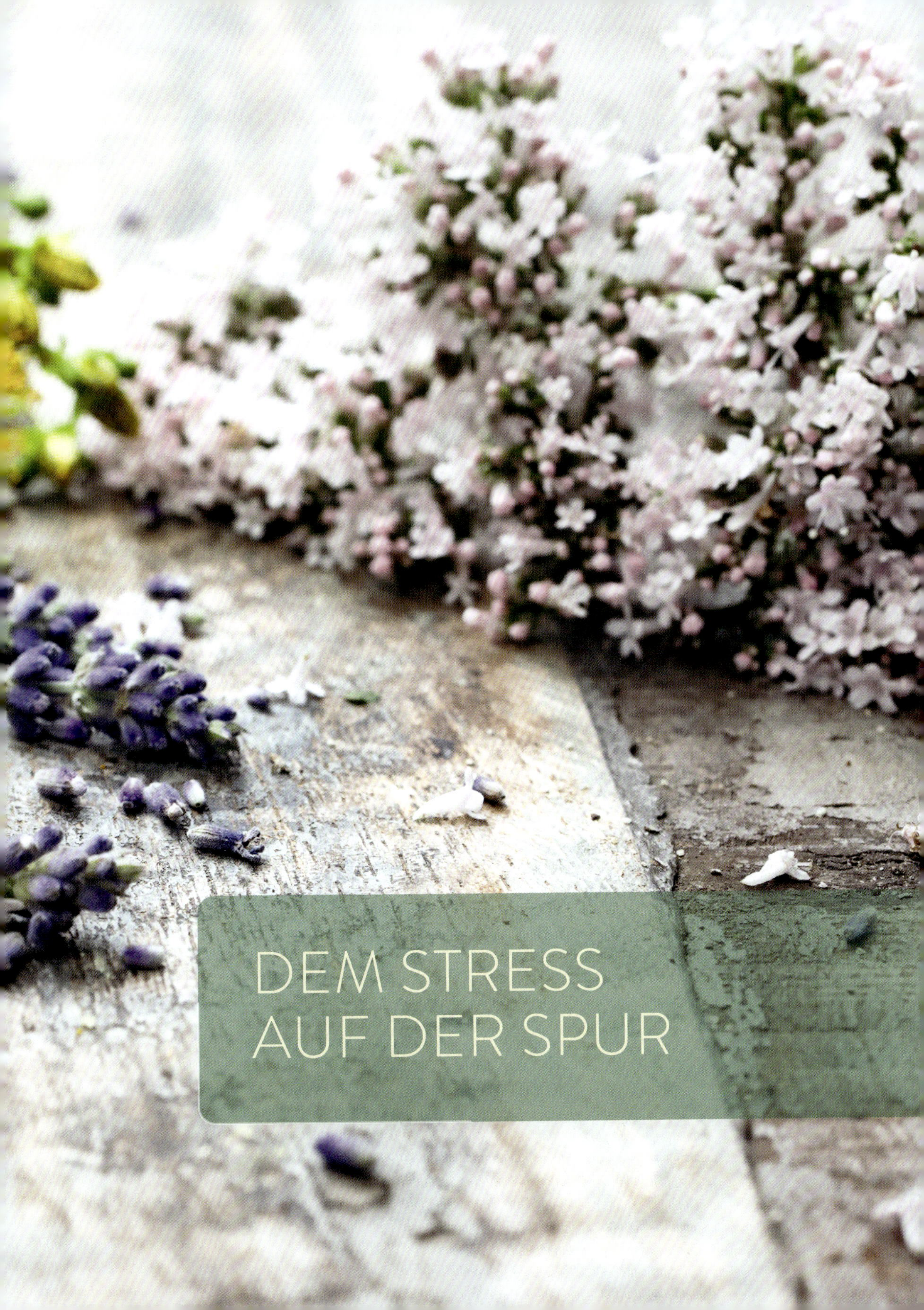

DEM STRESS AUF DER SPUR

Ein Heilpflanzenbuch ganz im Zeichen von Stress und Anspannung?

Bereits im Jahr 2016 erklärte die WHO (World Health Organization) Stress zu einer der größten Gesundheitsgefahren des 21. Jahrhunderts. Und die Einschätzung scheint sich zu bestätigen. Alle Experten sind sich einig: Selten war es so wahrscheinlich, an den Folgen von Stress zu erkranken, wie heute. Im Rahmen einer Stressstudie der Techniker Krankenkasse (TK) vom März 2021 – mit dem schönen Titel „Entspann dich, Deutschland!“ – wurden 1000 Versicherte ab 18 Jahren zu ihrem Stressempfinden befragt. Dabei kam heraus: Mehr als ein Viertel der Deutschen ist häufig gestresst; bei der letzten Befragung im Jahr 2013 war es noch jede fünfte Person.

Frauen sind gestresster als Männer, aber bei den Männern hat der Stress stärker zugenommen als bei den Frauen. Grundsätzlich sind Erwerbstätige stärker gestresst als Nichterwerbstätige, wobei

Immer auf der Überholspur – Sport sollte Ausgleich sein, nicht zusätzlicher Stress.

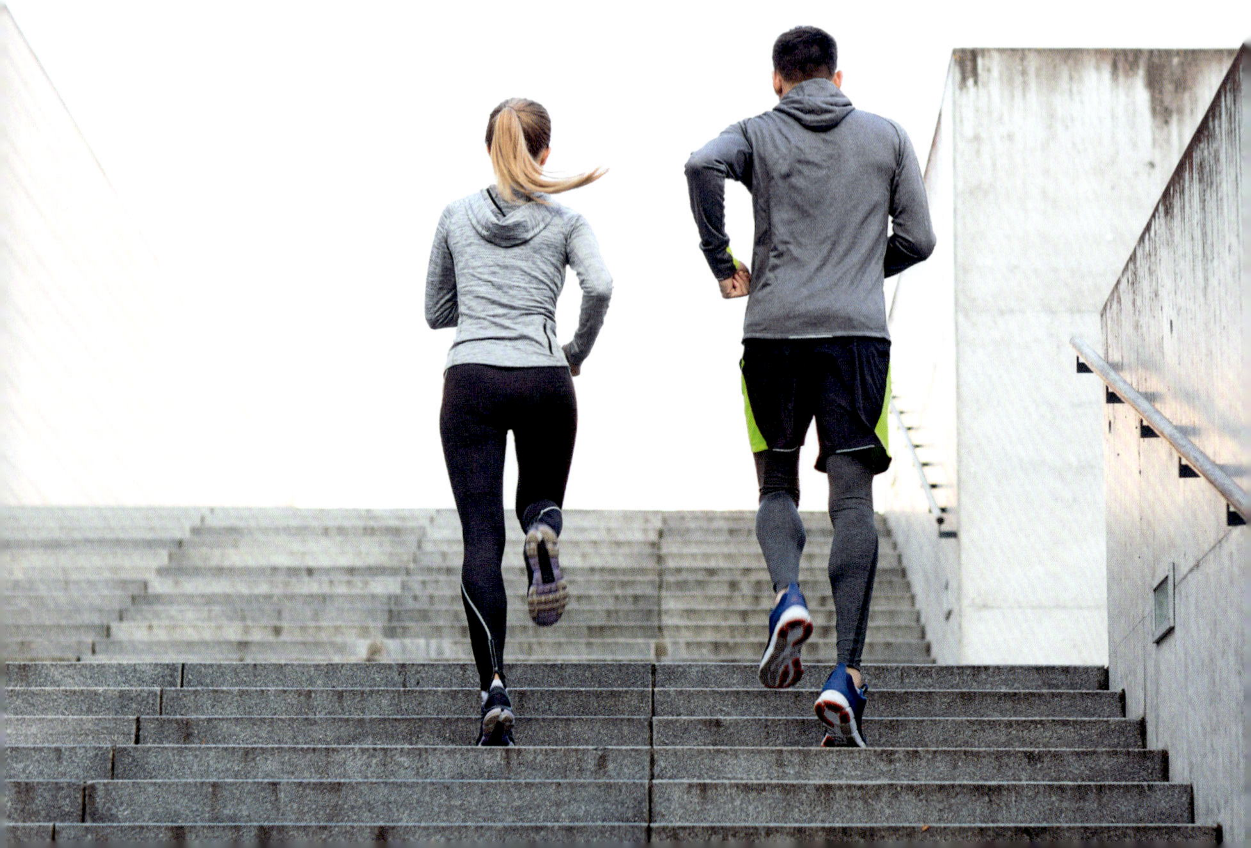

nicht-erwerbstätige Frauen im Schnitt genauso gestresst sind wie erwerbstätige Männer. Haus-, Erziehungs- und Pflegearbeit schlagen hier folglich genauso zu Buche wie ein Bürojob. Unregelmäßige Arbeit stresst stärker als regelmäßige und die mangelnde Trennung zwischen Berufs- und Privatleben wird durch die in der Corona-Pandemie etablierten Hybridmodelle (Homeoffice und Büropräsenz) immer üblicher. Der Zwang, ständig erreichbar sein zu müssen, Überlastung durch Personalmangel, Corona-Sorgen – all das stresst.
Die Top Drei der Stressverursacher der Deutschen sind: Arbeit, die hohen Ansprüche an sich selbst und Erkrankungen von nahestehenden Personen. Letzteres muss im Zusammenhang mit der Corona-Pandemie betrachtet werden. Auf den weiteren Plätzen folgen Konflikte im Privatleben, ständige Erreichbarkeit, Freizeitstress, Stress im Verkehr, Stress im Haushalt, Stress bei der Kinderbetreuung, finanzielle Sorgen und die Betreuung pflegebedürftiger Angehöriger.
Stress löst Reaktionen aus, die kurz-, mittel- und langfristige Auswirkungen haben. In diesem Buch werde ich gründlich auf das Thema und seine Auswirkungen auf die Gesundheit eingehen. Einen ersten Überblick gibt die Tabelle unten.
Sie sehen, dass Stress weitreichende Auswirkungen hat. Mit diesem Buch möchte ich Ihnen bewährte Heilpflanzen zur Begleitung der gesundheitlichen Folgen von Stress vorstellen. Nach einer gründlichen Einführung lassen sich die Wirkungen der Pflanzen gut einordnen und im besten Fall auch zur Unterstützung in stressigen Zeiten einsetzen.
Stress ist ein ziemlich weit gefasster Begriff. Im Grunde genommen handelt es sich dabei erst einmal bloß um eine körperliche und psychische Reaktion des Körpers auf eine außergewöhnliche Anforderung. Der Körper mobilisiert bestimmte Botenstoffe und Hormone, um schnell, leistungsstark und konzentriert zu sein. Diese Reaktion hilft uns, Wege zu finden, um die Anforderung zu bewältigen. Es handelt sich dabei um ein „Sonderprogramm“ für besonders herausfordernde Situationen – und ist nicht als Dauerzustand gedacht. Entsprechend anstrengend sind die Stressreaktionen für Körper und Seele, wenn sie zu häufig zum Einsatz kommen.

STRESSBEDINGTE VERÄNDERUNGEN

KÖRPERLICHE EBENE	WAHRNEHMUNGSEBENE	VERHALTENSEBENE
beschleunigte Herzfrequenz, erhöhter Blutdruck, Schwitzen, gesteigerte Atmung, erhöhter Blutzuckerspiegel u. a.	Müdigkeit, Verspannungen, Kopfschmerzen, Konzentrationsstörungen, Ungeduld, Gereiztheit (aggressives Verhalten) u. a.	ungesundes Essverhalten, Appetitlosigkeit, überreichlicher Alkoholgenuss, Rauchen, erhöhte Unfallgefahr durch riskantes Verhalten, Unruhe u. a.

Was ist Stress?

Will man sich ganz unvoreingenommen mit dem Thema beschäftigen, dann fällt das richtig schwer. Wo man geht und steht, begegnet es einem, man wird davon richtiggehend überrollt. Ganz schön stressig. Womit wir auch bereits beim Thema sind: Was ist Stress – und was nicht? Ist nicht alles irgendwie Stress? Sind wir nicht alle gestresst? Und ist das nicht sehr subjektiv? Sie kennen sicher auch die zwei Typen, die ich Ihnen hier vorstellen möchte: Anna, 24 Jahre alt, alleinstehend und Martina, 54 Jahre alt, verheiratet, zwei Kinder. Anna lässt im Alltag alles ruhig angehen. Sie liebt spontane Unternehmungen, kauft sich kurz vor der Abfahrt des Zuges ein digitales Ticket, checkt bei der Ankunft mit dem Smartphone den Weg und falls kein Bus mehr fährt, dann nimmt sie sich ein Uber. Klingelt es an der Tür, dann freut sie sich über den unangekündigten Besuch und irgendwas zu trinken findet sich immer. Sonst geht man schnell zum Späti und holt sich was – alles kein Problem. Martina plant gerne voraus. Ihr Alltag ist dicht getaktet, sie mag keinen unangekündigten Besuch und geht auch selten aus, schon gar nicht spontan, dafür gibt es viel zu viel zu tun. Kündigt sich Besuch an, dann überlegt sie schon Tage vorher, was sie anbieten kann und räumt die Wohnung auf. Beim Gedanken daran wird sie nervös und kann nicht gut schlafen. So richtig freuen kann sie sich dann gar nicht auf den Besuch. Nun sind das zwei sehr einfach dargestellte Persönlichkeiten, sie zeigen aber, wie subjektiv das Stressempfinden ist. Wir wissen nicht, ob Anna studiert und dabei in Termindruck gerät, und wir wissen auch nichts über die berufliche Situation von Martina, aber offensichtlich gibt es verschiedene Reizschwellen für die Wahrnehmung von Stress. Und offensichtlich können wir in verschiedenen Lebensphasen unterschiedlich gut mit Stress umgehen. Was für Anna Eustress ist, ist für Martina Disstress. Schauen wir uns das genauer an:

EUSTRESS	**DISSTRESS**
Stress, der guttut und nötig ist. Er fördert die Konzentration, motiviert uns, steigert die Aufmerksamkeit und den Antrieb und fühlt sich energiegeladen und gut an.	Stress, der anstrengend ist und Energie kostet. Er macht müde und erschöpft und hat negative Auswirkungen auf unser seelisches und körperliches Befinden.

Eustress und Disstress – um diese beiden Begriffe besser einordnen zu können, ist es wichtig, genauer darauf zu schauen, was bei Stress passiert. Den Begriff Stress hat der österreichisch-kanadische Physiologe Hans Selye in den 1940er-Jahren geprägt, um die Reaktion von Tieren und Menschen auf Belastung darzustellen. Er beschreibt, was im Körper passiert, wenn dieser Belastungen ausgesetzt ist. Stress ist eine genetisch festgelegte Aktivierungsreaktion des gesamten Organismus, um angesichts von Bedrohung Energie für Kampf oder Flucht bereitzustellen. Diese Reaktion des Organismus soll es ermöglichen, uns schnell auf wechselnde Lebensumstände einzustellen. Selye wies als Erster darauf hin, dass Stress nicht immer nur negativ ist. Evolutionär gesehen war Stress durchaus wichtig für die

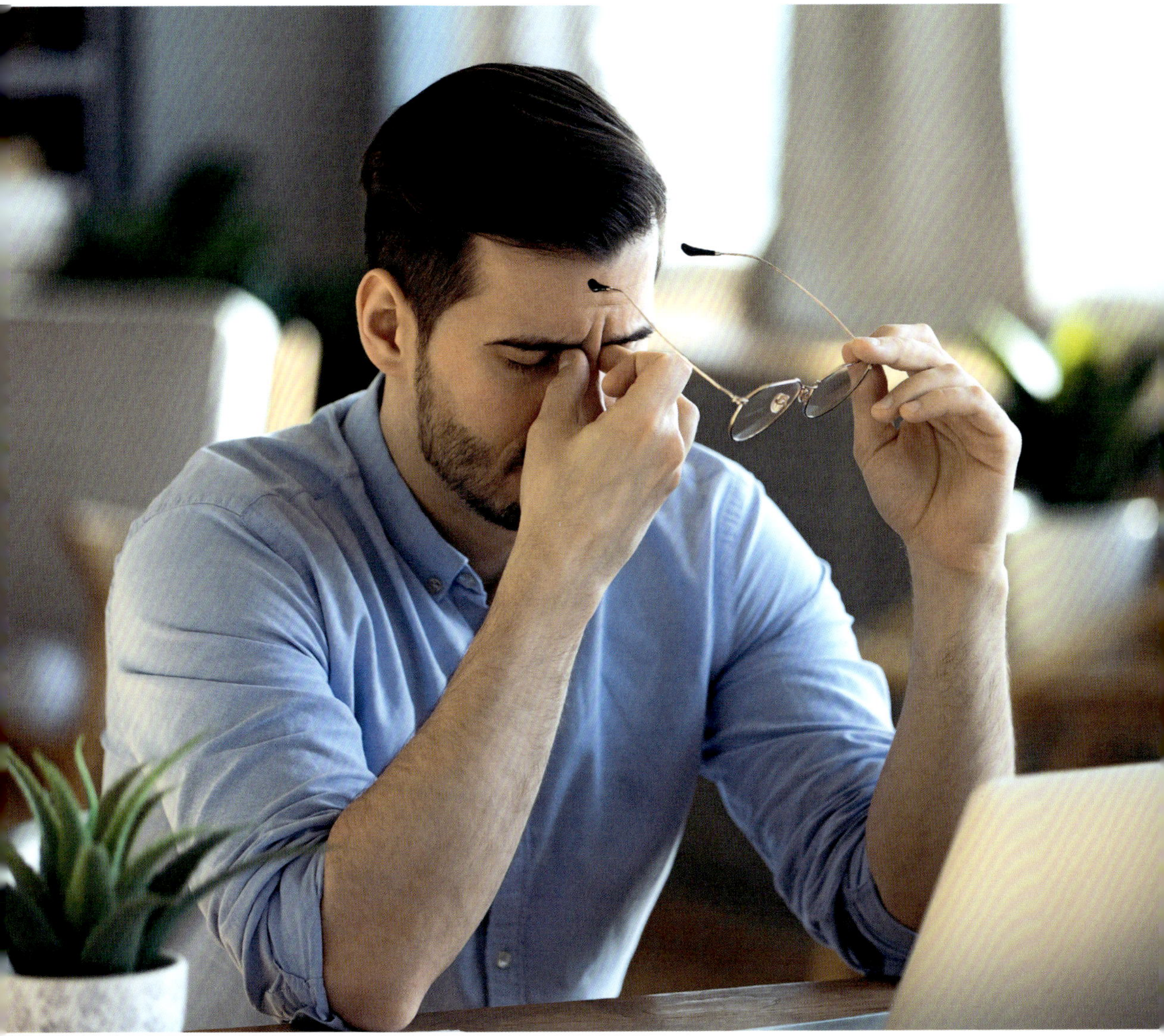

Einige lieben es, immer unter Strom zu sein, aber vielen wird das zu viel.

Entwicklung des Menschen. Die Stresstheorie nach Selye unterscheidet daher zwischen Eustress und Disstress. So, wie wir den Begriff Stress verwenden, ist damit eigentlich Disstress gemeint. Dieser tritt dann auf, wenn wir das Gefühl haben, dass unsere Ressourcen nicht ausreichen, um die an uns gestellten Anforderungen zu erfüllen.

„STRESS“ – WOHER KOMMT DER BEGRIFF?

Das Wort leitet sich vom lateinischen Wort *stringere* ab, was so viel wie „anspannen“ oder „sich zusammenziehen“ bedeutet.

WAS HAT DER SÄBELZAHNTIGER DAMIT ZU TUN?

Der Säbelzahntiger ist seit 10 000 Jahren ausgestorben. Trotzdem muss die Raubkatze aus dem Pleistozän immer wieder herhalten, um Stressreaktionen zu verstehen. Mit seinen riesigen, bis zu 20 cm langen Eckzähnen muss er für die Menschen der Steinzeit ein furchtbarer Anblick gewesen sein: Tauchte er vor einem Steinzeitmenschen auf, schaltete sich jene Alarmanlage an, die Mediziner als sympathisches Nervensystem bezeichnen, und bereitete den Organismus automatisch auf Kampf oder Flucht vor. Im Normalfall verschwand der Säbelzahntiger dann wieder, oder man suchte das Weite und die Gefahr war gebannt.

Hans Selye hat die körperliche Reaktion auf Stress, die in mehreren Phasen verläuft, modellhaft dargestellt und sie in drei Reaktionsphasen unterteilt: die Alarmreaktion, die Widerstandsphase und die Erschöpfungsphase. Diese Reaktion hat er „Allgemeines Adaptionssyndrom“ genannt. Adaption bedeutet Anpassung. Gemeint ist in dem Fall die Anpassung des Organismus an Stress.

Diese Reaktionsweise des Organismus ist genetisch festgelegt, daran lässt sich nicht rütteln. Was dabei auf der körperlichen Ebene passiert und welche Rolle Hormone dabei spielen, werde ich im Verlauf des Buches erläutern.

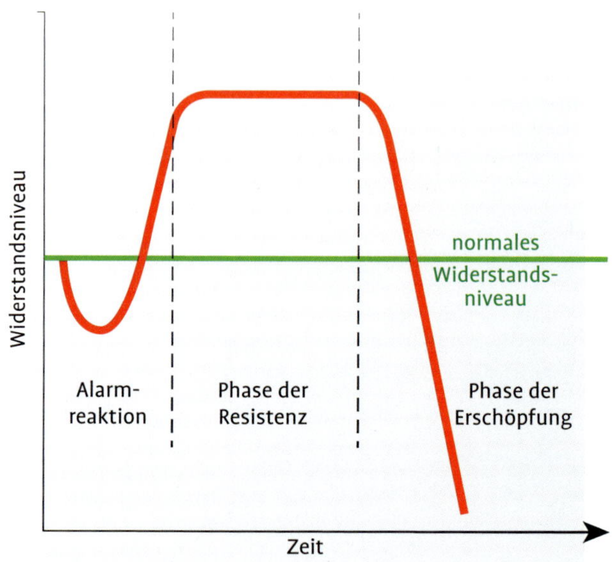

Die körperlichen Stressreaktionen verlaufen in verschiedenen Phasen (Stressmodell nach Hans Selye).

Interessant ist jedoch, dass es unterschiedliche Bewältigungsstrategien für stressauslösende Momente gibt, wie wir bei Anna und Martina sehen. Der amerikanische Psychologe Richard S. Lazarus fand heraus: Nicht die Situation an sich ist stressend, sondern die Art, wie wir gedanklich damit umgehen, und welche Handlungsmöglichkeiten wir sehen. Er nannte seine Theorie „Transaktionales Stressmodell“. Richard Lazarus ging davon aus, dass nicht eine Situation alleine stressig ist, sondern dass es immer einen Wechselwirkungsprozess zwischen der Situation und der Person gibt. Das Ausmaß der Stressreaktion wird daran gemessen, ob Sie glauben, eine Situation meistern zu können oder eben nicht. Der Reiz wird also erst dann zum Stressreiz, wenn er durch subjektive Wahrnehmung und Bewertung eine gewisse Intensität überschreitet. In seinem Modell verdeutlicht er typische Abläufe von Stressreaktionen, wodurch es möglich ist, Bewältigungsstrategien dafür zu entwickeln. Damit arbeiten Psychologen und Coaches.

Sollten Sie unter Stress leiden und aus der Tretmühle selber nicht mehr herausfinden, empfehle ich, einen Therapeuten zur besseren Stressbewältigung hinzuzuziehen.

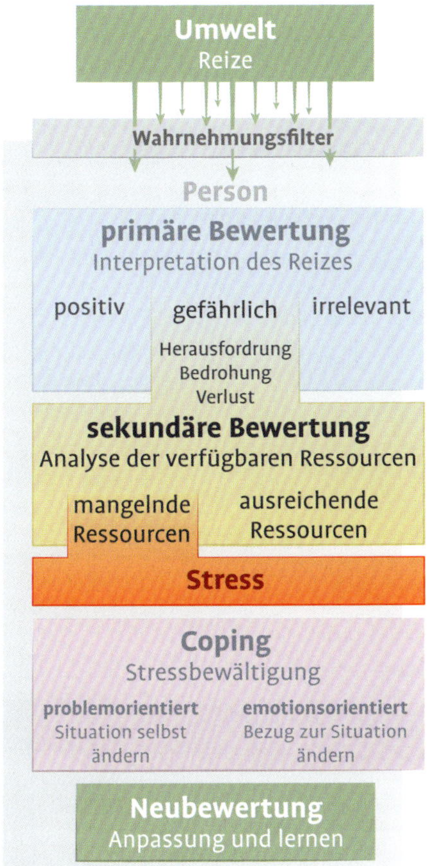
Umwelt
Reize
Wahrnehmungsfilter
Person
primäre Bewertung
Interpretation des Reizes
positiv
gefährlich
irrelevant
Herausfordrung
Bedrohung
Verlust
sekundäre Bewertung
Analyse der verfügbaren Ressourcen
mangelnde Ressourcen
ausreichende Ressourcen
Stress
Coping
Stressbewältigung
problemorientiert
Situation selbst ändern
emotionsorientiert
Bezug zur Situation ändern
Neubewertung
Anpassung und lernen

Es gibt unterschiedliche Wege, mit Stress umzugehen (Stressmodell nach Richard S. Lazarus, 1984).

Was macht Stress mit uns? Was stresst uns?

Stress und seine Ursachen können folglich sehr subjektiv sein: Bei dem einen schnellt der Stresspegel in die Höhe, wenn er zehn Minuten im Stau steht, während ein anderer gleichmütig darauf reagiert. Das ist übrigens kulturell sehr unterschiedlich, wie Sie sicher bei Reisen ins Ausland auch schon erlebt haben. Zudem können innere Reize, wie Sorgen und Ängste, genauso Stress auslösen wie Termindruck auf der Arbeit. Das wird als emotionaler Stress bezeichnet.

Auch wenn jeder Mensch ein anderes Stressempfinden hat, lassen sich Stressfaktoren ausmachen, die ein Großteil der Menschen als belastend empfinden. Hans Selye hat diese „Stressoren“ genannt. Dazu gehören:

- Konflikte am Arbeitsplatz, in der Partnerschaft oder der Familie
- Überlastung oder Doppelbelastung durch Familie und Beruf
- Termindruck
- wenig Freizeit und fehlender Ausgleich zur Arbeit
- kritische Lebensereignisse wie Trennung, Arbeitsplatzverlust, schwere Krankheit oder der Tod einer nahestehenden Person
- eigene (Leistungs-)Ansprüche
- Sorgen und Ängste
- Einsamkeit
- Reizüberflutung, zum Beispiel Lärm, visuelle Eindrücke
- biologische Faktoren wie Hitze, Kälte, Wetterschwankungen

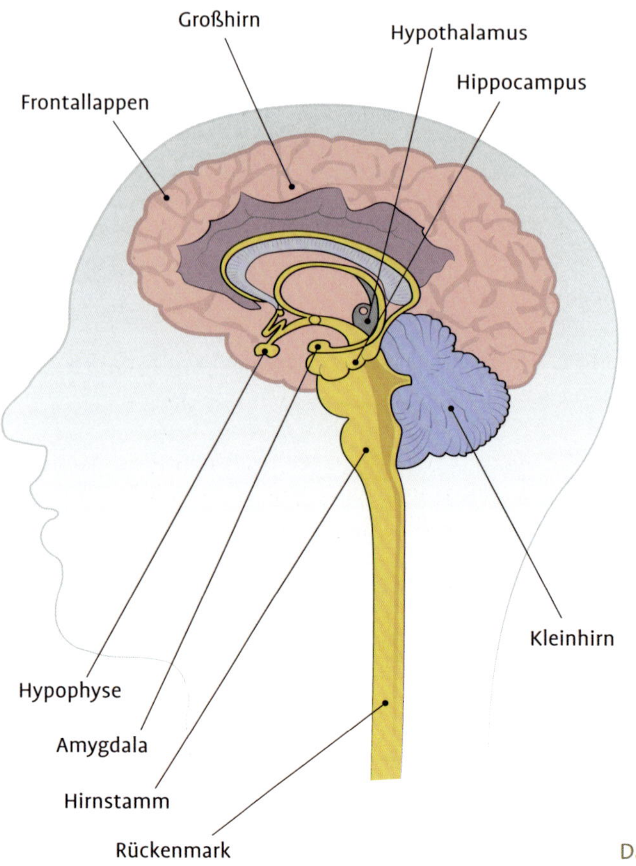

Das Limbische System

DER SCHNELLE WEG: ÜBER DAS SYMPATHISCHE NERVENSYSTEM	DER LANGSAME WEG: ÜBER DEN HYPOTHALAMUS
Alarmphase	Anpassungsphase
Über die Nervenstränge des sympathischen Nervensystems im Rückenmark gelangt die Information „Gefahr“ zum Mark der Nebenniere. Dort werden Adrenalin und – in geringerem Maß – Noradrenalin ausgeschüttet.	Parallel informiert die Amygdala den Hypothalamus, dass Gefahr im Verzug ist. Der Hypothalamus schüttet hormonelle Botenstoffe aus, unter anderem das Corticotropin-releasing-Hormon. Dieses Hormon wirkt auf die Hirnanhangdrüse (Hypophyse) im Gehirn. Es sorgt dafür, dass sie ein weiteres Hormon freisetzt: das Adrenocorticotropin, kurz ACTH. Es gelangt mit dem Blut zur Rinde der Nebenniere und veranlasst diese, das Stresshormon Cortisol auszuschütten.

WAS PASSIERT BEI STRESS IM KÖRPER?

Bei der körperlichen Reaktion auf Stress greifen verschiedene Systeme unseres Körpers wie ein Räderwerk ineinander. Eine sehr wichtige Hirnregion für unser Erleben von Stress und Angst ist die Amygdala, ein kleiner, mandelförmiger Komplex von Nervenzellen im unteren Bereich des Gehirns – deswegen auch Mandelkern genannt. Sie ist Teil des sogenannten Limbischen Systems, ein Verbund verschiedener Hirnstrukturen, der eine große Rolle bei der Verarbeitung von Emotionen spielt.

Die Amygdala steuert – zusammen mit anderen Hirnregionen – unsere psychischen und körperlichen Reaktionen auf stress- und angstauslösende Situationen. Treffen Signale ein, die höhere Aufmerksamkeit und eine schnelle Reaktion erfordern, dann reagieren ihre Nervenzellen blitzschnell, sodass wir wacher und aufmerksamer werden. Dies geschieht bereits, bevor wir die Gefahr bewusst erkennen. Ist eine bestimmte Schwelle der Nervenaktivität erreicht, wird eine weitere Reaktion ausgelöst: Über das Ankurbeln der Ausschüttung von Stresshormonen setzt die Amygdala die Stressreaktion in Gang und aktiviert so die Kampf-oder-Flucht-Reaktion. Zusammen sorgen die ausgeschütteten Stresshormone und das sympathische Nervensystem dafür, dass unser Körper mehr Sauerstoff und Energie bekommt, um schnell handeln zu können. In der folgenden Übersicht habe ich das anschaulich dargestellt. Außer den Stresshormonen sind weitere Hormone, Botenstoffe und körpereigene Eiweiße, die sogenannten Zytokine, an der Stressreaktion beteiligt. Ich führe das im weiteren Verlauf aus.

Zwei Wege der Stressreaktion

Um die Kampf-oder-Flucht-Reaktion auszulösen, nutzt die Amygdala zwei Wege gleichzeitig. Der schnellere Weg geht über das sympathische Nervensystem, das den Körper auf Aktivität einstimmt. Etwas langsamer ist der Weg über den Hypo-

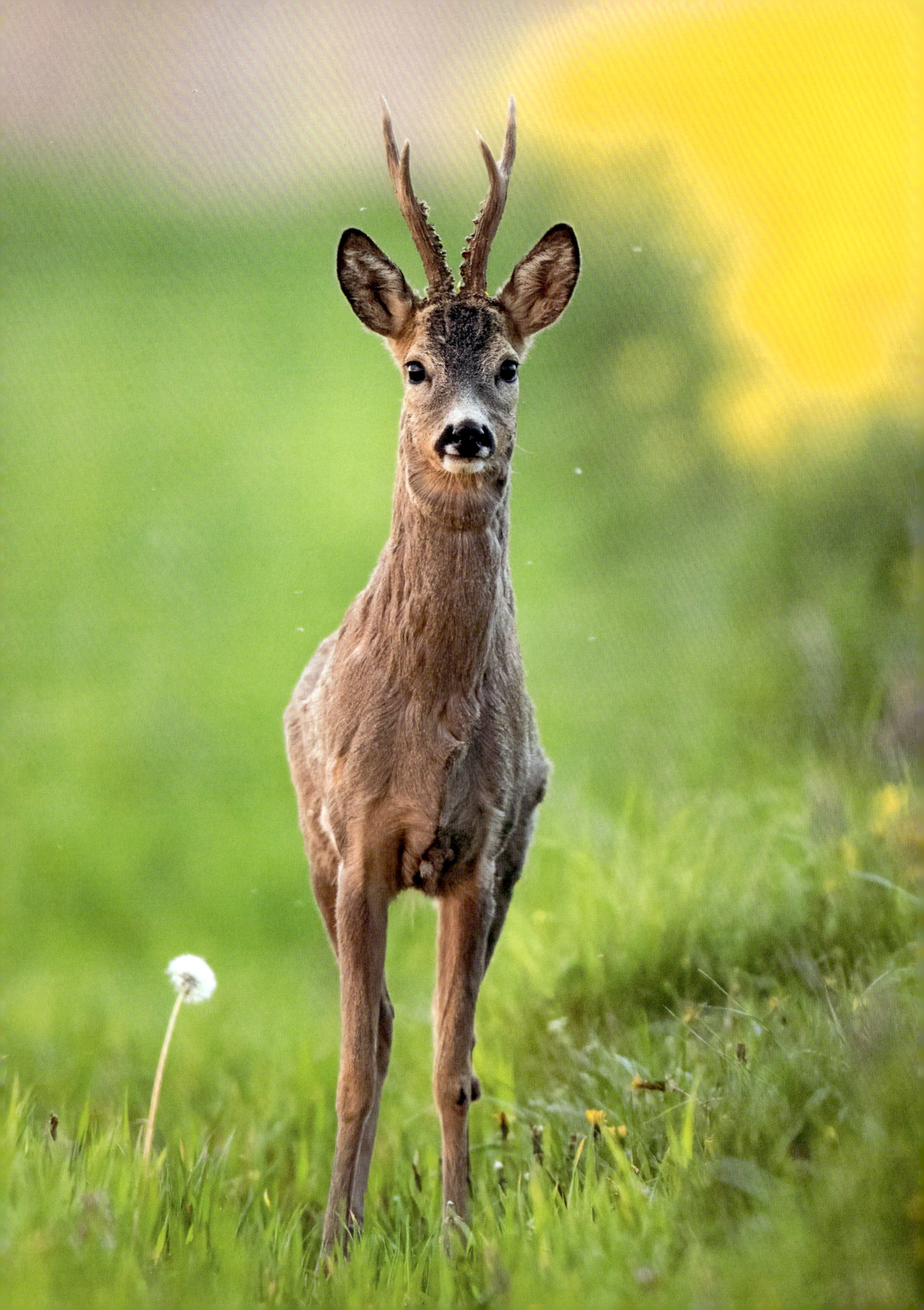

thalamus. Der Hypothalamus ist ein komplexes Gebilde im Zwischenhirn, das grundlegende Funktionen unseres Körpers steuert. Für die Stressreaktion setzt er eine ganze Kaskade von Hormonen in Gang.
Wir alle kennen Stress, es gibt im Leben immer wieder Phasen, in denen es stressig zugeht. Die Reaktion auf Stress, egal welcher Ursache, ist grundsätzlich immer dieselbe – weil genetisch festgelegt. In der Alarmphase, die Sie sich am besten als Schreckmoment vorstellen, der nur kurz anhält, wird in der Nebenniere Adrenalin und Noradrenalin gebildet („der schnelle Weg"). Es folgt die Anpassungsphase, in der der Körper bestrebt ist, das Gleichgewicht wiederherzustellen („der langsame Weg"). Unmittelbare körperliche Reaktionen wie Herzklopfen, feuchte Hände und Anspannung lassen schnell nach.
Nun ist der Stress, der uns zusetzt, aber kein Schreckmoment, sondern ein andauernder Reiz, der nicht nachlässt. Und darauf reagiert der Körper mit der Ausschüttung von Cortisol, das in der Nebennierenrinde gebildet wird. Hält dieser Zustand lange an, dann wird die Nebennierenrinde immer „müder" und es wird immer weniger Cortisol gebildet. Das äußert sich schließlich in Erschöpfung, die in eine Depression oder ein Burn-out münden kann.

KÄMPFEN, FLIEHEN – ODER DOCH LIEBER TOT STELLEN?

Der Begriff Fight-or-flight-response (Kampf-oder-Flucht-Reaktion) wurde vom amerikanischen Physiologen Walter Cannon 1915 geprägt, der sich mit den Auswirkungen des Ersten Weltkrieges auf die Gesundheit von Soldaten beschäftigte. Durch Untersuchungen an Tieren, die er bedrohlichen Situationen aussetzte, erforschte er die neurobiologischen Abläufe in Stresssituationen. Er zeigte, dass das Gehirn während der Kampf-oder-Flucht-Reaktion Impulse durch die Nervenbahnen des vegetativen Nervensystems an das Nebennierenmark sendet, dass sofort eine Freisetzung von Adrenalin in das Blut zur Folge hat.
Der britische Psychologe Jeffrey Alan Gray erweiterte 1988 das Reaktionsmuster um die sogenannte Freeze-Phase. Sie zeichnet sich durch eine erhöhte Aufmerksamkeit und Bewegungslosigkeit aus. Der Grund für das Erstarren ist die Hoffnung, vom Raubtier übersehen zu werden, da die Augen am ehesten auf Bewegung reagieren. Wenn weder Flucht noch Kampf eine realistische Option sind, kann die Phase Fright, also Furcht, eintreten. Diese geht einher mit einer situationsbezogenen Muskellähmung mit der Intention, sich tot zu stellen. Im Extremfall kann dies mit einer Ohnmacht einhergehen.

Das gibt es nicht nur in der Tierwelt: Auch wir können regelrecht vor Schreck erstarren.

DIE STRESSHORMONE

Hier sollen die Hauptakteure der Stressreaktion genauer unter die Lupe genommen werden: das schnell wirkende Adrenalin und das langsamer wirkende Cortisol.

ADRENALIN UND NORADRENALIN

Beide werden in der Alarmphase ausgeschüttet. Adrenalin wird auch Epinephrin genannt und gehört zur Gruppe der Katecholamine. Diese Hormone haben gemeinsam, dass sie in der Nebenniere und im Nervensystem gebildet werden, auch Dopamin gehört dazu.

Wenn Adrenalin ins Blut ausgeschüttet wird, steigt der Blutdruck und der Herzschlag beschleunigt sich. Dadurch gelangt mehr Blut in die Muskeln und in die Lunge, die Pupillen weiten sich und die Leber setzt gespeicherten Zucker zur Energiegewinnung frei. Die bessere Durchblutung sorgt aber auch dafür, dass der Körper überhitzt. In der Folge werden die Schweißdrüsen aktiv und wir bekommen Schweißausbrüche.
Noradrenalin arbeitet Hand in Hand mit Adrenalin, es informiert unser Gehirn darüber, wie viel davon weiterhin gebraucht wird.

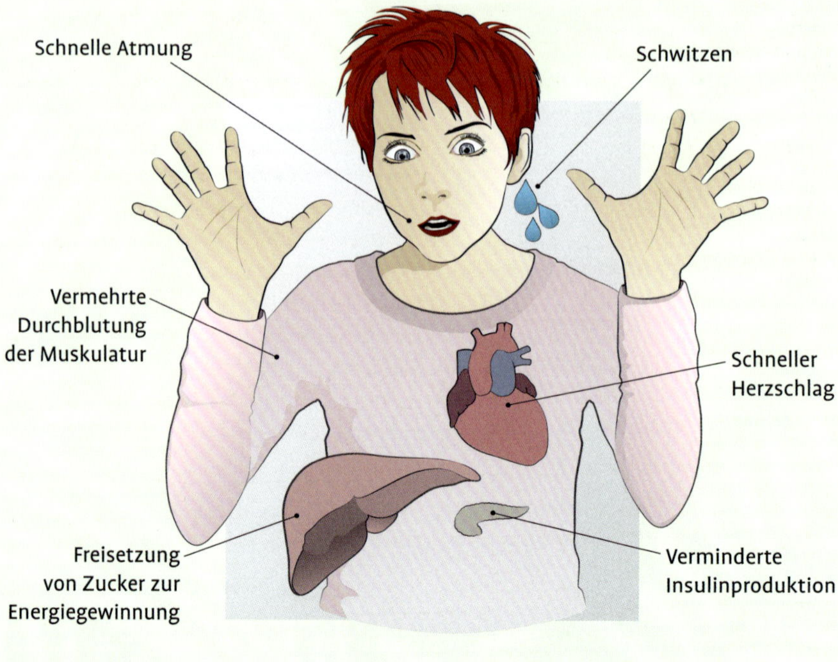

So wirken Adrenalin und Noradrenalin.

CORTISOL

Bei einer Dauerbelastung werden zusätzlich stoffwechselanregende Hormone wie Cortisol von der Nebennierenrinde ins Blut abgegeben, da das Adrenalin zwar sofort, aber nur für kurze Zeit wirksam ist. Cortisol gilt allgemein als das Stresshormon schlechthin. Es gehört zur Gruppe der Steroidhormone, zu denen auch unsere Geschlechtshormone Östrogen und Testosteron gehören.

Cortisol ist für die Aufrechterhaltung der wichtigsten Lebensfunktionen wichtig und wird über den Tag verteilt in schwankenden Konzentrationen ausgeschüttet. Beim morgendlichen Aufwachen ist der Cortisolspiegel am höchsten, genau dann, wenn wir damit beginnen, Leistung abzurufen. Im weiteren Verlauf des Tages schüttet die Nebenniere immer weniger Cortisol aus, bis der Blutspiegel gegen Mitternacht auf das Minimum abgesunken ist. Die lebensnotwendigen Körperfunktionen gehen in den Ruhe- und Energiesparmodus und unser Körper kann mit Beginn der Schlafphase das Regenerationsprogramm aller Körperzellen starten. Cortisol hilft dabei, schnell Energiereserven zur Verfügung zu stellen und unwichtige Prozesse im Körper zu dämpfen, um maximal leistungsfähig zu sein. Dafür wird das Immunsystem unterdrückt, Entzündungsreaktionen gehemmt und das Schmerzempfinden gedämpft. Es wird Glukose als Energielieferant bereitgestellt, die von den Muskeln und vom Gehirn für den Kampf oder die Flucht genutzt werden kann. Die Verdauung wird heruntergefahren, weil die Rettung des Lebens wichtiger ist, und der Sexualtrieb sinkt.

CORTISOL ODER CORTISON – WAS DENN NUN?

Cortison ist die inaktive Form des Cortisols. In der medikamentösen Therapie wird synthetisch hergestelltes Cortison zur Behandlung entzündlicher Prozesse im Körper eingesetzt, wo es in der Leber zum eigentlich wirksamen Cortisol umgewandelt wird. Bei der Einnahme von Cortison in hoher Dosierung kommt es, neben anderen Nebenwirkungen, auch zu typischen Stresssymptomen wie Herzklopfen, Unruhe, Schlafstörungen, erhöhtem Blutdruck und vermehrtem Schwitzen.

AUSWIRKUNGEN VON STRESS

Neben körperlichen Reaktionen auf Stress, die wir im Verlauf des Buches genauer anschauen wollen, reagieren wir auch mit unserem Verhalten und unserer Psyche. Die Auswirkungen sind sehr unterschiedlich. Auch Sie werden beobachtet haben, dass sich manche Menschen unter Stress eher erschöpft zurückziehen und immer stiller werden, während andere zu extremem Verhalten neigen.

Kompensation mit Kaffee oder Alkohol ist nicht selten ...

Auswirkungen von Stress auf das Verhalten

Stress fordert uns bis an unsere Belastungsgrenze und zahlreiche körperliche Symptome dienen eigentlich dazu, uns genau diese aufzuzeigen und die Handbremse anzuziehen. Wäre da nicht der Kopf, der sich allerlei Dinge ausdenkt, um trotzdem weiterzumachen. Und irgendwann fällt auf, dass sich Reaktionsmuster eingeschlichen haben, die nicht gut sind. Sehr verbreitet ist das ... ich nenne es mal „Belohnungsmuster“. Sie haben einen stressigen Tag oder eine stressige Zeit hinter sich gebracht und belohnen sich mit etwas, was Ihnen Freude macht. Sie kaufen sich etwas Schönes, gehen gut Essen oder Ähnliches. Das macht ein gutes Gefühl,

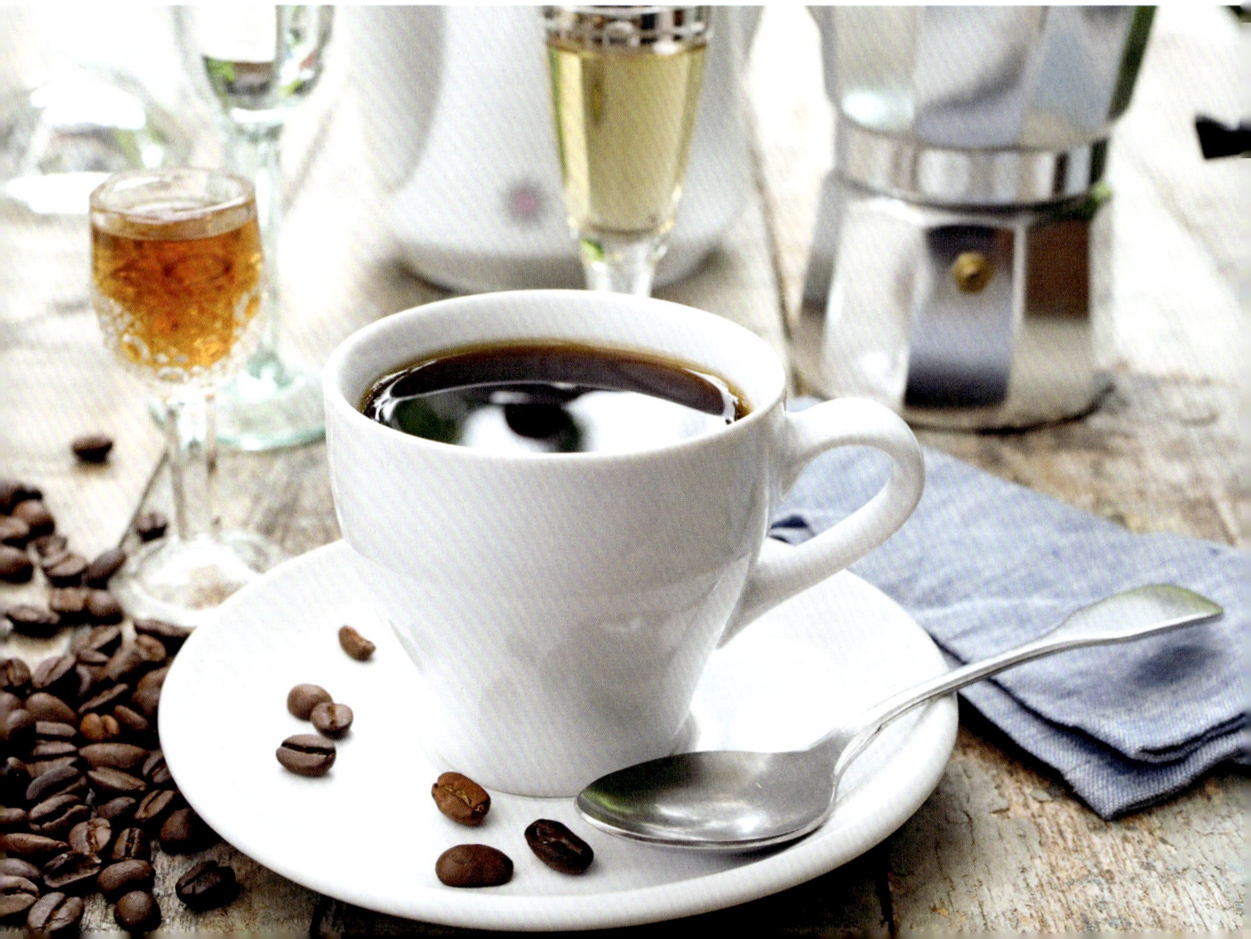

funktioniert aber nur bei kurzfristigem Stress und nicht auf Dauer. Bei länger anhaltendem Stress setzt eine andere Reaktionsweise ein, die darauf aufbaut. Zur Belohnung kommen Rituale, die schnell Entspannung bringen: die Zigarette, das Glas Wein, ein Cognac. Auch dies kann, moderat genossen, sehr zufrieden machen und ist sicher unbedenklich. Und trotzdem kann hier schleichend eine Grenze zum Unguten überschritten werden, denn es handelt sich um Genussmittel, die den Körper bei regelmäßigem Konsum schaden, bei diesen Beispielen sind es Lunge, Leber und Kreislauf, oder abhängig machen.

Manche Menschen können gar nicht mehr entspannen und stehen so unter Strom, dass sie zu riskantem Verhalten neigen: gefährliches und aggressives Fahrverhalten, sportliche Aktivitäten, die eigentlich ausgleichend wirken, aber auch einen Kick bringen sollen. Denn der Kick beim gefährlichen Überholen, bei übermäßiger körperlicher Belastung, beim Bungee-Springen, Rafting, Klettern etc. führt zur Ausschüttung von Glückshormonen (Seite 64), die kurzfristig entspannend und euphorisierend wirken. Eine weitere Motivation für dieses Verhalten ist auch immer wieder, dass Betroffene schildern, „sich gar nicht mehr zu spüren“.

Weit verbreitet ist auch ein anderes Muster, das einen starken Suchtcharakter aufweist: Der Konsum von entspannenden oder stimulierenden Drogen. Alkohol ist gesellschaftlich akzeptiert, die Legalisierung von Cannabis auf den Weg gebracht. Drogen gehören in jede Gesellschaft und haben ihren festen Platz in der Gemeinschaft. Sie haben unterschiedliche Aufgaben. Ungesund ist spätestens dann der Umgang damit, wenn ohne Drogen keine Entspannung mehr möglich ist oder der ermüdete Körper oder Geist zu weiteren Leistungen aufgepeitscht werden soll. Koffeinhaltige Getränke wie Kaffee oder Tee sind moderate Stimulanzien, die in Form von zwei oder drei Tassen am Tag unbedenklich sind. Wird der Kaffee aber literweise getrunken, ist er schädlich. Die weit verbreiteten Energydrinks enthalten neben reichlich Zucker als Energieträger auch teilweise große Mengen an Koffein und sind schon lange zum Modegetränk geworden. Auch sie können (wer's mag) mal helfen, eine lange Autofahrt nach Arbeitsende sicher zu überstehen, sind aber im Dauergebrauch ungesund. Unbedenkliche Alternativen sind Mate-Getränke, die meist auch gering gezuckert sind und ebenfalls Koffein enthalten.

Richtig gefährlich wird es, wenn zur körperlichen und geistigen Leistungssteigerung Amphetamine eingesetzt werden. Zu diesen werden Kokain und Metamphetamin, besser bekannt als Crystal Meth, gezählt. Während Kokain nach wie vor relativ teuer ist, ist Crystal Meth auch für den kleinen Geldbeutel erschwinglich. Beide wirken stimulierend und führen zur Ausschüttung bestimmter Nervenbotenstoffe, die anregend wirken, die Konzentration und Leistung steigern und die Belastungsgrenze nach oben verschieben. Während wir immer noch den Klischees der koksenden Yuppies und Crystal Meth rauchenden Junkies anhängen, sieht die Realität ganz anders aus. Crystal Meth wird von alleinerziehenden gestressten Müttern genauso konsumiert wie von Bankern oder Politikern, und Kokain ist im Laufe der Jahre immer preiswerter und als Partydroge üblich geworden. Untersuchungen zeigen seit Jahren eine kontinuierliche Zunahme an Kokain im Abwasser. Gefährlich daran ist, dass körperliche Grenzen permanent überschritten werden, eine körperliche und psychische Abhängigkeit entsteht und bei Crystal Meth ein brutaler körperlicher Verfall einsetzt. Ebenfalls rasant zugenommen hat der Konsum von Ritalin (Methylphenidat), einem Arzneimittel, das zur Therapie von ADHS (Aufmerksamkeits-Defizit-Hyperaktivitäts-Störung) verordnet wird und dem Betäubungsmittelgesetz unterliegt. Auf vielen Uni-Campussen und sogar Schulhöfen wird mit Ritalin zur Leistungssteigerung in der Prüfungsvorbereitung und bei Prüfungen ein reger Handel betrieben. Auch Ritalin ist ein abhängig machendes Amphetamin mit gravierenden Nebenwirkungen.

Auswirkungen von Stress auf die Stimmung

Sie werden das von sich kennen: Wenn Sie am Anschlag sind, dann reagieren Sie gereizt, alles ist zu viel. Diese Gereiztheit kennt zwei Wege: der Weg in die Aggressivität oder der tränenreiche Weg des Zusammenbruchs. Auch ein Nervenzusammenbruch ist nichts anderes als eine Reaktion auf die sich durch Stress aufbauende innere Anspannung. Beides macht uns deutlich: Bis hierhin und nicht weiter!
Doch so weit muss es gar nicht kommen. Es gibt andere Anzeichen, die typisch sind, wie beispielsweise Konzentrationsstörungen. Wenn Sie nicht mehr richtig zuhören können, dann führt das früher oder später zu Konflikten in der Familie oder am Arbeitsplatz. Wenn Sie keine Zeitung oder kein Buch mehr lesen können, keinem Fernseh- oder Radiobeitrag mehr folgen können, dann ist das eine Belastung und frustrierend. Möglicherweise fühlen Sie sich außerdem verspannt, neigen zu Kopfschmerzen und sind durch Schlafprobleme dünnhäutig und empfindlich.

Körperliche Reaktionen auf Stress

Die Ausschüttung von Stresshormonen hat tiefgreifende Auswirkungen auf der körperlichen Ebene. Diese möchte ich nun ausführlich vorstellen. Grundsätzlich hat bei Stress im Körper Vorfahrt, was der unmittelbaren Energiegewinnung dient, um die Flucht zu ergreifen (der Säbelzahntiger!). Alles, was in der Situation zu viel Energie brauchen würde, wird zurückgestellt. Und das hat massive Auswirkungen auf unser körperliches Befinden.
Die Vorgänge unseres Körpers werden durch Hormone und Nervenbotenstoffe gesteuert, die eng zusammenarbeiten. Der Begriff Hormone stammt vom griechischen *horman*, was so viel wie „in Bewegung setzen, antreiben, anregen“ bedeutet. Hormone werden von speziellen Drüsen oder in Körpergeweben gebildet, gelangen ins Blut und docken an spezifischen Rezeptoren an, die sich im ganzen Körper verteilt befinden. Grundsätzlich haben alle Körperzellen in ihrer Wand oder im Inneren Rezeptoren. Je nach Zellart unterscheidet sich die Anzahl an Rezeptoren, für jeden Überträgerstoff gibt es außerdem verschiedene Rezeptoren mit unterschiedlichen Wirkungsweisen. Sie reagieren auf Reize von außen (zum Beispiel Temperatur-Rezeptoren) genauso wie auf Reize von innen (zum Beispiel Insulin-Rezeptoren). Sie können sie sich wie Antennen vorstellen oder wie ein Schloss, in das ein ganz bestimmter Schlüssel passt.
Botenstoffe, die auch Neurotransmitter oder Signalstoffe genannt werden, transportieren Informationen zwischen zwei Nervenzellen und werden durch das Gehirn gesteuert. Diese Informationsübertragung erfolgt innerhalb von Millisekunden und geschieht durch elektrische Signale. Rund 100 Milliarden Nervenzellen kommunizieren in einem wahren Feuerwerk aus elek-

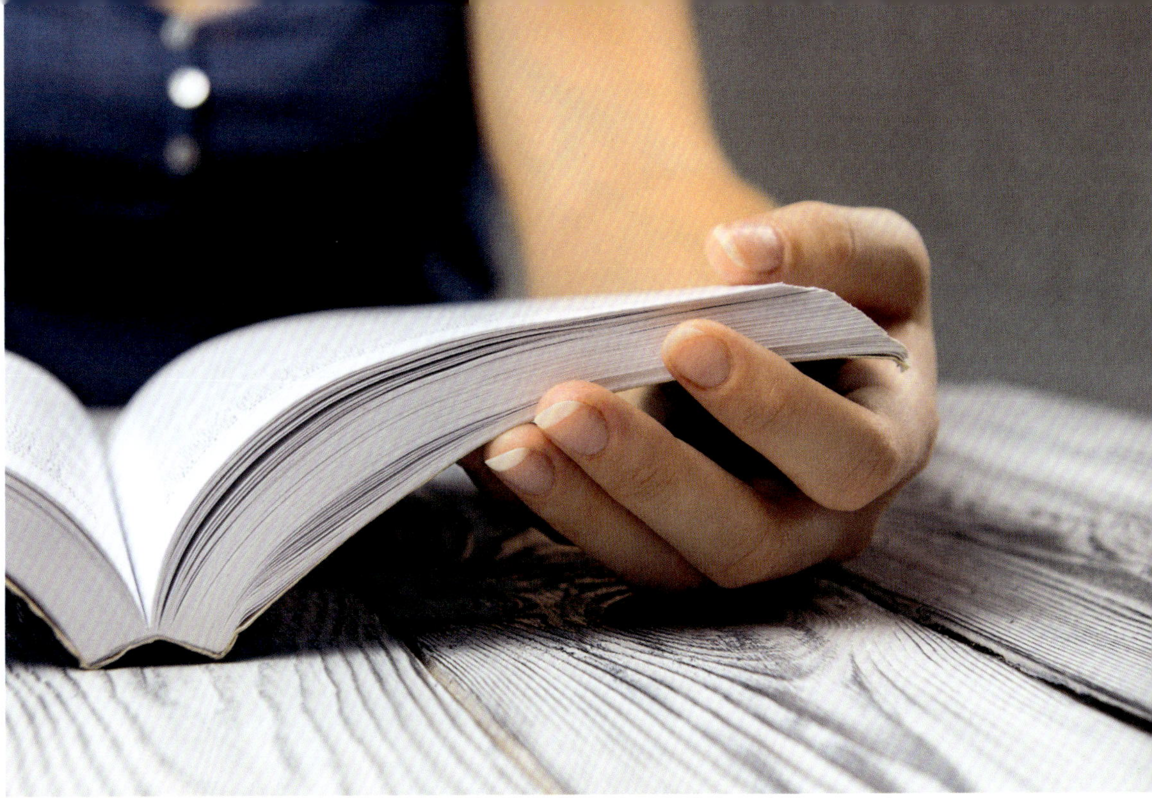

Fällt es Ihnen zunehmend schwer, länger am Stück in einem Buch zu lesen?

trochemischen Impulsen (Reizen) untereinander und tauschen so Informationen aus. Erreichen die eingehenden Signale einen bestimmten elektrischen Schwellenwert, wird die Nervenzelle aktiv und sendet über ihre Nervenfaser ein Signal an eine andere Nervenzelle. Ausführlich gehe ich auf die Kommunikation der Nervenzellen untereinander und die verschiedenen Botenstoffe auf Seite 61 ein.

Hormone hingegen entfalten ihre Wirkung im Blut und beeinflussen wiederum die Ausschüttung von Botenstoffen. Einige Hormone wirken gleichzeitig auch als Informationsübermittler im Nervensystem, wie beispielsweise Serotonin oder Noradrenalin. Im Vergleich zum Nervensystem arbeitet das Hormonsystem langsam, die Wirkung von Hormonen kann sich von Minuten über Stunden bis zu Monaten erstrecken. Botenstoffe und Hormone – beide Substanzen sind von größter Bedeutung dafür, wie wir uns fühlen und reagieren.

Bei anhaltendem Stress ist der Cortisolspiegel im Blut nachweislich dauerhaft erhöht. Das hat vielfältige Auswirkungen auf unser Befinden und kann zu massiven Beeinträchtigungen führen. Auf Dauer macht Stress krank und gilt als Auslöser oder Verstärker schon bestehender Erkrankungen. Ausführlich gehe ich auf die Auswirkungen im Verlauf des Buches ein. Hier möchte ich eine erste Übersicht über die durch Stress ausgelösten Beschwerden geben.

- Durch den erhöhten Cortisolspiegel sind wir unruhig, nervös und können schlecht abschalten. Das hat Auswirkungen auf unseren Schlaf: Ein- und Durchschlafstörungen sind die Folge.
- Wir können uns schlecht konzentrieren.
- Bei lang anhaltendem Stress sinkt der Cortisolspiegel und es kommt zur Erschöpfung bis hin zur Erschöpfungsdepression oder Burn-out.
- Das Hormonsystem gerät aus den Fugen. Das zeigt sich beispielsweise in unregel-

mäßigen Zyklen, Menstruationsbeschwerden, unerfülltem Kinderwunsch und verstärkten Wechseljahresbeschwerden.
- Das Immunsystem ist geschwächt oder durcheinander, das zeigt sich in Infektanfälligkeit, Allergien oder Autoimmunerkrankungen.
- Die Verdauung ist beeinträchtigt und es kommt zu unspezifischen Verdauungsbeschwerden.
- Durch den erhöhten Blutzuckerspiegel kann sich ein Diabetes entwickeln.
- Es kann zu Herz-Kreislauf-Erkrankungen kommen.
- Auch einige Hauterkrankungen sind eng mit Stress verbunden.
- Durch chronische Verspannungszustände entstehen Schmerzen im Bewegungsapparat.

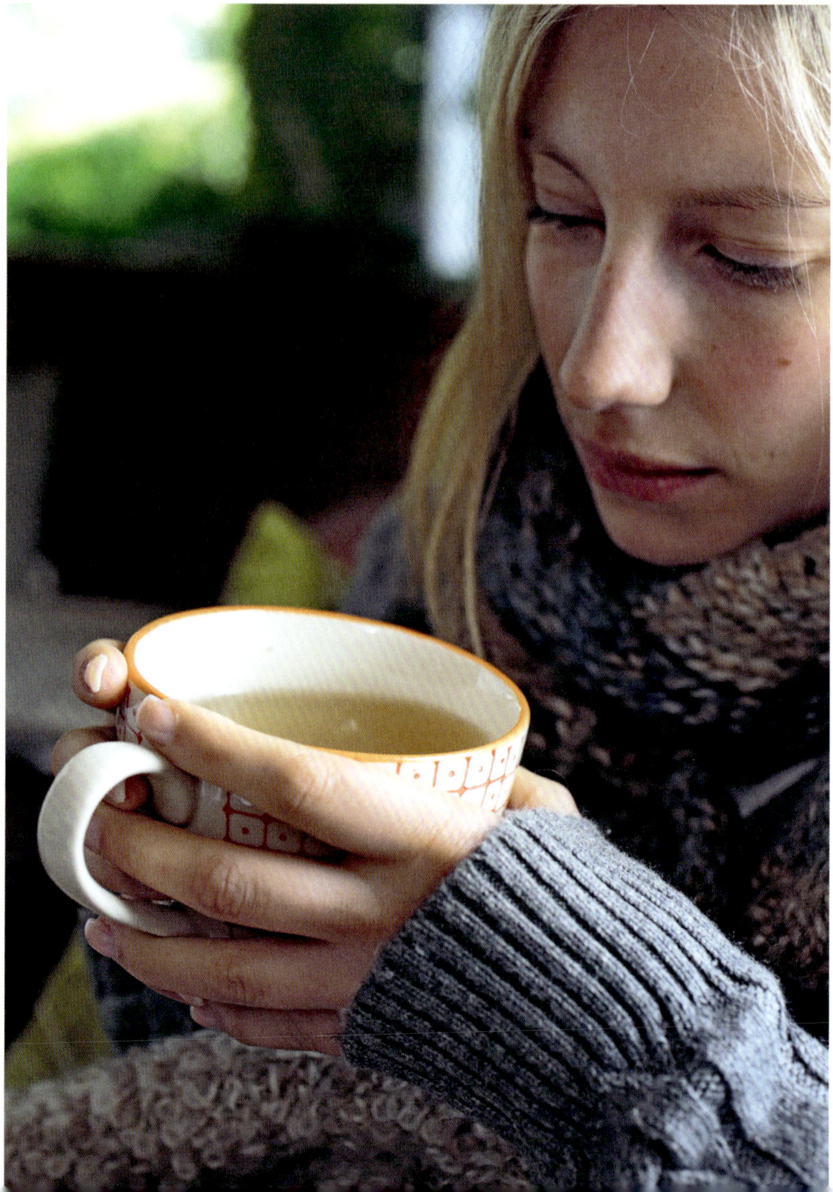

Oft ist das Immunsystem in Mitleidenschaft gezogen.

Warum Heilpflanzen?

Pflanzen haben sich im Laufe der Evolution immer anpassen müssen: an den Standort, an das Klima, an Umweltbedingungen. Um sich vor Einflüssen zu schützen, die sie im Wachstum und in der Vermehrung behindern könnten, haben sie zahlreiche Abwehr- und Anpassungsmechanismen entwickelt. Sie bilden beispielsweise Haare, um sich vor Verdunstung zu schützen (zum Beispiel Königskerze), klebrige Samen, um die Verbreitung zu sichern (Spitzwegerich), knallige Farben, um Insekten anzulocken (Ringelblume), Mineralien, die sie stabil und trittfest machen (Ackerschachtelhalm), Dornen, um Fressfeinde abzuhalten (Weißdorn), und können ihre Blüten einrollen, um Minustemperaturen auszuhalten (Hamamelis).

Pflanzen sind auch Stress ausgesetzt: Hitze, Kälte, Trockenheit, aber auch zu viel Wasser, Mineralienmangel, Krankheiten, Insektenbefall, Pestizide, Abgase und sogar Lärm setzen ihnen zu. Pflanzen lieben unterschiedliche Standorte, eine Aloe fühlt sich in der Lüneburger Heide nicht wohl, folglich wächst sie dort auch nicht. Haben sie ihren Platz gefunden, müssen sie sich an die Gegebenheiten anpassen. Sie sind fest verwurzelt, Wind, Wetter und der Sonne ausgesetzt und können keinen Regenschirm aufspannen oder kurz in den Schatten gehen. Um sich zu schützen, bilden sie Stoffe, die ihre Gesundheit erhalten. Da sie nicht für den unmittelbaren, primären Stoffwechsel der Pflanze verantwortlich sind, werden diese allgemein als sekundäre Pflanzenstoffe bezeichnet.

In der Pflanzenheilkunde verwendet man Pflanzen, deren sekundäre Pflanzenstoffe Heilwirkungen im menschlichen Organismus auslösen. Das ätherische Öl der Kamille wirkt entzündungshemmend auf unsere entzündete Magenschleimhaut, die Ringelblume wirkt mit ihren Flavonoiden wundheilungsfördernd, der Wermut mit seinen Bitterstoffen verdauungsfördernd und anregend. Ingwer und Chili lassen uns mit ihrer Schärfe schwitzen und der Spitzwegerich mit seinen Schleimstoffen lindert den trockenen Reizhusten. Laut dem Bundesministerium für Bildung und Forschung werden weltweit etwa 50 000 Pflanzen medizinisch genutzt. Mindestens 12 000 chemische Verbindungen mit Heilwirkungen wurden bisher entdeckt und isoliert. Wissenschaftler vermuten, dass es sich dabei lediglich um 10 % aller pflanzlichen Wirkstoffe handelt.

Seit Heilpflanzen auch in der Schulmedizin zum Einsatz kommen, legt man an sie die gleichen Maßstäbe an, wie an synthetisch hergestellte Arzneimittel. Man versucht aus einer Vielzahl an Wirkstoffen, von denen zahlreiche noch gar nicht entdeckt wurden, die Hauptwirkstoffe herauszufinden. Eine Zeit lang wurde versucht, diese zu isolieren und daraus Arzneimittel herzustellen. Die Firmen, die sich darauf einließen, stellten schnell fest, dass die Wirkung eines isolierten Einzelwirkstoffs nicht zu vergleichen ist mit der Wirkung der Gesamtheit der Inhaltsstoffe einer Pflanze. Stoffe, die isoliert giftig wären, sind im Verbund ungefährlich und die Kombination verschiedener Wirkstoffe in einer Pflanze führt zu einem Synergieeffekt – die Wirkung verstärkt sich. Und ehrlichkeitshalber muss gesagt werden, dass viele Wirkungen noch nicht vollständig erklärt werden können.

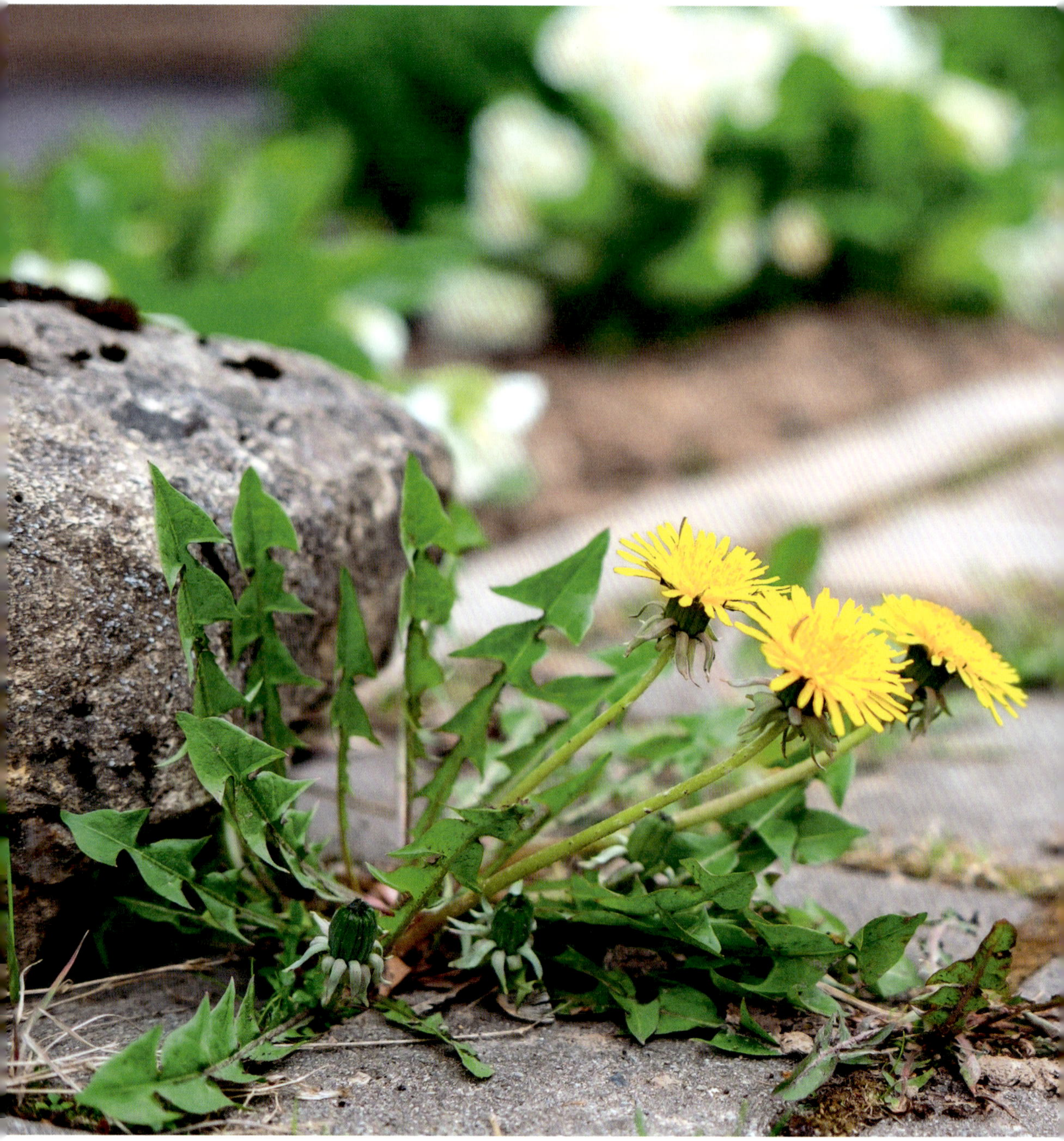

Pflanzen können ihre große Kraft an uns weitergeben.

Wenn ich im Folgenden Heilpflanzen vorstelle, die bei Stress und seinen Auswirkungen eingesetzt werden, werden wir es bei den Adaptogenen – den eigentlichen Stress-Pflanzen – mit Pflanzen zu tun haben, deren Wirkmechanismus noch nicht vollständig erforscht ist. Bei anderen Heilpflanzen, die auf spezielle Organsysteme, beispielsweise die Verdauungsorgane oder auch auf unser Nervensystem einwirken, ist der Wirkmechanismus oft sehr gut untersucht und die Wirkung entsprechend nachvollziehbar. Wobei auch hier immer wieder neue Entdeckungen gemacht werden: So galt der Baldrian früher als reine „Schlafpflanze"; heute weiß man, dass er außerdem auf angstlösende Botenstoffe wirkt und daher gut bei Ängsten eingesetzt werden kann.

WORAUF ACHTEN?

Heilpflanzen sind arm an Nebenwirkungen, durch die lange Erfahrung sind die meisten bekannt und es werden selten neue Nebenwirkungen festgestellt. Hält man sich also an die Einnahmevorschriften, die die Häufigkeit, Menge und Art der Einnahme betreffen, dann kann wenig schiefgehen.

So verschieden die Wirkstoffe, so unterschiedlich ist der Weg, diese so aus der Heilpflanze zu lösen, dass sie eine Wirkung im Körper auslösen. Ein moderner Begriff dafür ist Bioverfügbarkeit. Daher ist nicht für alle Heilpflanzen die Teezubereitung der beste Weg zur Heilwirkung, manche Wirkstoffe lassen sich besser in Alkohol lösen. Werden Heilpflanzen in Form von Medikamenten eingenommen, werden häufig patentierte Spezialextrakte verwendet, bei deren Entwicklung der jeweilige Hersteller viel Geld in die Forschung investiert hat. Diese Medikamente haben dann einen garantierten Gehalt an Wirkstoffen, das ist bei Nahrungsergänzungsmitteln nicht der Fall. Ein gutes Beispiel dafür ist der Ginseng, eine Arzneipflanze die durch ihr langsames Wachstum sehr teuer ist (Seite 35). Hier gibt es viele minderwertige, preiswerte Nahrungsergänzungsmittel im Handel, die von der Menge der Hauptinhaltsstoffe her, der Ginsenoside, unterdosiert sind. Hier spart man am falschen Ende.

Bei der Vorstellung der Heilpflanzen gehe ich jeweils auf die – nach jetzigem Wissensstand – beste Einnahmeform ein. Und das werden sehr häufig Tees und Tinkturen, manchmal aber auch Arzneimittel oder qualitativ hochwertige Nahrungsergänzungsmittel sein.

QUALITÄT VON HEILPFLANZEN

Sofern Heilpflanzen für medizinische Zwecke und nicht zum Genuss verwendet werden, braucht es ausreichend Wirkstoffe in der Pflanze. Der Mindestgehalt an Wirkstoffen für Heilpflanzen wird durch das sogenannte Arzneibuch festgelegt. Dem müssen alle durch Apotheken vertriebenen Arzneidrogen entsprechen und das wird kontrolliert, Verstöße dagegen werden bestraft. Wenn Sie also eigene Tees zusammenstellen oder eigene Tinkturen ansetzen möchten, dann haben Sie mit den durch Apotheken (in der Schweiz gilt das auch für Drogerien) vertriebenen Teedrogen hochwertige Arzneidrogen.

Falls Sie selber Heilpflanzen anbauen oder sammeln möchten, gilt es für eine gute Qualität, auf den richtigen Standort, den richtigen Erntezeitpunkt, das korrekte Trocknen und Lagern zu achten. Gute Bücher zu diesem Thema finden Sie auf Seite 167.

BEVORZUGT GETROCKNET

Die in meinen Rezepturen genannten Mengen beziehen sich, sofern nicht explizit anders angegeben, auf die getrockneten Heilpflanzen, „Droge" genannt. Wenn Sie frische Pflanzen verwenden möchten, dann nehmen Sie das Doppelte der angegebenen Menge. Wer sich gut auskennt, sammelt und trocknet selber, sonst kaufen Sie die Zutaten – genauso wie die empfohlenen Präparate – in der Apotheke (oder in der Schweiz auch in der Drogerie). Hier erhalten Sie Arzneidrogen mit garantiertem Wirkstoffgehalt.

Achten Sie bei Heilpflanzen – egal ob selbst gesammelt oder gekauft – auf gute Qualität.

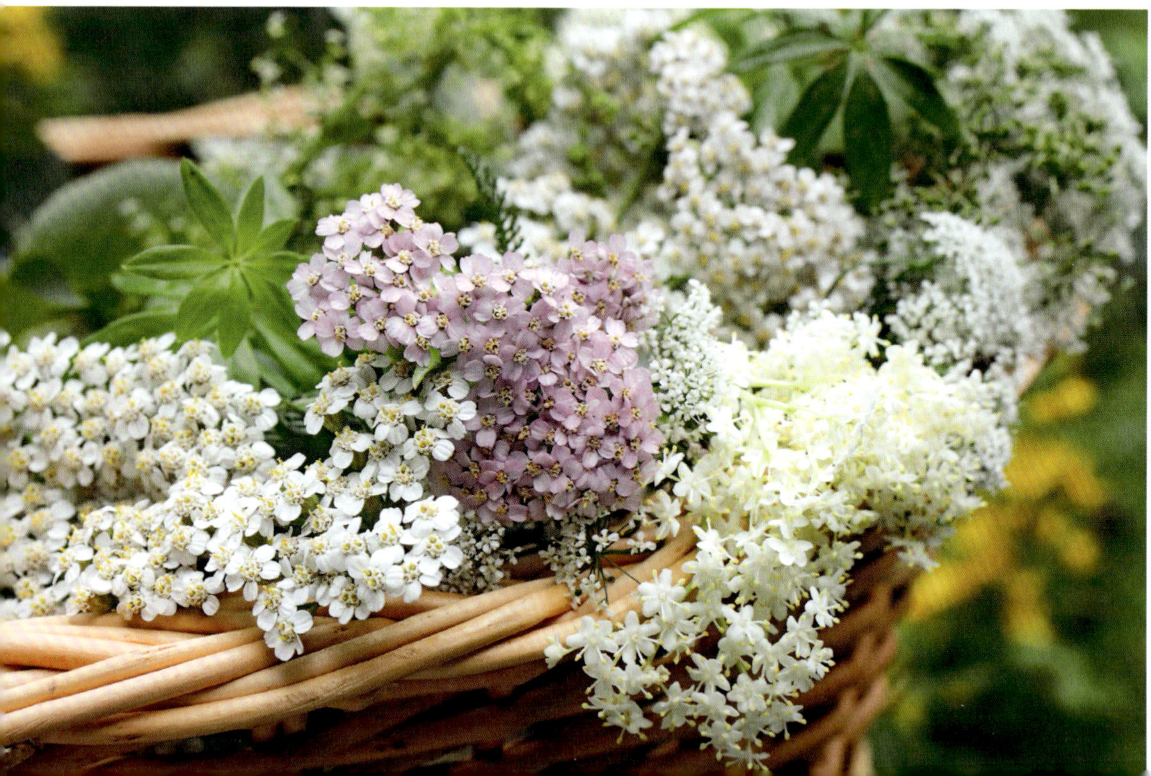

ARZNEIMITTEL ODER NAHRUNGSERGÄNZUNGSMITTEL?

Bis zur Zulassung pflanzlicher Arzneimittel durch die zuständige Behörde müssen viele Hürden genommen werden, die die Wirksamkeit und Unbedenklichkeit in der Verwendung sicherstellen. Dazu gehören in der sogenannten präklinischen Phase Laboruntersuchungen und Tierversuche. Wenn ein Arzneimittelkandidat alle vorklinischen Tests positiv abgeschlossen hat, kann er erstmals bei Menschen angewendet werden. Damit beginnt der Abschnitt der sogenannten klinischen Prüfungen bzw. klinischen Studien; der letzte Schritt vor der Zulassung der Medikamente.

Sie gliedert sich in drei Phasen:

- **Phase I:** Erprobung mit wenigen Gesunden (den Probanden)
- **Phase II:** Erprobung mit wenigen Kranken
- **Phase III:** Erprobung mit vielen Kranken

Bis zur Zulassung von neuen Arzneimitteln können viele Jahre vergehen, die Kosten betragen Millionen. Das gilt auch für die Zulassung pflanzlicher Arzneimittel. Daher gibt es für bereits seit Jahrzehnten bewährte pflanzliche Arzneimittel eine Sonderregelung: Sie können sich bei den Zulassungsbehörden als „traditionelle Arzneimittel“ registrieren lassen.

Im Gegensatz zu den gut untersuchten Arzneimitteln haben es Nahrungsergänzungsmittel leichter: Sie brauchen keine Nachweise zur Wirksamkeit. Zur Zulassung muss eine Verkehrsfähigkeitsbescheinigung vorliegen. Die Voraussetzungen dafür sind recht bürokratisch, ich beschränke mich hier auf den Aspekt der Wirksam- und Unbedenklichkeit. Der Hersteller muss die pro Tag empfohlenen Portionen angeben, vorgeschrieben ist auch ein Warnhinweis, dass diese Menge nicht überschritten werden darf. Auf der Verpackung und in der Werbung (einschließlich Internet) sind alle Aussagen verboten, die sich auf die Beseitigung, Linderung oder Verhütung von Krankheiten beziehen. Nahrungsergänzungsmittel müssen dem Bundesamt für Verbraucherschutz und Lebensmittelsicherheit angezeigt werden, eine Zulassung wie bei Arzneimitteln erfolgt nicht. Die Produkte werden vor dem Verkauf (dem Inverkehrbringen) nicht auf ihre Wirksamkeit und Sicherheit sowie die Richtigkeit der Werbeaussagen hin überprüft. Dafür ist ganz allein der Hersteller verantwortlich.

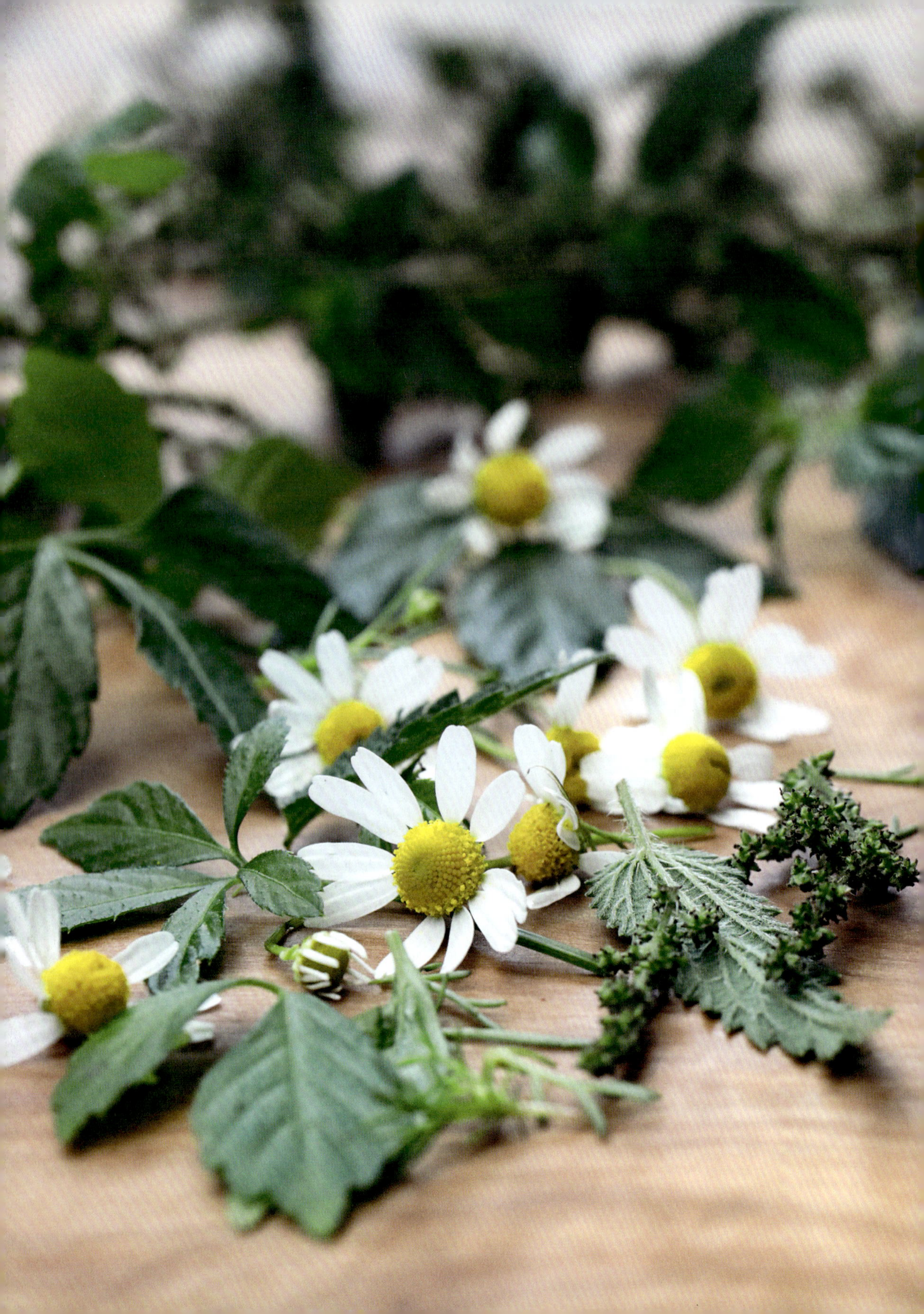

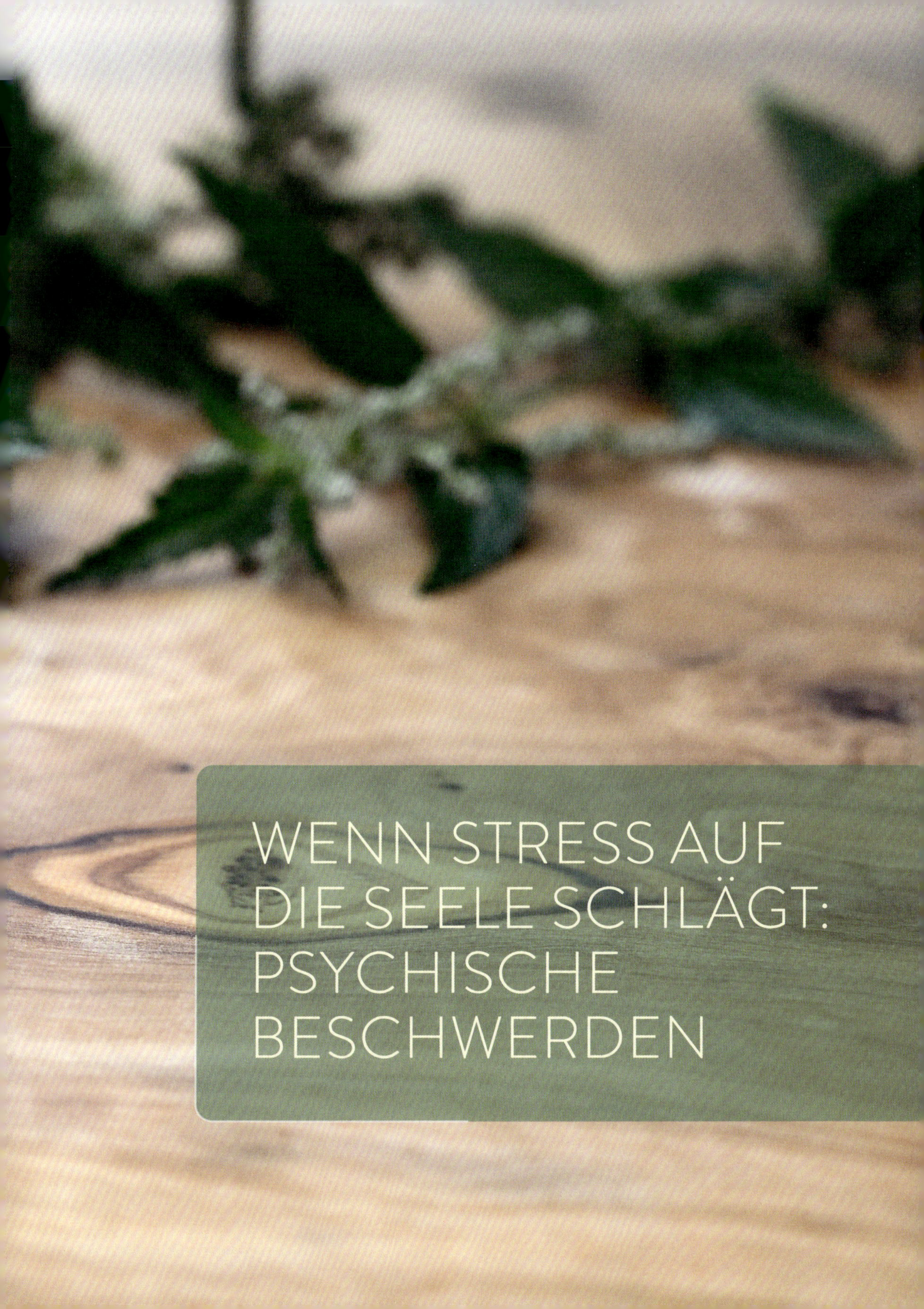

WENN STRESS AUF DIE SEELE SCHLÄGT: PSYCHISCHE BESCHWERDEN

Den Stress regulieren

In diesem Abschnitt stelle ich Ihnen Heilpflanzen zur Regulierung der Stressreaktion im Allgemeinen vor, Adaptogene genannt. Diese Pflanzen stammen aus verschiedenen Pflanzenfamilien und verschiedenen Regionen der Welt und bei einigen ist der Wirkmechanismus nicht bis ins Letzte geklärt.

ADAPTOGENE – WAS MACHT PFLANZEN ZU „STRESS-PFLANZEN"?

Wir Mitteleuropäer, die aus einem gemäßigten Klima kommen, merken die Folgen des Klimawandels ganz erheblich: Es wird deutlich heißer und trockener. Unsere Lebensumgebung ist auf diese Veränderung nicht eingestellt und wir Menschen sind den Umgang mit Hitze nicht gewohnt. Wir müssen erst lernen, uns an dieses neue Phänomen anzupassen. Das betrifft auch die Pflanzen, die bisher bei uns wuchsen. Seit Jahren ist zu beobachten, dass auch bei uns zunehmend Pflanzen des südlichen Europas heimisch werden, vor allem im süddeutschen Raum. Und Pflanzen, die bisher in Süddeutschland beheimatet waren, fühlen sich mittlerweile auch in Norddeutschland wohl. Anpassung gehört also zu den lebensnotwendigen Maßnahmen und ist allgegenwärtig.
Jetzt gibt es aber überall auf der Welt lebens-unfreundliche Gegenden, in denen wir Mitteleuropäer es nicht aushalten würden, in denen aber dennoch Menschen leben. Und auch hier kommen Pflanzen vor, die mit dem extremen Klima zurechtkommen. Sie haben gelernt, sich an starke Temperaturschwankungen, extreme Lichtverhältnisse, Winde und Niederschläge anzupassen. Meist sind dies Gegenden, die sehr dünn besiedelt sind: Tundren, die Taiga, Hochgebirge, aber auch der Regenwald. Wie überall auf der Welt werden auch hier die lokalen Pflanzen zur Behandlung von Erkrankungen eingesetzt. In von der Zivilisation abgeschnittenen Gegenden ist das Wissen über Pflanzen, die heilen, überlebenswichtig – es gibt oft nichts anderes.

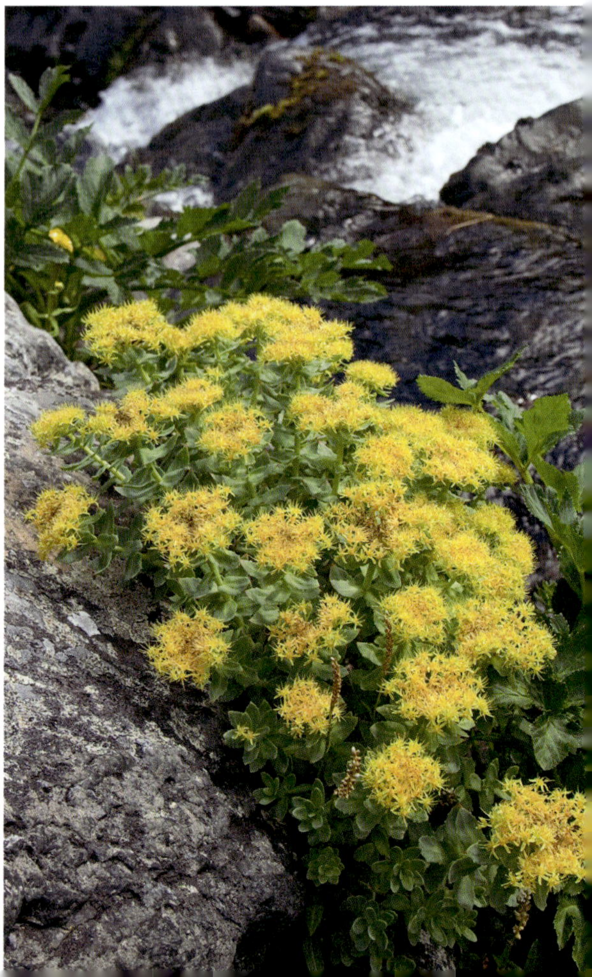

Die Rosenwurz ist in unwirtlicher Umgebung zu Hause und gedeiht dort bestens.

Einige dieser Pflanzen ragen aus der Menge der verwendeten Heilpflanzen auffällig heraus, oft gehören dazu Pflanzen, die zur Gruppe der Adaptogene gezählt werden. Gemein ist diesen Pflanzen, dass sie in der traditionellen Heilkunde als besonders stark wirksame Heilpflanzen bekannt sind. Häufig gelten sie als Panacee, als Allheilmittel, und als stark wirksame Kräftigungsmittel oder Mittel zur Verlängerung der Lebenszeit. Häufig werden sie in den jeweiligen Kulturen auch in Verbindung mit Göttern oder Geistern gebracht und sehr verehrt. Die Anwendung dieser Pflanzen war in früheren Zeiten oft nur bestimmten Personen gestattet und es mussten bei der Ernte strenge Vorschriften eingehalten werden.

Anti-Aging, Verjüngungsmittel und Rasayanas

Die Wirkung der Adaptogene ist im Detail unterschiedlich, aber im Groben stehen sie für Stärkung und Kräftigung. Oft werden sie auch als Verjüngungsmittel bezeichnet und im Zusammenhang mit dem Thema Anti-Aging verkaufsfördernd beworben. Im Ayurveda, der traditionellen Medizin Indiens, Nepals und Sri Lankas, werden solche Pflanzen als Rasayanas bezeichnet. Sie sind Bestandteil einer Richtung im Ayurveda: Traditionell versteht man unter Rasayana solche Mittel und Praktiken, die dem Menschen „ein langes Leben, Gedächtnis, Verstand, Gesundheit, ein jugendliches Alter, Ausstrahlung, gute Hautfarbe, eine starke Stimme, Kraft in Körper und Sinnen, Wortgewalt, Manneskraft und Glanz“ verleihen. Einige der Adaptogene werden seit Jahrtausenden als Stärkungsmittel eingesetzt. Nun kann man sich vorstellen, dass es schwierig ist festzulegen, welche Heilpflanze zu den Adaptogenen gezählt wird und welche nicht. Hilfreich hierfür ist, dass es eine allgemein anerkannte Definition dafür gibt, welche Kriterien erfüllt werden müssen, um als Adaptogen bezeichnet zu werden.

Nikolai Wassiljewitsch Lazarev, sowjetischer Pharmakologe und Toxikologe, prägte im Jahr 1947 diesen Begriff. Er war davon überzeugt, dass es Wirkstoffe gibt, die dem menschlichen Organismus helfen, sich Stresssituationen besser anzupassen, indem sie die körpereigene unspezifische Abwehr steigern. Lazarevs Arbeit wurde von der nächsten Generation von Wissenschaftlern weiterverfolgt: In den 1950er- und 1960er-Jahren wurden zahlreiche wissenschaftliche Untersuchungen mit adaptogen wirkenden Pflanzen durchgeführt, man spricht diesbezüglich auch vom Goldenen Zeitalter der Adaptogenforschung. Im Jahr 1969 veröffentlichten Israil Brekhman und Igor Dardymov die folgende Definition, die auch zur Abgrenzung zu Stimulanzien wichtig ist:

- Ein Adaptogen ist für den Körper, auch langfristig eingenommen, vollkommen unschädlich. Es zeigt bei normalen oder minimal veränderten Körperfunktionen keine adaptogene Wirkung, erst bei entsprechender Herausforderung (zum Beispiel Stresssituation) kommt die adaptogene Wirkung zum Tragen.
- Ein Adaptogen steigert unspezifisch die Widerstandskraft gegen ein breites Spektrum an physikalischen, chemischen und biologischen Einflüssen.
- Ein Adaptogen erzielt eine normalisierende Wirkung auf den Stoffwechsel, unabhängig von der Richtung vorausgegangener pathologischer Veränderungen.

Mit Stress-Pflanzen immer weiter funktionieren?

Mir ist bewusst, dass ich bei dem Thema Einsatz von Heilpflanzen bei Stress auf dünnem Eis wandele. Mir liegt nichts ferner, als leistungssteigernde Substanzen vorzustellen, schon gar kein „Doping für die Seele" zu betreiben. Meine langjährige Erfahrung hat jedoch gezeigt, dass es gerade in Stresszeiten wichtig ist, auf sich achtzugeben. Mithilfe der Adaptogene kann die Kraft wiederkommen, die es braucht, um Dinge anzupacken oder aktiv zu verändern: der Stress mit der Kollegin, das Gespräch mit der Vorgesetzten, ein klärendes Gespräch mit dem Partner. Ich sehe die „Stress-Pflanzen" in diesem Zusammenhang als eine Art Krücke, die uns Halt gibt und stützt.

Grundsätzliches zur Einnahme von Adaptogenen

Für die Einnahme von adaptogen wirkenden Heilpflanzen gilt, dass sie über einen Zeitraum von 2–3 Monaten durchgehend im Sinne einer Kur eingenommen werden. Das gilt auch dann noch, wenn Sie sich eigentlich wieder wohlfühlen. Die Wirkung tritt unterschiedlich schnell ein. Das hängt mit der Pflanze, vor allem aber auch von Ihrer Reaktionsweise ab. Nach etwa 2–3 Wochen werden Sie sicher beurteilen können, ob die ausgesuchte Pflanze für Sie die richtige ist. Sollte bis dahin keine Wirkung eingetreten sein, dann wechseln Sie zu einer anderen.

Bei chronischen Erkrankungen können Adaptogene auch dauerhaft eingenommen werden. Das ist beispielsweise für Ginseng die traditionelle Einnahmeart, die volle Wirkung entfaltet sich erst über Monate.

Ganz unabhängig vom Thema Stress empfehle ich in meiner Praxis die Einnahme von Adaptogenen auch begleitend zu nebenwirkungsreichen schulmedizinischen Therapien bei schweren Erkrankungen. Da für die meisten Adaptogene keine Wechselwirkungen mit anderen Medikamenten festgestellt wurden, ist das normalerweise gut möglich. Hier steht vor allem die antioxidative Wirkung der Pflanzen im Vordergrund, was bedeutet, dass die gesunden Zellen vor schädlichen Einflüssen geschützt werden.

Für die meisten Adaptogene ist eine Leber- und Herzschutzwirkung belegt, außerdem unterstützen sie Entgiftungsvorgänge im Körper.

GINSENG

Denkt man an Stärkungsmittel, dann kommt einem vermutlich als Erstes Ginseng in den Sinn. In meiner Ausbildung Ende der 1980er-Jahre galt er als Stärkungsmittel für alte Menschen und vor allem als potenzsteigerndes Mittel für ältere Männer. Für mich als junge Frau war er durch diese Festlegung damals uninteressant. Erst später begann ich, mich mit dieser besonderen Pflanze zu beschäftigen.
Der Ginseng kommt sehr unauffällig daher. Er wächst im Unterholz der Urwälder Nordkoreas und der Mandschurei und wird 30–80 cm groß. Beim Wachstum lässt er sich Zeit: Er braucht allein zwei Jahre zum Keimen, im dritten Jahr blüht er und bildet rote Früchte, die in ihrer Anordnung an die Früchte unseres einheimischen Efeus erinnern. Das ist kein Zufall, denn beide Pflanzen gehören zur selben Pflanzenfamilie, den Araliengewächsen (Araliaceae). Auch beim Wurzelwachstum lässt er sich Zeit, nach sechs Jahren hat die Wurzel erst ein Gewicht von 60–100 g erreicht. Das ist dann auch der früheste Erntezeitpunkt. Ginseng wächst nicht nur langsam, er wird auch im Durchschnitt 100 Jahre alt, es wurden jedoch auch ältere Exemplare gefunden. So unauffällig sein oberirdisches Aussehen, so besonders ist seine Wurzel, die in

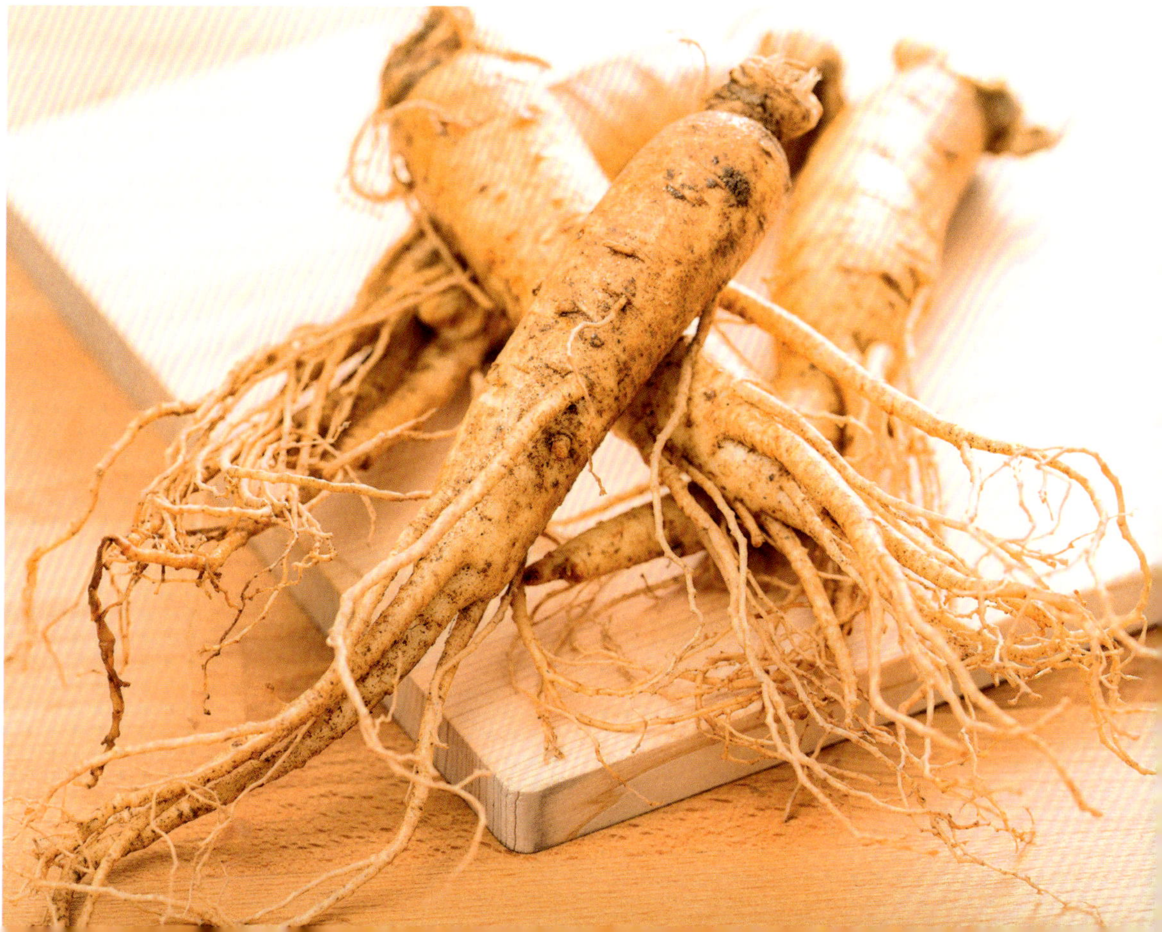

ihrem Aussehen an eine Menschengestalt erinnert: ein bräunlich gelbes Rhizom mit einem „Kopf", einem Mittelstamm („Rumpf") und mehreren ein- oder zweischenkligen Seitenwurzeln („Gliedmaßen"). Kein Wunder, dass sich diese Auffälligkeit im Namen wiederfindet, Ginseng stammt vom chinesischen *rénshēn*, übersetzt etwa „menschenförmige Ginsengwurzel". Der vollständige botanische Name lautet *Panax ginseng*, wobei sich der Gattungsname *Panax* aus dem griechischen *pás* (alles) und *ákos* (Heilmittel) zusammensetzt. Auffällige Wurzelformen haben Menschen immer schon inspiriert, bei uns war es im Mittelalter die Wurzel der Alraune (*Mandragora officinarum*), die als große Zauberpflanze beliebt war. Wegen der menschenähnlichen Gestalt herrschte in China der Glaube, dass der allgewaltige Berggeist Sam ein Wunderknäblein in Gestalt einer menschenähnlichen Rübe als Retter und Erlöser schickt und dass nur Würdige die goldgelbe Wurzel finden können. Und in der Tat war das Sammeln der Wurzel an eine Vielzahl von Handlungen gebunden: Viele Wochen vor dem Sammeln mussten die Suchenden asketisch leben, sich reinigen und Diät halten. War man schließlich fündig geworden, dann war die Wurzel dem chinesischen Kaiser und hohen Adligen vorbehalten. Schließlich war man überzeugt, bis ins hohe Alter gesund zu bleiben und vor Krankheiten geschützt zu sein. Auch in Korea finden sich Legenden, die von Wunderheilungen berichten, sodass der Ginseng dort traditionell hohes Ansehen genießt. Man glaubte sogar, Unsterblichkeit zu erlangen, wenn man den weißen Saft einer 300 Jahre alten Ginsengwurzel zu sich nahm. Zu dieser Zeit war Ginseng kostbarer als Gold.

Ginseng wird vor allem in China und Korea für Heilzwecke angebaut.

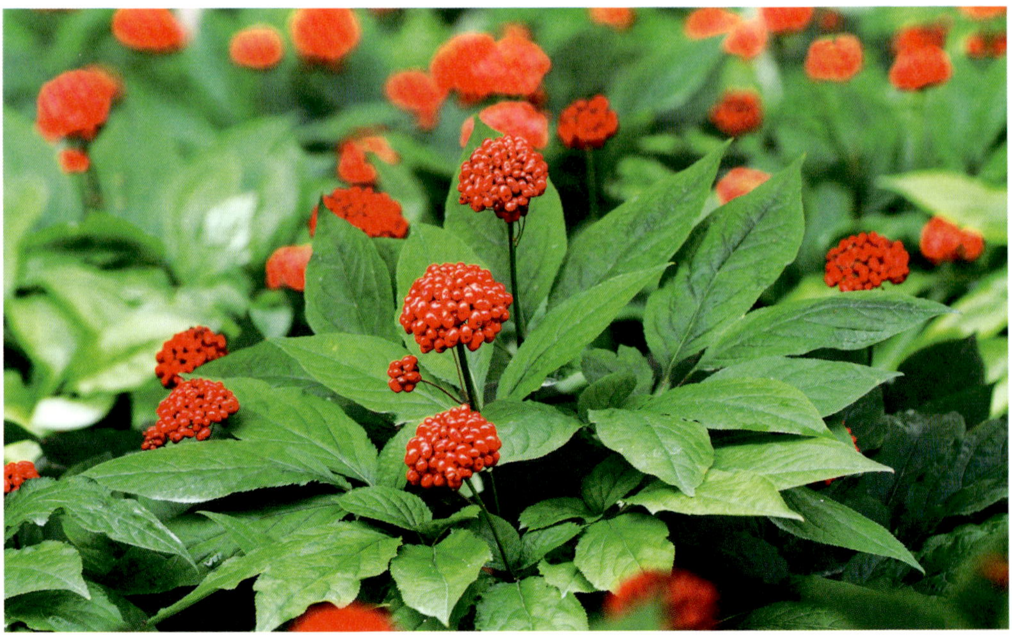

Die ersten Hinweise auf eine medizinische Verwendung reichen mindestens in das 2. Jahrtausend vor Christus zurück. In der Heilpflanzenenzyklopädie des chinesischen Kaisers Shen Nung ist Folgendes über den Ginseng, den er als „Wurzel des Lebens" bezeichnete, zu lesen: „Sie stärkt die fünf vollen Organe, Herz, Milz, Lunge, Niere und Leber, beruhigt die Lebensgeister, harmonisiert die Seele, beseitigt Ängste, lässt die Augen strahlen, öffnet den Geist und klärt die Gedanken. Wird regelmäßig Ginseng eingenommen, wird der Körper gekräftigt und so das Leben verlängert."
Mit den Arabern gelangte der Ginseng im 9. Jahrhundert nach Spanien. Nach Mitteleuropa kam er erst Anfang des 17. Jahrhunderts durch holländische Seefahrer und Kaufleute und löste einen Ginseng-Boom aus. Der französische Hochadel unter Ludwig XIV. verfiel in eine regelrechte Ginseng-Hysterie. Viele Ärzte verschrieben ihn bei Erschöpfungszuständen und Kraftlosigkeit. Wegen der zunehmend widersprüchlichen Expertenmeinungen und des hohen Preises geriet er eine Zeit lang in Vergessenheit, bis sich Mitte des 20. Jahrhunderts Wissenschaftler aus verschiedenen Ländern wieder mit ihm beschäftigten.
Auch heute noch sind Ginseng-Produkte sehr teuer. Da er auf der Liste der bedrohten Arten steht, ist die Wildsammlung nur unter strengen Auflagen erlaubt, sodass Ginseng in der Regel aus koreanischen Kulturen stammt. Hier wird er nach sechs Jahren geerntet, je älter desto heilkräftiger. Arzneilich verwendet wird die Wurzel, Ginseng radix.

Wie wirkt er?

Bisher wurden über 150 verschiedene Stoffe in der Ginsengwurzel entdeckt. Hauptwirkstoffe sind sogenannte Ginsenoside, spezielle Saponinverbindungen, die nur im Ginseng vorkommen. Zur Wirkung von Ginseng gibt es fast 10 000 wissenschaftliche Veröffentlichungen.

Folgende Wirkungen sind belegt:

- allgemein adaptogene Wirkung, vermutlich über eine Beeinflussung der Hypothalamus-Hypophysen-Achse
- ausgleichende Wirkung auf das zentrale Nervensystem, nach Bedarf beruhigend oder anregend
- stimmungsaufhellend
- ausgleichende Wirkung auf das Immunsystem: bei Abwehrschwäche stärkend, bei überschießender Immunreaktion (Allergien, Autoimmunerkrankungen) dämpfend
- entzündungshemmend
- blutdruckausgleichend
- durchblutungsfördernd, Stärkung des Herzmuskels, erhöht den Sauerstoffgehalt des Blutes
- blutfett- und blutzuckersenkend
- Verbesserung der Konzentrations- und Merkfähigkeit sowie der Wachheit und Aufmerksamkeit
- antioxidativ
- Schutz der Zellen vor radioaktiver Strahlung
- stoffwechselanregend, Förderung der Entgiftung
- Verbesserung der physiologischen Darmflora

Wie einnehmen?

Die meisten Studien wurden mit weißem Ginseng durchgeführt. Roter Ginseng ist durch Behandlung mit Wasserdampf fermentierter weißer Ginseng und dadurch chemisch etwas verändert. In der Wirkung gibt es nach jetzigem Stand keine wesentlichen Unterschiede. Wichtig bei der Auswahl eines Ginseng-Produktes ist der ausreichende Wirkstoffgehalt, hier lohnt es sich auf Qualität zu achten. Die Tagesdosis sollte 1000–2000 mg Droge, der Gehalt an Ginsenosiden mindestens 10 mg betragen. Bei guter Qualität entspricht die Menge an eingenommenem Wurzelextrakt der ausreichenden Menge an Ginsenosiden.

AUSGEWÄHLTE PRÄPARATE IN APOTHEKE UND DROGERIE Orgaplasma, Ginseng Curarina Kapseln, Ginsana, Roter Ginseng Gintec

Zusätzliche Anwendungsgebiete

Ginseng eignet sich nicht nur als gute Unterstützung bei Auswirkungen von Stress. Klassischerweise wird er in der Geriatrie verwendet, wenn die Gedächtnisleistung nachlässt, außerdem in Prüfungszeiten, bei erschöpfungsbedingtem Stimmungstief und in der Rekonvaleszenz oder generell bei Schwäche. Untersuchungen gibt es auch zum Einsatz von Ginseng bei der sogenannten Fatigue bei Krebserkrankungen. Diese tiefe Erschöpfung tritt im Rahmen von bestimmten Tumorerkrankungen und während der Krebstherapie auf. Gut bewährt hat er sich auch zur Begleitung von Leistungssportlern, die sich schneller regenerieren.

Gegenanzeigen – und was es sonst noch zu beachten gibt

Ginseng wird nicht in der Schwangerschaft und Stillzeit eingenommen. Bei gleichzeitiger Einnahme mit blutverdünnenden Arzneimitteln ist eine Rücksprache mit dem Arzt notwendig. Nebenwirkungen sind sehr selten. Bei Überdosierung kann es zu Durchfällen und Unruhe, bei Frauen zu Spannungsgefühlen in den Brüsten kommen. In solchen Fällen wird die Dosis reduziert.
Wer Ginseng einnimmt, sollte in dieser Zeit nicht zu reichlich koffeinhaltige Getränke zu sich nehmen. Der normale Kaffee- und Schwarzteekonsum ist damit nicht gemeint. Aber kannenweise Tee und Kaffee und dosenweise Energydrinks in Kombination mit Ginseng können zu Herzklopfen, Zittern und Schweißausbrüchen führen.
Nebenwirkungen und Wechselwirkungen mit anderen Medikamenten sind keine bekannt.

ANDERE GINSENG-ARTEN

Außer dem Koreanischem Ginseng werden auch andere Ginseng-Arten genutzt, sie stammen alle vom Koreanischen Ginseng ab, der als der heilkräftigste gilt: Amerikanischer Ginseng (*Panax quinquefolius*), Chinesischer Ginseng (*P. notoginseng*), Vietnamesischer Ginseng (*P. vietnamensis*) und Japanischer Ginseng (*P. pseudoginseng* subsp. *japonicus*). Sie alle enthalten deutlich weniger Ginsenoside als die Stammpflanze.
Die fälschlicherweise Sibirischer Ginseng genannte Taigawurzel (*Eleutherococcus senticosus*) wird im nächsten Abschnitt ausführlich vorgestellt.

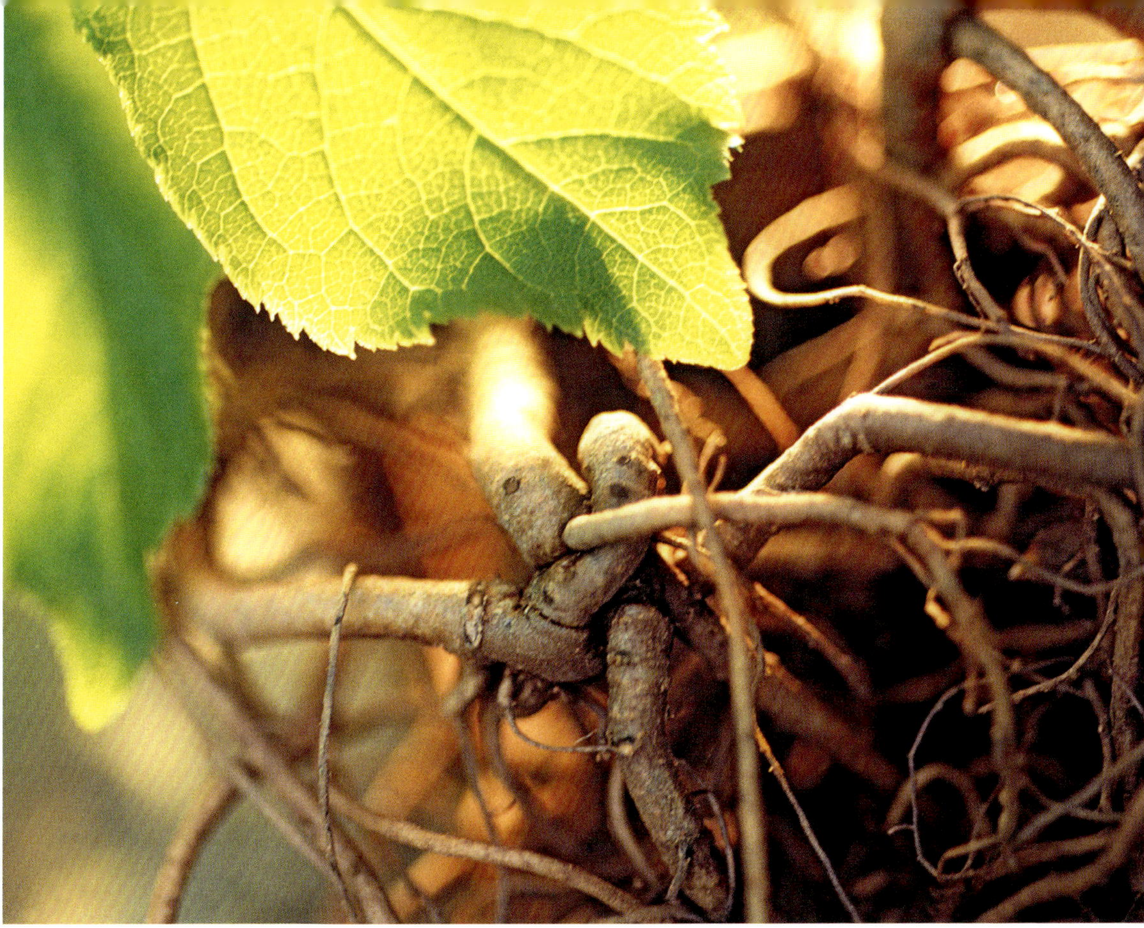

TAIGAWURZEL

Lange Zeit galt sie als preiswerter Ersatz für Ginseng. So erklärt sich ein weiterer Name, den sie trägt: Sibirischer Ginseng. Wie Ginseng gehört sie zu den Araliengewächsen. Sie wird auch Borstige Taigawurzel oder Teufelsstrauch genannt, weil ihre Zweige kleine borstige Stacheln haben. *Eleutherococcus senticosus* ist der botanische Name dieses sommergrünen Strauchs, der etwa 2–4 m hoch wird. Heimisch ist er vor allem in den Nadelwäldern Ostsibiriens, außerdem im nördlichen China, Korea und Japan. Wie Ginseng bildet *Eleutherococcus* kugelartig angeordnete Früchte, die hier jedoch schwarz sind. Als Droge wird die buschige Wurzel verwendet. Einer Legende zufolge sollen schon die Lappen beobachtet haben, dass Rentiere, die von der Taigawurzel fraßen, den nordischen Winter kräftiger überstanden als Tiere, die die Wurzel mieden.
Ebenso lange wie der Ginseng wird die Taigawurzel medizinisch verwendet. Im Nordosten Chinas wurden und werden die Wurzeln der Pflanze unter anderem bei Bronchitis, Herzbeschwerden und Rheuma eingesetzt. In Russland wird die Taigawurzel traditionell zur Stärkung des Immunsystems sowie zur Förderung der Lebensqualität eingesetzt. Mitte des vergangenen Jahrhunderts begannen sowjetische Wissenschaftler mit der Untersuchung der Arzneien und Rezepturen der östlichen Medizin und 1962 wurde die Wurzel als

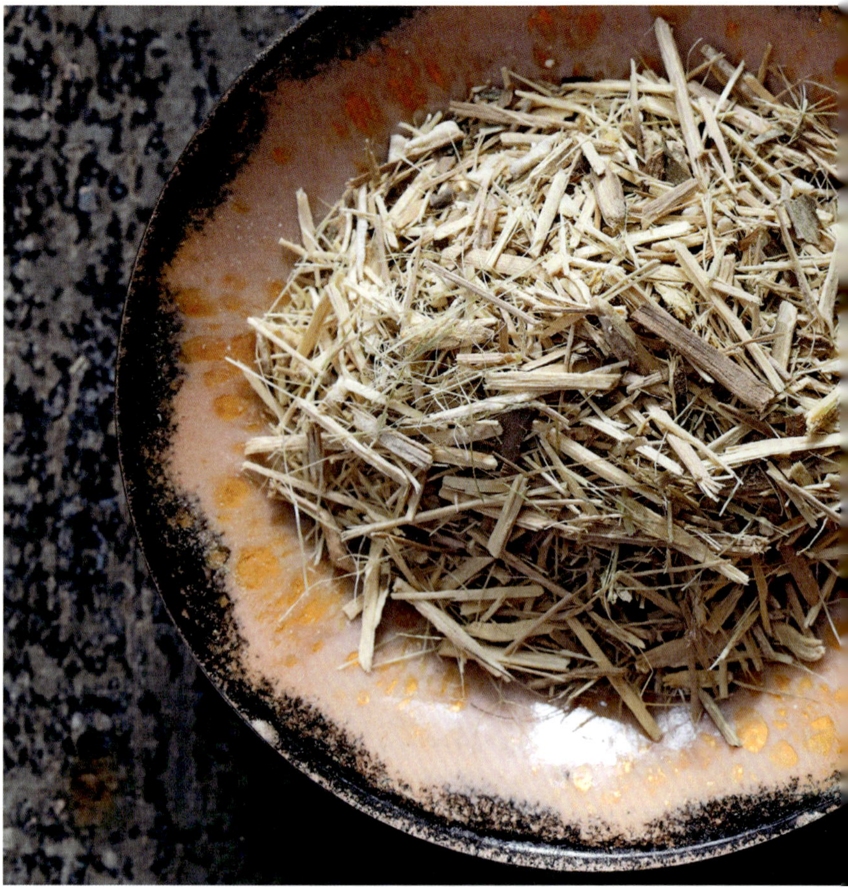

Getrocknete Taigawurzel

„stimulierende Droge“ in das russische Arzneibuch aufgenommen. In der Sowjetunion wurde 1973 von einem wissenschaftlichen Institut ein stimulierendes Getränk mit dem Namen „Baikal“ entwickelt – die russische Antwort auf Coca-Cola! Die modernisierte deutsche Version ist seit 2010 unter dem Namen „Wostok-Tannenwald“ erhältlich. Der Name nimmt Bezug auf den Namen des sowjetischen Raumfahrtprogramms, mit dem Juri Gagarin als erster Mensch in den Weltraum geschickt wurde. Das Getränk enthält außer Taigawurzel Fichtennadel- und Eukalyptusöl sowie Kardamom und Schwarztee. Doch zurück zum Einsatz der Taigawuzel in der Sowjetunion: Hier kam vor allem ein Alkoholextrakt aus dem Wurzelstock zur Anwendung, der zur Leistungssteigerung in der Raumfahrt und im Hochleistungssport genutzt wurde sowie bei Stress (Wärme-Kälte, Überbelastung, Infektionen, Umweltverschmutzung, hoher Geräuschpegel etc.). Bei der Olympiade 1984 in Moskau nutzten russische Sportler Taigawurzel zur Leistungssteigerung, seitdem ist sie in der früheren UdSSR zum beliebten Stärkungsmittel geworden. Zahlreiche Untersuchungen

stammen aus der Sportmedizin. Nach der Reaktorkatastrophe von Tschernobyl wurde sie an Tausende Ukrainer und Weißrussen verteilt, um Strahlenschäden vorzubeugen. In Europa war die Taigawurzel im Mittelalter und in der frühen Neuzeit scheinbar unbekannt. In älteren und zu jener Zeit bekannten Kräuterbüchern gibt es keine Hinweise auf eine Verwendung oder Kenntnis der Pflanze.
Die im Handel erhältliche Droge stammt überwiegend aus Wildvorkommen in China, Korea und Russland. Arzneilich verwendet wird die Wurzel, Eleutherococci radix.

Wie wirkt sie?

Bisher wurden rund 50 Inhaltsstoffe in der Wurzel nachgewiesen. Sie gehören zu verschiedenen Stoffgruppen, darunter Triterpensaponine, Cumarine und Lignane, und sind spezifisch in der Taigawurzel vorhanden, daher werden sie als Eleutheroside bezeichnet.
Die Wirkungen der Taigawurzel wurden intensiv untersucht. Es gibt rund 1000 Arbeiten zu diesem Thema, die meist aus der russischen Fachliteratur stammen.

Folgende Wirkungen sind belegt:

- adaptogene Wirkung, über eine Beeinflussung der Hypothalamus-Hypophysen-Achse
- anregend, tonisierend
- antioxidativ
- Sportmedizin: verbesserte Leistungsfähigkeit, verminderte Erschöpfung, besserer körperlicher Gesamtzustand, Steigerung der Ausdauer
- blutzucker- und cholesterinsenkend
- stimmungsaufhellend
- Stärkung des Immunsystems
- antivirale Wirkung auf Rhinoviren, Influenza-A- und RS-Viren

TONISIERUNG

Der Begriff taucht im Zusammenhang mit Adaptogenen häufig auf. Gemeint ist damit nicht, dass der Muskeltonus gestärkt wird, wie vielleicht naheliegend. Das ist möglicherweise ein Nebeneffekt. Mit Tonisierung ist hier jedoch die Zuführung von Körperenergie und Stärkung des Nervensystems gemeint.

Wie einnehmen?

Die Tagesdosis beträgt 2–3 g Droge und wird am besten in der ersten Tageshälfte eingenommen. Halten Sie sich an die Dosierungsempfehlung der aufgeführten Monopräparate, dann erreichen Sie einen ausreichenden Gehalt an Eleutherosiden.

AUSGEWÄHLTE PRÄPARATE IN APOTHEKE UND DROGERIE Eleu-Curarina Tropfen, Eleutherococcus-Kapseln Bio Diät

Zusätzliche Anwendungsgebiete

Besonders gut geeignet ist die Taigawurzel bei stressbedingter Immunschwäche. Das kennen Sie sicher: Man schnappt jeden Infekt auf und der Lippen-Herpes blüht mal wieder. Zur Vorbeugung in Erkältungszeiten über 2–3 Monate einnehmen. Bewährt hat sie sich auch in der nach Virusinfektionen oft sehr langwierigen Rekonvaleszenz.

Gegenanzeigen – und was es sonst noch zu beachten gibt

Taigawurzel wird nicht in der Schwangerschaft und Stillzeit eingenommen. Bei hohem Blutdruck den Blutdruck regelmäßig kontrollieren. Nebenwirkungen und Wechselwirkungen mit anderen Medikamenten sind keine bekannt.

ROSENWURZ

Diesen schönen Namen hat die Pflanze von ihrer nach Rose duftenden Wurzel. Und nicht nur die Wurzel duftet, sondern die ganze Pflanze, wenn sie verletzt wird. Welch angenehme Art, sich zu wehren! Goldwurz ist ein weiterer Name – woher der kommt, lässt sich schnell erraten. Richtig: Es ist die goldene Farbe der Wurzel. Die Rosenwurz, *Rhodiola rosea*, gehört zur Pflanzenfamilie der Dickblattgewächse und ist eng verwandt mit dem bei uns heimischen Mauerpfeffer und etwas weiter verwandt mit der Dachwurz. Rosenwurz fühlt sich im arktisch-alpinen Klima der Nordhalbkugel zu Hause. Ihre fleischigen Blätter und die kräftige Wurzel ermöglichen ihr, Wasser und reichlich Energiereserven zu speichern, denn die Standorte, die sie gewählt hat, sind nicht unbedingt lebensfreundlich. Sie hält die lange Trockenheit und starke Lichteinstrahlung im Hochgebirge genauso tapfer aus wie die Feuchtigkeit von Moorböden. *Rhodiola* ist mehrjährig und wird bis zu 50 cm hoch. Während die männlichen Blüten intensiv gelborange leuchten, sind die kleineren, schwach grüngelben weiblichen Blüten weniger auffällig. Geerntet wird der knollige Wurzelstock nach drei bis vier Jahren.

Die medizinische Anwendung ist erstmals im Jahr 77 n. Chr. vom griechischen Arzt Dioskurides in seinem großen Werk De Materia Medica beschrieben. Tabernaemontanus schreibt in seinem 1588 erschienenen Neuw Kreuterbuch über die Rosenwurz: „An die Wurzel gerochen/stärket das Hirn“, was man als frühen Hinweis auf eine nervenstärkende Wirkung versteht. Traditi-

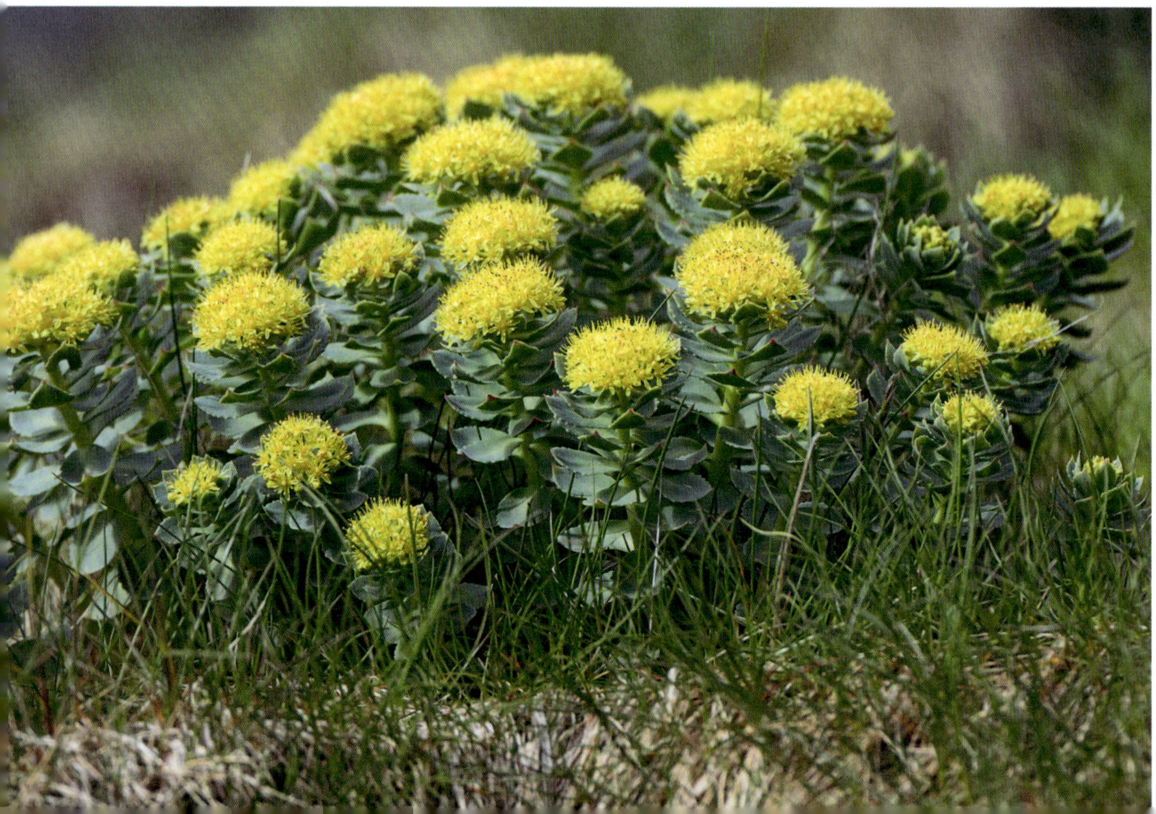

onell spielt sie in der nordischen Volksmedizin, in Skandinavien, dem Baltikum, Russland und Nordchina eine herausragende Rolle. So ist überliefert, dass sich die Wikinger für ihre langen Seereisen mit Rosenwurz stärkten und auch im extremen Klima Sibiriens wird sie traditionell zur allgemeinen Stärkung eingesetzt. Dort soll es üblich sein, jungen Brautpaaren einen Rosenwurzstrauß zu schenken, verbunden mit dem Wunsch für einen reichen Kindersegen.

Die Pflanze wurde entlang der Handelsrouten bis in die Mongolei und nach China verbreitet. Während die Bewohner des Altaigebirges früher Stillschweigen über Rosenwurz-Standorte bewahrten, wird dort heute im großen Stil Rosenwurz zur medizinischen Verwendung angebaut. In den 1960er-Jahren wurde *Rhodiola* in der UdSSR intensiv wissenschaftlich erforscht und erhielt 1969 einen festen Platz in der offiziellen Schulmedizin. Das führte dazu, dass die Pflanze durch unkontrollierte Wildsammlung in ihrem Bestand gefährdet war und auf die Rote Liste gesetzt wurde. Auch heute noch nimmt der Bestand dramatisch ab, Wildsammlungen sind in vielen Ländern streng limitiert oder sogar gänzlich verboten.

In Frankreich und Schweden ist *Rhodiola* bereits im 18. und 19. Jahrhundert in der Pharmakopöe, dem Arzneibuch, aufgeführt.

Arzneilich verwendet wird die Wurzel, Rhodiolae rosae radix.

Wie wirkt sie?

Als verantwortlich für die Wirksamkeit wurden vor allem Salidrosid, Rosin, Rosarin, Rosavin und Rhodioloin identifiziert. Die Wirkstoffe stammen aus verschiedenen Stoffklassen.

Es gibt zahlreiche wissenschaftliche Publikationen zur Rosenwurz: Stand November 2022 finden sich bei PubMed, der weltweit größten und wichtigsten medizinischen Literaturdatenbank, 1133 Ergebnisse! Zwei Studien möchte ich beispielhaft herausgreifen: In einer 2012 veröffentlichten Studie nahmen 101 erwachsene Stresspatien-

GEMEINSAM GEGEN ALZHEIMER-DEMENZ: ROSENWURZ UND SAFRAN

Eine der häufigsten Erkrankungen des Alters ist die Demenz, die gefürchtetste darunter die Alzheimer-Demenz. Für Wirkstoffe der Rosenwurz und des Safrans wurde eine Hemmung der Acetylcholinesterase nachgewiesen. Acetylcholin ist ein wichtiger Botenstoff im Nervensystem, das heißt, mit seiner Hilfe werden Informationen von Nervenzelle zu Nervenzelle weitergegeben. Durch den Untergang von Gehirnzellen (Nervenzellen) bei der Alzheimer-Krankheit wird dieser Botenstoff nicht mehr ausreichend produziert. Dadurch wird die Informationsweiterleitung im Gehirn gestört. Diese Veränderungen machen sich schon früh als Störung des Kurzzeitgedächtnisses bemerkbar und werden mit zunehmender Krankheitsdauer immer ausgeprägter. Zur Therapie der leichten bis mittelschweren Alzheimer-Demenz werden schulmedizinisch sogenannte Acetylcholinesterasehemmer eingesetzt. Die Medikamente blockieren den normalen Abbauprozess und bewirken, dass im Gehirn wieder vermehrt Acetylcholin zur Signalübermittlung zur Verfügung steht. Rosenwurz allein oder in Kombination mit Safran kann zur Vorbeugung bei beginnenden Anzeichen oder bereits eingetretener Demenz dauerhaft eingenommen werden.

ten 4 Wochen lang zweimal täglich 200 mg des Rosenwurz-Spezialextrakt WS 1375 (Vitango) ein. Es zeigte sich, ermittelt anhand etablierter Fragebögen, unter anderem eine deutliche Besserung bezüglich Erschöpfung, körperlicher Symptome, Konzentrationsstörungen und Reizbarkeit. Die positiven Veränderungen waren bereits ab dem dritten Behandlungstag signifikant. Die Ärzte bescheinigten anhand der CGI-2-Skala, einer standardisierten Beurteilungsskala für den klinischen Gesamteindruck, 67 % der Patienten eine gute bis sehr gute Besserung ihres Zustandes. Ähnlich überzeugend war der Erfolg mit WS 1375 in gleicher Dosierung bei 118 Erwachsenen mit typischen Burn-out-Zeichen. Über 12 Behandlungswochen kam es zu einer raschen und anhaltenden deutlichen Besserung psychischer und somatischer Symptome.

Folgende Wirkungen sind belegt:

- adaptogen über eine Beeinflussung der Hypothalamus-Hypophysen-Achse
- stimmungsaufhellend, angstlösend
- anregend, tonisierend
- antioxidativ
- hepatoprotektiv (schützt die Leber vor schädlichen Einflüssen)
- herzschützend
- neuroprotektiv (schützt Nervenzellen vor schädlichen Einflüssen)
- immunmodulierend (ausgleichende Wirkung auf das Immunsystem, mehr dazu auch bei Ginseng, Seite 35)
- entzündungshemmend
- antibakteriell
- antiviral gegen einige Influenzaviren
- Verbesserung der physischen Leistungsfähigkeit
- Hemmung des Suchtverhaltens
- hormonregulierend

Wie einnehmen?

Die Tagesdosis beträgt 200–400 mg, die am besten spätestens bis zum Mittag eingenommen werden.

AUSGEWÄHLTE PRÄPARATE IN APOTHEKE UND DROGERIE RhodioLoges, Vitango; in Kombination mit Safran (mehr dazu im Kasten auf Seite 43): Safran + Rhodiola-Extrakt Dr. Wolz

Zusätzliche Anwendungsgebiete

Die gute Wirkung der Rosenwurz auf die Gedächtnisleistung und Konzentrationsfähigkeit wird oft als „Viagra fürs Gehirn" bezeichnet. Sie schützt unser Nervensystem vor schädlichen Einflüssen und kann in der Vorbeugung und Begleitung von altersbedingten Erkrankungen wie Parkinson oder Alzheimer-Demenz eingesetzt werden. Hier empfiehlt sich die dauerhafte Einnahme. Rosenwurz ist besonders gut geeignet zur Behandlung und begleitenden Therapie bei Burn-out und Erschöpfungsdepression. Zur Depression lesen Sie bitte auch die Einschränkung unter „Gegenanzeigen – und was es sonst noch zu beachten gibt". Außerdem ist Wetterfühligkeit ein bewährtes Anwendungsgebiet.

Gegenanzeigen – und was es sonst noch zu beachten gibt

Rosenwurz wird nicht in der Schwangerschaft und Stillzeit eingenommen. Nicht zur Selbstbehandlung von Depressionen einnehmen: Die Symptome der Depression sind für den Laien oft schwer einzuschätzen, bitte nehmen Sie, wenn Sie selbst betroffen sind oder vermuten, an einer Depression erkrankt zu sein, Kontakt zu Ihrer Hausärztin/Ihrem Hausarzt auf. Nebenwirkungen und Wechselwirkungen mit anderen Medikamenten sind keine bekannt.

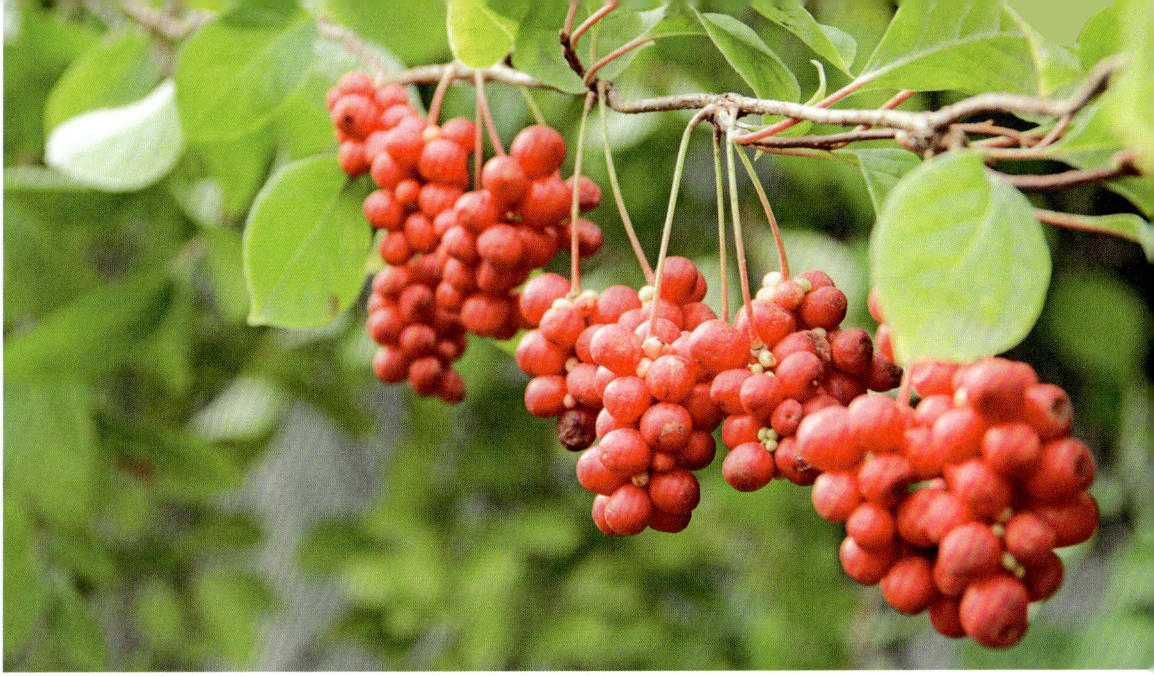

SCHISANDRA

Chinesisches Spaltkörbchen, Chinesische Beerentraube oder Chinesische Limonenfrucht sind weitere Namen für *Schisandra chinensis*, eine der ältesten Pflanzen der Erde. Im Chinesischen heißt die Pflanze Wu Wei Zi, was soviel wie „Frucht der fünf Geschmäcker" bedeutet. Und in der Tat schmecken Schale und Fruchtfleisch der Beere süß und sauer mit salziger Note und die Samen scharf und bitter. Diese absolute Seltenheit macht die Pflanze zu einer der größten Heilpflanzen der TCM (Traditionellle Chinesische Medizin), nach dem Ginseng steht sie im Ansehen an zweiter Stelle. Sie gilt als universelles Stärkungsmittel, weil sie im Sinne der chinesischen Fünf-Elemente-Lehre der TCM alle fünf Wandlungsphasen (Holz, Feuer, Erde, Metall und Wasser) unterstützt.

Schisandra überlebte die Eiszeit und wächst seit 25 Millionen Jahren als wilde Liane in Fernost. Sie wird bis zu 15 m lang und ist im östlichen Russland, der fernöstlichen Taiga, im Nordosten Chinas, Japan und Korea heimisch und gehört zur Familie der Sternanisgewächse (Schisandraceae). In China und Korea wird sie auch angebaut. Sie ist extrem winterhart, Minustemperaturen von bis zu 50 °C machen ihr nichts aus. Von Juli bis September reifen ihre aromatischen Früchte, die rosafarben bis rot gefärbt sind. Neben der überlieferten Anwendung in China, Japan und Korea ist auch ein breiter therapeutischer Einsatz aus Russland bekannt. Untersuchungen in der Sowjetunion in den 1950er- und 1960er-Jahren führten zur Aufnahme der Droge in die dortige Pharmakopöe.

Schisandra wird bereits in einem Text der Han-Dynastie (206 v. Chr.–220 n. Chr.) erwähnt und war Heilmittel der chinesischen Kaiser. Die Nanai, ein Volk, das an der Grenze zwischen Russland und China lebt, verwenden Schisandra zur Verbesserung der Sicht bei nächtlicher Jagd und gegen Hunger- und Durstgefühle. Dies fiel auch russischen Ethnologen auf, was dazu führte, dass man Schisandra russischen Piloten vor ihren Nachtflügen und U-Boot-Besatzungen im Zweiten Weltkrieg verabreichte.

LEISTUNGSSPORT UND ADAPTOGENE

Viele wissenschaftliche Untersuchungen und Studien stammen aus dem Bereich der Sportmedizin. Die Wirkung von Adaptogenen legt die Verwendung im Spitzensport nahe, ein Bereich, in dem der Körper Höchstleistung bringt, von der er sich möglichst schnell wieder erholen muss. Für alle von mir vorgestellten Adaptogene, außer für Jiaogulan (Seite 53), wurde eine leistungssteigernde Wirkung mit verkürzter Regenerationsphase nachgewiesen. Interessant ist in dem Zusammenhang auch die für alle Adaptogene nachgewiesene abwehrstärkende Wirkung. Das ist für SportlerInnen, die sich monate- bis jahrelang auf Wettkämpfe vorbereiten, mindestens so wichtig wie eine gute Leistung.
Schon 1993 veröffentlichte das Bundesinstitut für Sportwissenschaft einen Artikel mit dem Titel „Polyphenole Adaptogene als Alternative zum Doping im Sport".
Adaptogene stehen nicht auf der Dopingliste und sind bereits weit verbreitet im Spitzensport, interessanterweise auch im Pferdesport.

Schisandra chinensis fühlt sich auch in unseren Breitengraden wohl. Sie bekommen die Kletterpflanze in gut sortierten Gärtnereien. Russische Wissenschaftler stellten fest, dass angebaute Pflanzen den gleichen Gehalt an Wirkstoffen haben wie Pflanzen aus Wildsammlung.
Arzneilich verwendet werden vor allem die Beeren, Schisandrae chinensis fructus. Es können auch die Blätter (Schisandrae chinensis folium) und Samen (Schisandrae chinensis semen) genutzt werden.

Wie wirkt sie?

Die im Folgenden aufgeführten Wirkungen beziehen sich auf die Beeren. Hauptwirkstoffe sind verschiedene Lignane, vor allem Schisandrin. Es finden sich außerdem Steroide, ätherisches Öl (für den Zitrusduft verantwortlich) und reichlich Vitamine, Spurenelemente und in den Samen fettes Öl mit einem hohen Anteil ungesättigter Fettsäuren.
Da Schisandra in Europa vor allem durch Rezepturen aus der TCM bekannt ist, gibt es wenig wissenschaftliche Untersuchungen, die methodisch den europäischen Standards entsprechen. Im Januar 2023 fanden sich 140 wissenschaftliche Veröffentlichungen in der medizinischen Literaturdatenbank PubMed. Zahlreiche Untersuchungen gibt es aus China und Russland, hier vor allem aus dem sportmedizinischen Bereich. Das Anwendungsgebiet für Schisandra ist, wie bei allen Adaptogenen, sehr weit gefächert.
Zu erwähnen ist, dass in der TCM traditionell nicht die einzelne Droge, sondern eine Mischung mit anderen Drogen in Rezepturen wie Sheng Mai San verwendet wird. In diesem Pulver sind außer Schisandra Ginseng und Schlangenbartwurzel enthalten.

Folgende Wirkungen sind belegt:

- adaptogen über eine Beeinflussung der Hypothalamus-Hypophysen-Achse
- anregend, tonisierend
- Steigerung der physischen und geistigen Leistungsfähigkeit
- Steigerung der Muskelkraft und Vergrößerung der Lungenkapazität
- antioxidativ
- cholesterin- und blutzuckersenkend
- hepatoprotektiv (schützt die Leber vor schädlichen Einflüssen)
- leberregenerierend
- neuroprotektiv (schützt Nervenzellen vor schädlichen Einflüssen)

- immunmodulierend (ausgleichende Wirkung auf das Immunsystem, mehr dazu auch bei Ginseng, Seite 37)
- entzündungshemmend
- hormonausgleichend
- Es gibt Hinweise auf eine stimmungsaufhellende und angstlösende Wirkung.

Wie einnehmen?

Zur Dosierung gibt es keine zuverlässigen Angaben. Studien wurden mit 1,5–3 g Beerenpulver als Tagesdosis durchgeführt. 1 TL Pulver entspricht etwa 3 g.

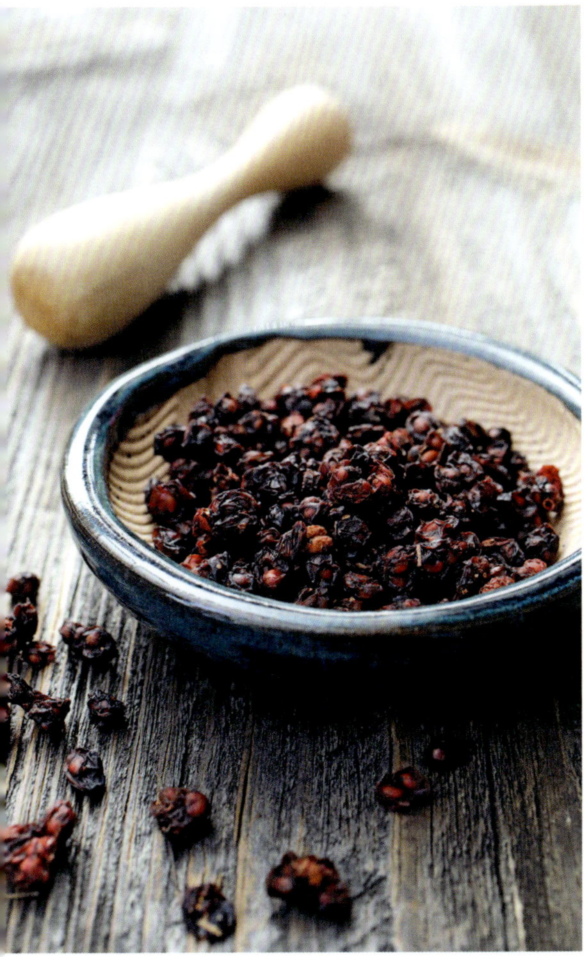

TEEZUBEREITUNG – BLÄTTERTEE 1 EL Schisandrablätter mit 250 ml kochendem Wasser überbrühen, 15 Minuten ziehen lassen. Morgens und mittags 1 Tasse trinken. Die Blätter sind schwächer wirksam als die Beeren.

BEERENTEE 1 TL der getrockneten Schisandrabeeren im Mörser anstoßen und mit 250 ml Wasser übergießen, 20 Minuten ziehen lassen. Morgens und mittags 1 Tasse trinken.

AUSGEWÄHLTE NAHRUNGSERGÄNZUNGSMITTEL Da Schisandra keine durch europäische Behörden zugelassene Arzneipflanze ist, gibt es keine Arzneimittel. Nahrungsergänzungsmittel hingegen gibt es reichlich. Üblicherweise sind diese in Kapselform erhältlich und enthalten einen Extrakt. Dieser konzentrierte Extrakt wird in der Regel aus einem Mischungsverhältnis von einem Teil Droge (in dem Fall Schisandrafrüchte) und 10 Teilen Auszugsmittel (meist 70%iger Alkohol) gewonnen, dann gefrier- oder auf anderen Wegen getrocknet und in Kapseln verfüllt. 300 mg Extrakt entsprechen folglich 3 g Droge, der üblichen Tagesdosis. Bitte lesen Sie dazu die Packungsbeilage, hier gibt es Unterschiede in der Konzentration. Reines, unkonzentriertes Beerenpulver ist (logischerweise) wesentlich weniger stark wirksam als ein 10-fach konzentrierter Beerenextrakt.

AUSGEWÄHLTE PRÄPARATE IN APOTHEKE UND DROGERIE Schizandra-Granatapfel Kapseln (Kräuterhaus Sanct Bernhard), adaptoLoges (Schisandra, Rosenwurz, Taigawurzel)

Schisandrabeeren sollten im Mörser angestoßen werden, bevor Sie Tee daraus machen.

SCHISANDRA-TINKTUR

10 g getrocknete Schisandrabeeren
50 ml 70%iger Trinkalkohol (aus der Apotheke)

Die Beeren im Mörser anstoßen, in ein leeres Marmeladenglas geben und mit dem Alkohol aufgießen. 14 Tage ausziehen, dabei täglich umschütteln. Dann durch ein feines Sieb oder einen Kaffeefilter abgießen, in eine braune Tropfflasche abfüllen und morgens und mittags 20–30 Tropfen einnehmen. Die Tinktur hält sich 2–3 Jahre.

Zusätzliche Anwendungsgebiete

Als Besonderheit fällt die verbesserte Nachtsicht auf, hierzu gibt es einige russische Studien, in denen eine Dosierung von 2–3 g Beerenpulver eingenommen wurde. Ein weiteres Anwendungsgebiet sind Beschwerden der Wechseljahre: Regelmäßig eingenommen kann Schisandra die Anzahl der Hitzewallungen reduzieren sowie Schwitzen, Herzklopfen und Schlafstörungen verbessern. In dieser Studie wurde ein Schisandra-Extrakt über 1 Jahr eingenommen.
Schisandra kann in Salben und Cremes für die äußerliche Anwendung verwendet werden. Sie wirkt antioxidativ und schützt damit die Haut vor schädlichen Einflüssen sowie verfrühter Alterung. Hierfür kann als Basis ein selbst hergestelltes Schisandrablätter-Öl verarbeitet werden:

SCHISANDRA-HAUTSCHUTZÖL

10 g Schisandrablätter oder pulverisierte Beeren (alternativ 20 g frische Blätter oder Beeren)
90 ml Mandelöl

Schisandra zerkleinern und in einem leeren Marmeladenglas mit dem Mandelöl übergießen. 14 Tage stehen lassen, dabei täglich umschütteln. Dann durch einen Kaffee- oder Teefilter abgießen. Das Öl kann direkt nach dem Duschen auf die noch feuchte Haut aufgetragen werden, dann zieht es gut ein. Ich empfehle es zur Hautpflege im Winter oder Sommer, wenn die Haut besonderen Belastungen durch Kälte oder starker Sonneneinwirkung ausgesetzt ist. Sie können das Öl auch zu Cremes weiterverarbeiten. Wie man Cremes selber herstellt, erfahren Sie in vielen guten Büchern; Empfehlungen finden Sie im Service auf Seite 167.

Gegenanzeigen – und was es sonst noch zu beachten gibt

Schisandra sollte nicht in der Schwangerschaft und Stillzeit und bei bekannter Epilepsie eingenommen werden. Bei überhöhter Dosierung kann es zu Unruhe, Herzklopfen, Sodbrennen und Blutdruckanstieg kommen. Auch allergische Reaktionen, die selten sind, können auftreten. Spätestens 4–5 Stunden vor dem Zubettgehen einnehmen. Nebenwirkungen und Wechselwirkungen mit Medikamenten sind keine bekannt.

ASHWAGANDHA

Die Schlafbeere war bereits den Römern bekannt, die sie als Beruhigungs- und Schlafmittel nutzten. In den frühen Kräuterbüchern des Mittelalters taucht sie zwar auf, scheint aber keine bedeutende Rolle gespielt zu haben. Nicht nur im deutschen, auch im botanischen Namen wird der Bezug zum Schlaf deutlich: *Withania somnifera*. Während *Withania* die Pflanzengattung bezeichnet, nimmt *somnifera* Bezug auf ihre schlaffördernde Wirkung: lateinisch somnum heißt „Schlaf“, ferre „bringen“. In Indien wird die Schlafbeere Ashwagandha genannt, sie wird seit über 3000 Jahren verwendet und ist eine der ganz großen Pflanzen des Ayurveda. Sie gehört zu den Rasayana-Kräutern. Rasayana spielt im Ayurveda eine bedeutende Rolle: Wie auch in anderen traditionellen Medizinsystemen ist hiermit das Zusammenwirken verschiedener Faktoren zur Erhaltung der Gesundheit gemeint. Mit „Verjüngung“ ist dies nur unzureichend übersetzt.

Withania ist im Mittelmeergebiet, im Nahen Osten, in Teilen Afrikas und in Indien, wo sie auch angebaut wird, heimisch. Sie gehört zur Pflanzenfamilie der Nachtschattengewächse und ist ein bis zu 1 m hoch werdender Halbstrauch. Die Früchte sind, ähnlich wie bei der Anden-

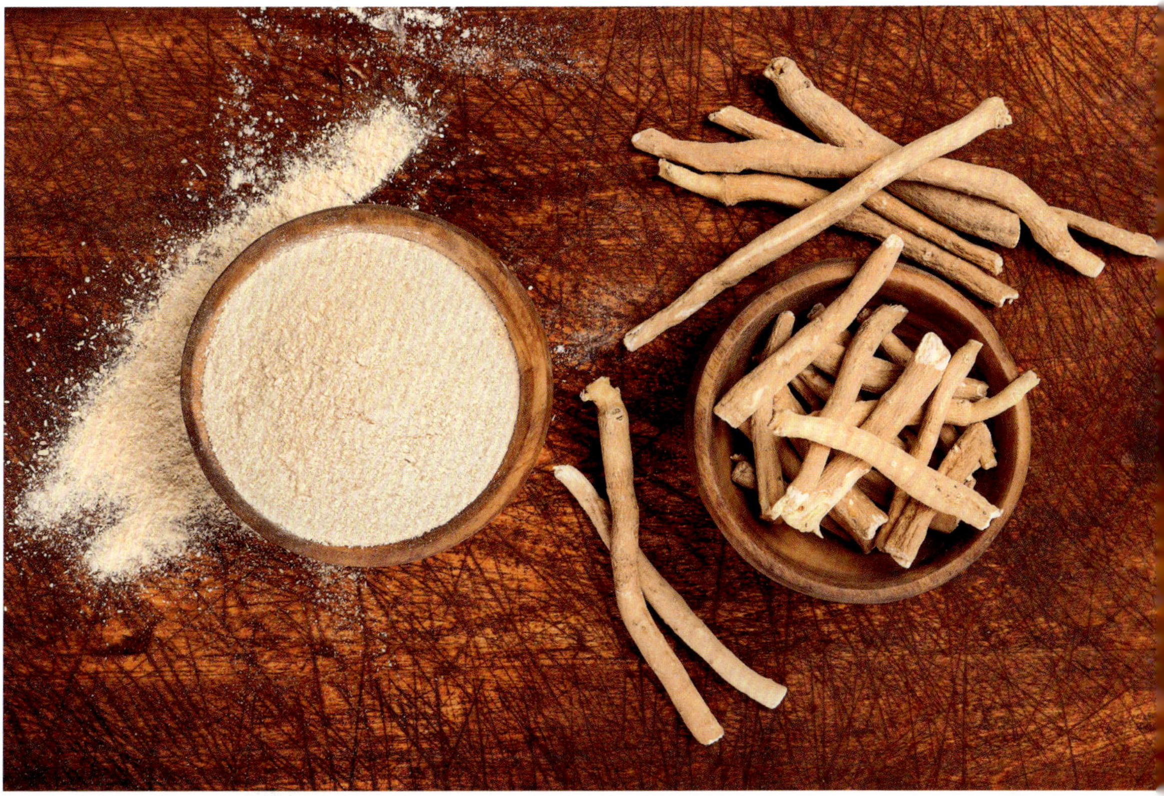

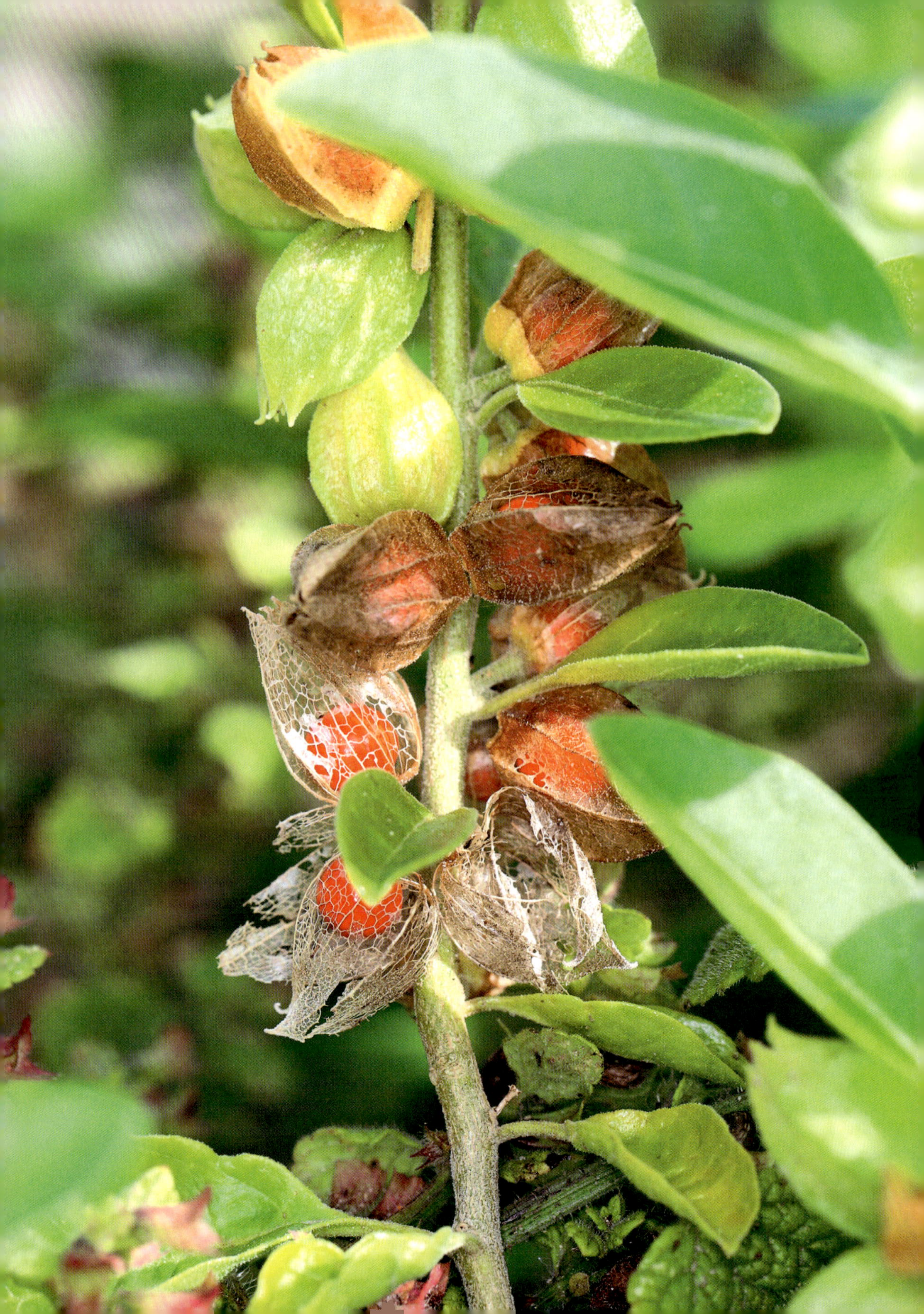

beere (*Physalis*), von einer ballonartigen Papierhülle umschlossen, ebenso erinnern die grau-filzigen Blätter an *Physalis*. Ein älterer, nicht mehr verwendeter, botanischer Name ist *Physalis somnifera*. Sie wächst an Wegrändern, in Gebüschen und in Unkrautfluren.
Auch wenn der Name es nahelegt, medizinisch wird nicht die Beere, sondern die Wurzel verwendet. Ashwagandha heißt übersetzt aus dem Sanskrit „nach Hengst riechend" und bezieht sich auf den charakteristischen Geruch der Wurzel.
Die häufig verwendete Bezeichnung Indischer Ginseng scheint sich aus verschiedenen Quellen zu speisen: Ashwagandha spielt eine vergleichbar bedeutende Rolle im Ayurveda wie Ginseng in der TCM und die fleischige Wurzel, wenn auch schmaler, ähnelt denen des Ginsengs. Und zu guter Letzt sind die als Withanolide bezeichneten Hauptwirkstoffe den Ginsenosiden des Ginsengs vom chemischen Aufbau her sehr ähnlich. Ähnlich wie der Ginseng wirkt auch Ashwagandha auf körperlicher und psychischer Ebene stabilisierend und gilt als Nerventonikum. Während Ginseng eher anregend wirkt, wirkt Ashwagandha eher beruhigend.
Neben der stressreduzierenden und beruhigenden Wirkung sticht eine weitere besonders hervor: die Potenz und Libido fördernde Wirkung auf beide Geschlechter. Der namengebende charakteristische Pferde- oder Hengstgeruch der Wurzel trägt dazu bei – hier sind der Fantasie keine Grenzen gesetzt. Aber Studien bestätigen die anregende Wirkung auf die Bildung von Geschlechtshormonen.
Arzneilich verwendet wird die Wurzel, Withaniae somniferae radix.

Die Früchte der Schlafbeere erinnern an Physalis-Früchte.

Wie wirkt sie?

Bisher sind über 80 verschiedene chemische Verbindungen in Ashwagandha entdeckt worden. Als Hauptwirkstoffe gelten die zu den Steroiden gehörenden Withanolide.
Zur Schlafbeere wurden zahlreiche wissenschaftliche Untersuchungen und Studien veröffentlicht. Im Januar 2023 fanden sich fast 1500 wissenschaftliche Veröffentlichungen in der medizinischen Literaturdatenbank PubMed.

Folgende Wirkungen sind belegt:

- adaptogen über eine Beeinflussung der Hypothalamus-Hypophysen-Achse
- schlaffördernd
- angstlösend und stimmungsaufhellend
- fördert die Libido
- antioxidativ
- entzündungshemmend
- verdauungsfördernd
- abwehrstärkend
- blutzuckersenkend
- cholesterinsenkend
- antibakteriell, antiviral, antimykotisch

Wie einnehmen?

Generell wird die Einnahme nach dem Beschwerdebild unterschieden. Zur allgemeinen Aktivierung und Stressreduzierung wird Ashwagandha morgens eingenommen, zur Schlafförderung am Abend. Es sollte ein Abstand zu den Mahlzeiten eingehalten werden, das heißt 30 Minuten vor oder 2 Stunden nach dem Essen. Von der (pulverisierten) Wurzel werden als Tagesdosis 3–6 g eingenommen, das entspricht 1–2 TL. Bewährt hat sich die einmalige Einnahme von 500 mg oder zweimalige Einnahme von 300 mg Extrakt am Tag. Ein schönes Rezept bei Ein- und Durchschlafproblemen ist der folgende ayurvedische Schlaftrunk:

MOON-MILK
250 ml Milch, alternativ Hafer-, Mandel- oder Sojadrink
1 TL Ashwagandhapulver
1 TL Kakaopulver
2–3 Prisen Gewürze (Muskatnuss, Kurkuma, Zimt oder Kardamom)
1 TL Honig, Agavendicksaft oder andere Süßungsmittel

Die Milch erhitzen, alle Zutaten hineingeben, gut umrühren – fertig! Abends vor dem Zubettgehen trinken.

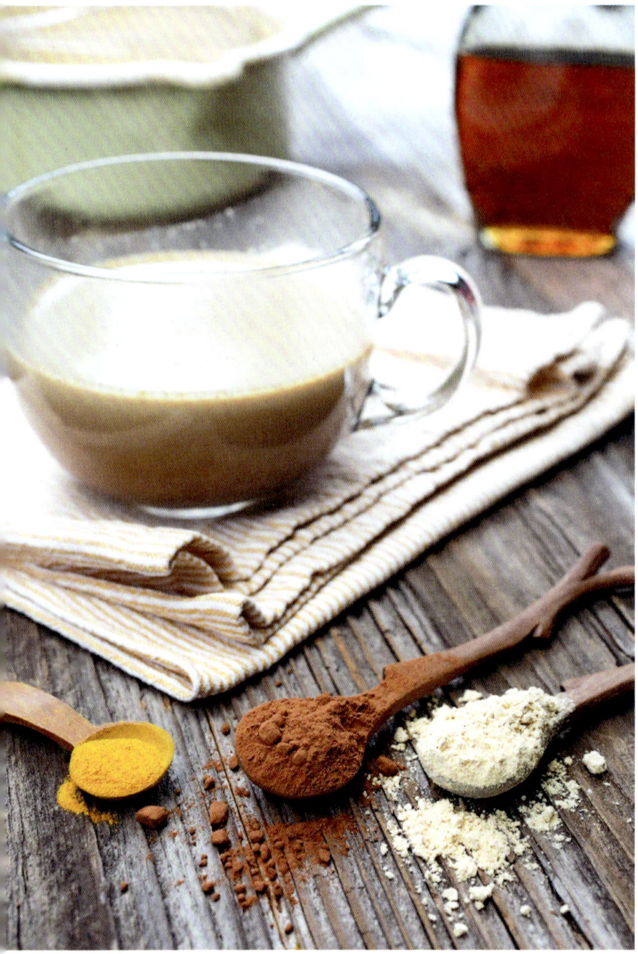

Moon-Milk

AUSGEWÄHLTE NAHRUNGSERGÄNZUNGSMITTEL Ashwagandha wird bei uns ausschließlich als Nahrungsergänzungsmittel angeboten. Achten Sie beim Kauf auf den ausreichenden Gehalt an Withanoliden, der auf der Packung angegeben sein sollte. Es wird eine Tagesdosis von 8–30 mg Withanoliden empfohlen.

AUSGEWÄHLTE PRÄPARATE IN APOTHEKE UND DROGERIE Ashwagandha Kapseln 500 mg (Kräuterhaus Sanct Bernhard), vigoLoges Ashwagandha plus, Neuro Balance Ashwagandha Salus, Lebe Pur Superfood Ashwagandha Pulver

Gegenanzeigen – und was es sonst noch zu beachten gibt

Ashwagandha sollte nicht in der Schwangerschaft und Stillzeit eingenommen werden. Patienten mit Diabetes, Bluthochdruck, Schilddrüsenüberfunktion, Autoimmunerkrankungen oder psychischen Störungen halten bitte ärztliche Rücksprache. Bei überhöhter Dosierung kann es zu Übelkeit und Erbrechen kommen. Wechselwirkungen mit Medikamenten sind keine bekannt.
Hinweis: Ashwagandha sollte nicht länger als 3 Monate eingenommen werden, 2023 wurde über mehrere Fälle von Leberschäden bei Dauereinnahme berichtet.

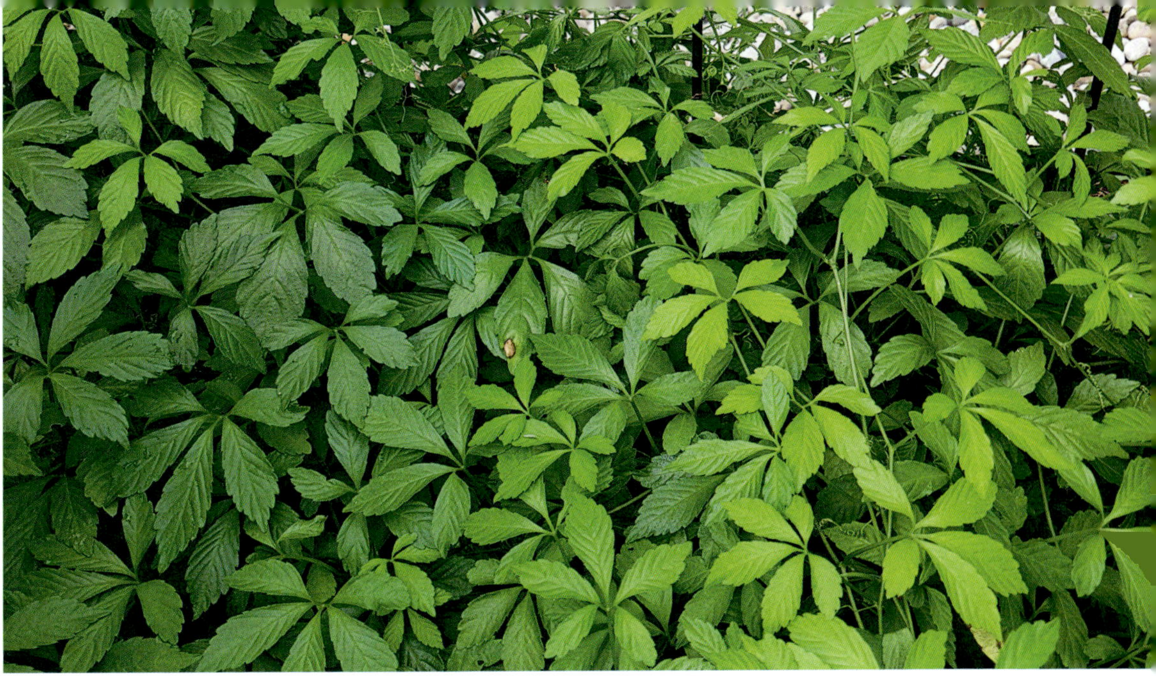

JIAOGULAN

Das Kraut der Unsterblichkeit, wie es klangvoll genannt wird, gehört zu den Kürbisgewächsen und ist eine Kletterpflanze, die bis zu 8 m lang werden kann. Die Tatsache, dass sie sich auch bei uns problemlos anbauen lässt und eine ausgezeichnete Teedroge ist, hat sicher zu ihrer Popularität bei uns beigetragen. *Gynostemma pentaphyllum*, so ihr botanischer Name, ist längst kein Geheimtipp mehr. Heimisch ist sie in fast ganz Südostasien, wo sie sich vor allem in Dickichten wohlfühlt. Mit unserem gemäßigten Klima kommt sie gut zurecht. Am natürlichen Standort hält sie Temperaturen von -15 bis +40 °C aus.
Anders als die zuvor beschriebenen Adaptogene, die bereits in den alten medizinischen Schriften erwähnt wurden, führte Jiaogulan lange ein Schattendasein. Erwähnt wird sie erstmals 1406 während der Ming-Dynastie durch Zhu Xiao im Buch Heilkräuter gegen die Hungersnot. Richtig aufmerksam auf sie wurde man jedoch erst nach der großen Volkszählung, die 1970 in China durchgeführt wurde. Dabei war aufgefallen, dass in einigen südchinesischen Provinzen der Anteil der Über-Hundertjährigen überdurchschnittlich hoch ist. Da verschiedene Einflussfaktoren wie Genetik und Klima ausgeschlossen werden konnten, kamen Wissenschaftler zu dem Schluss, dass das hohe Alter mit dem regelmäßigen Genuss von Jiaogulan zusammenhängen muss.
Auffällig ist der Geschmack der Pflanze: Er ist bittersüß und erinnert an Lakritze. Auch der Tee, der aus den frischen oder getrockneten Blättern zubereitet wird, schmeckt angenehm süß. In Thailand und China werden frische Blätter als Salat oder spinatähnlich verwendet.
Das Anwendungsspektrum für Jiaogulan ist sehr breit und vieles ist noch nicht untersucht. Aber die bisher entdeckten Wirkungen lassen eine Einordnung von *Gynostemma pentaphyllum* zu den Adaptogenen zu.
Auf der Conference on Traditional Medicines 1991 in Beijing wurde sie zu einem der zehn wichtigsten tonisierenden Kräuter gewählt.

Wie wirkt sie?

Bisher wurden über 100 verschiedene Saponine entdeckt, die man als Gypenoside bezeichnet. Rund ein Viertel dieser Gypenoside zählen zu den Ginsenosiden, die auch im Ginseng vorkommen. Das führt dazu, dass Jiaogulan häufig als preiswerter Ginseng-Ersatz verwendet wird, zumal man die Pflanze problemlos in gut sortierten Gärtnereien bekommt und selber anbauen kann. Studien zeigen, dass der Saponingehalt der Pflanze am höchsten vor der Blüte ist. Als Droge verwendet werden die Blätter.

Im Januar 2023 fanden sich etwas über 500 wissenschaftliche Veröffentlichungen in der medizinischen Literaturdatenbank PubMed.

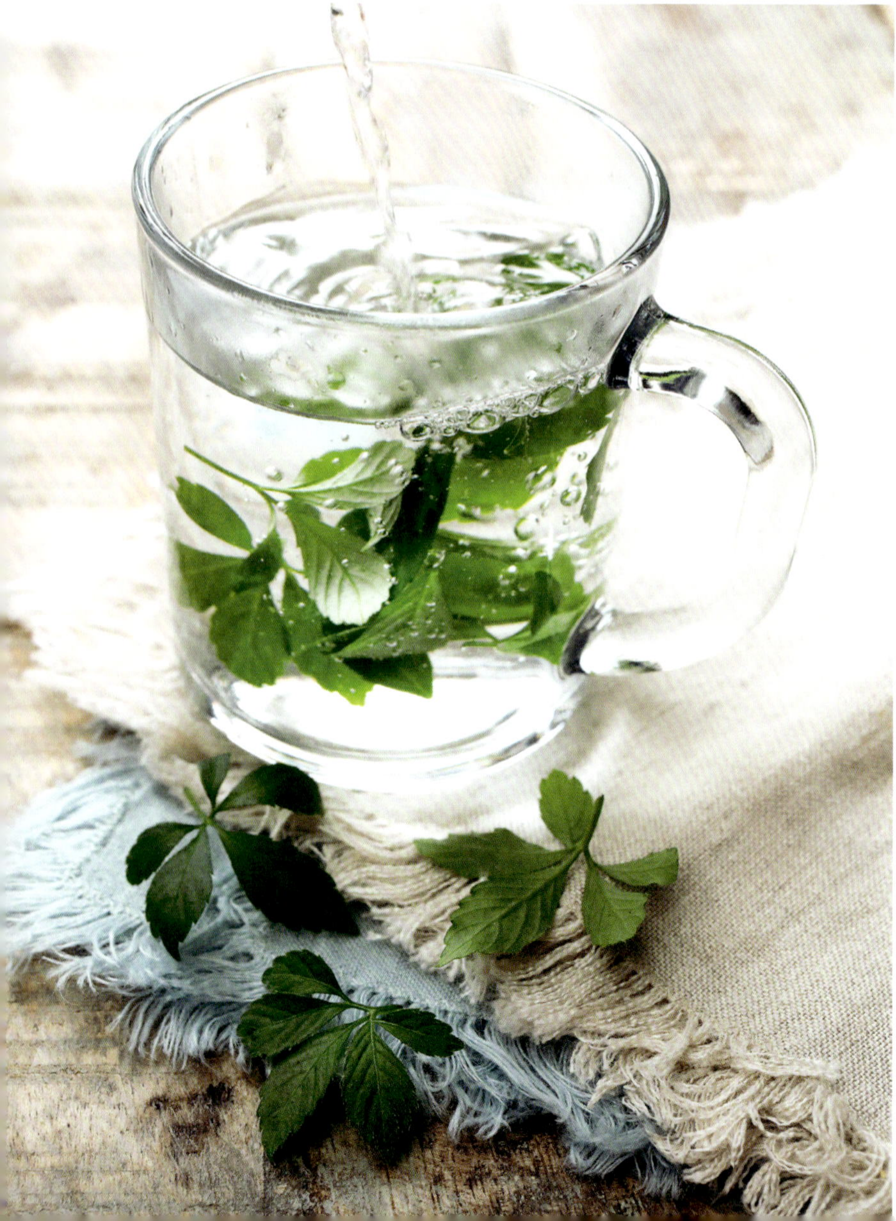

Tee aus Jiagulanblättern

Folgende Wirkungen sind belegt:

- adaptogen über eine Beeinflussung der Hypothalamus-Hypophysen-Achse
- antioxidativ
- entzündungshemmend
- tonisierend
- Verbesserung der Herzleistung
- Blutdruckregulierung
- abwehrstärkend
- hustenreizlindernd und schleimlösend
- hepatoprotektiv (schützt die Leber vor schädlichen Einflüssen)
- reguliert den Cholesterin- und Fettstoffwechsel
- unterstützt Entgiftungsvorgänge

Wie einnehmen?

Jiaogulanblätter können als Tee zubereitet werden. Nach der Novel-Food-Verordnung der EU darf Jiaogulan in Deutschland nicht als Tee oder Lebensmittel verkauft werden. Im Handel finden sich dennoch Blätter, die deshalb als „Potpourri, zu Dekorationszwecken oder zur Raumluftverbesserung“ angeboten werden. Für die Schweiz gilt diese Einschränkung nicht. Achten Sie beim Kauf auf rückstandskontrollierte Qualität!

TEEZUBEREITUNG 1 TL Jiaogulanblätter (alternativ 2 TL frische Blätter) mit 250 ml nicht mehr kochendem Wasser überbrühen, 5–10 Minuten ziehen lassen. Dreimal täglich 1 Tasse trinken.
Bei der Einnahme von Kapseln mit Jiaogulan-Pulver sollte die Tagesmenge von 1500 mg nicht überschritten werden. Sie können die frischen Blätter übrigens auch einfach essen: drei- bis viermal täglich ein Blatt zerkauen.

AUSGEWÄHLTE NAHRUNGSERGÄNZUNGSMITTEL An dieser Stelle können keine empfohlen werden, weil keine erhältlich sind. Jiaogulan darf in der EU offiziell nicht als Lebensmittel angeboten werden (mehr dazu im Kasten oben); immer wieder kommt es zu Abmahnungen bis hin zu Verurteilungen bei Verstößen. Im nichteuropäischen Ausland erhält man Kapseln mit einem Jiaogulan-Extrakt, der meist vierfach konzentriert ist. 500 mg Extrakt entsprechen also 2 g Blättern. Die Dosierungsempfehlung liegt bei 500–1500 mg Extrakt täglich.

NOVEL-FOOD-VERORDNUNG UND DAS „VERBOT“ VON JIAOGULAN

Novel Foods („neuartige Lebensmittel“) sind gemäß dem Lebensmittelrecht in der Europäischen Union alle Lebensmittel, die vor dem Inkrafttreten der Novel-Food-Verordnung innerhalb der EU nicht in nennenswertem Umfang zum Verzehr in den Handel gebracht wurden. Jiaogulan ist ein solches Lebensmittel. Es ist im europäischen Raum nicht als Lebensmittel zugelassen, da das Prinzip des „vorsorglichen Gesundheitsschutzes“ greift und es keine verlässlichen Nachweise dazu gibt, dass es ein sicheres Lebensmittel für den alltäglichen Gebrauch ist. Zu den Novel Foods gehören auch andere gesundheitlich interessante Pflanzen, bis vor kurzem beispielsweise auch Chiasamen.

Gegenanzeigen – und was es sonst noch zu beachten gibt

Jiaogulan sollte nicht in der Schwangerschaft und Stillzeit eingenommen werden. Nebenwirkungen und Wechselwirkungen mit Medikamenten sind keine bekannt.

Unruhe, Nervosität und Schlafstörungen

Nachdem ich die Adaptogene vorgestellt habe, werde ich nun auf die stressbedingten Beschwerden im Einzelnen eingehen. Begleitend zu den Adaptogenen können Heilpflanzen eingenommen werden, die regulierend auf unser durch Stress aus dem Gleichgewicht geratenes Zusammenspiel der Botenstoffe (Neurotransmittersystem) wirken. Manchmal reicht es bereits aus, diese Pflanzen alleine, das heißt ohne Adaptogene, einzusetzen, da sie auch adaptogenähnlich ausgleichend und stärkend wirken.
Durch den durch Stress erhöhten Cortisolspiegel können wir schlecht abschalten und einschlafen, oft sind wir unruhig und nervös. Folgende Heilpflanzen können uns dabei unterstützen, ruhiger zu werden.

BALDRIAN

Der Baldrian stammt aus der Familie der Geißblattgewächse, in der sich übrigens auch der Feldsalat findet. Wohl fühlt er sich auf feuchten Wiesen, an Bachläufen und Ufern, Lichtungen und in Laub- und Mischwäldern Europas, Nordamerikas und Asiens. Er wird 25–120 cm hoch, die Blätter sind unpaarig gefiedert und gegenständig, der Stängel ist hohl und gefurcht. Die weißen bis rosafarbenen, süßlich duftenden Blüten scheinen auf den Stängeln zu schweben. Die Blütezeit ist von Juni bis August, gesammelt wird die Wurzel im Herbst. Der typisch säuerliche Geruch entwickelt sich erst beim Trocknen. Sein botanischer Name *Valeriana officinalis* weist ihn als altehrwürdige Heilpflanze aus; immerhin war er bereits im Mittelalter im Offizin, dem Arbeitsraum der Apotheken, vorrätig. Und dass er schon damals hochgeschätzt wurde belegt sein Name *Valeriana*, der von lateinisch *valere*, „wert sein, stark sein", kommt. Sein Duft spielte schon immer eine Rolle, man fühlt sich angezogen oder abgestoßen von ihm. Katzen und auch manche Fische werden fast magnetisch angezogen und auch Männern wurde früher vor dem Stelldichein mit einer Frau empfohlen, Baldrianwurzel in den Mund zu nehmen. Dann würde sie ihn sicher küssen und „gleich liebhaben", war man überzeugt. Und ja, die in der Wurzel enthaltene Isovaleriansäure wirkt pheromonartig, wie ein Sexuallockstoff. Böse Hexen, Elben und Krankheiten wie den Schwarzen Tod sollte er jedoch fernhalten. Dort wo er heimisch ist, galt er stets als hexenwidriges Zauberkraut. Arzneilich verwendet wird die Wurzel, Valerianae radix.

Wie wirkt er?

Als Beruhigungsmittel wurde er erst im 17. Jahrhundert entdeckt und hat sich seitdem einen immer größer werdenden Platz unter den Sedativa gesichert. Baldrian gehört zu den sehr gut untersuchten Heil-

pflanzen und galt lange Zeit vor allem als „die Schlafpflanze". Damit ist ihm aber nicht Genüge getan.
An Inhaltsstoffen finden sich vor allem Lignane, ätherisches Öl und Valepotriate. Sie reagieren mit bestimmten Rezeptoren an der Membran von Nervenzellen und lösen eine Antwort aus. Diese Informationsübertragung im Nervensystem – von Nervenzelle zu Nervenzelle – findet ununterbrochen statt. Man kann das mit einer Datenautobahn vergleichen. Die „Postboten", die Informationen weitergeben, sind die Botenstoffe. Und die Übergabe der Information findet im synaptischen Spalt statt, so wird der Raum zwischen zwei Nervenzellen genannt. Was da genau vor sich geht, erfahren Sie auf Seite 62.

Bei Unruhe, Nervosität, Gedankenkreisen und Nicht-abschalten-können braucht es einen ganz bestimmten Botenstoff, der das ändern könnte: die sogenannte Gamma-Aminobuttersäure (GABA, mehr dazu auf Seite 64). Die Lignane des Baldrians reagieren mit GABA-Rezeptoren und wirken auf diese Weise entspannend, beruhigend und – das wussten Sie sicher noch nicht – auch angstlösend. Das bedeutet, er kann uns gut in Situationen unterstützen, die angstbehaftet sind. Prüfungssituationen sind ein typisches Feld für den Baldrian, genauso wie Lampenfieber oder das Vorstellungsgespräch. Bedenken Sie jedoch, dass der Baldrian seine Zeit bis zum Erreichen der Wirkung braucht: im Schnitt 2–3 Wochen. Als Schlafpflanze verkürzt

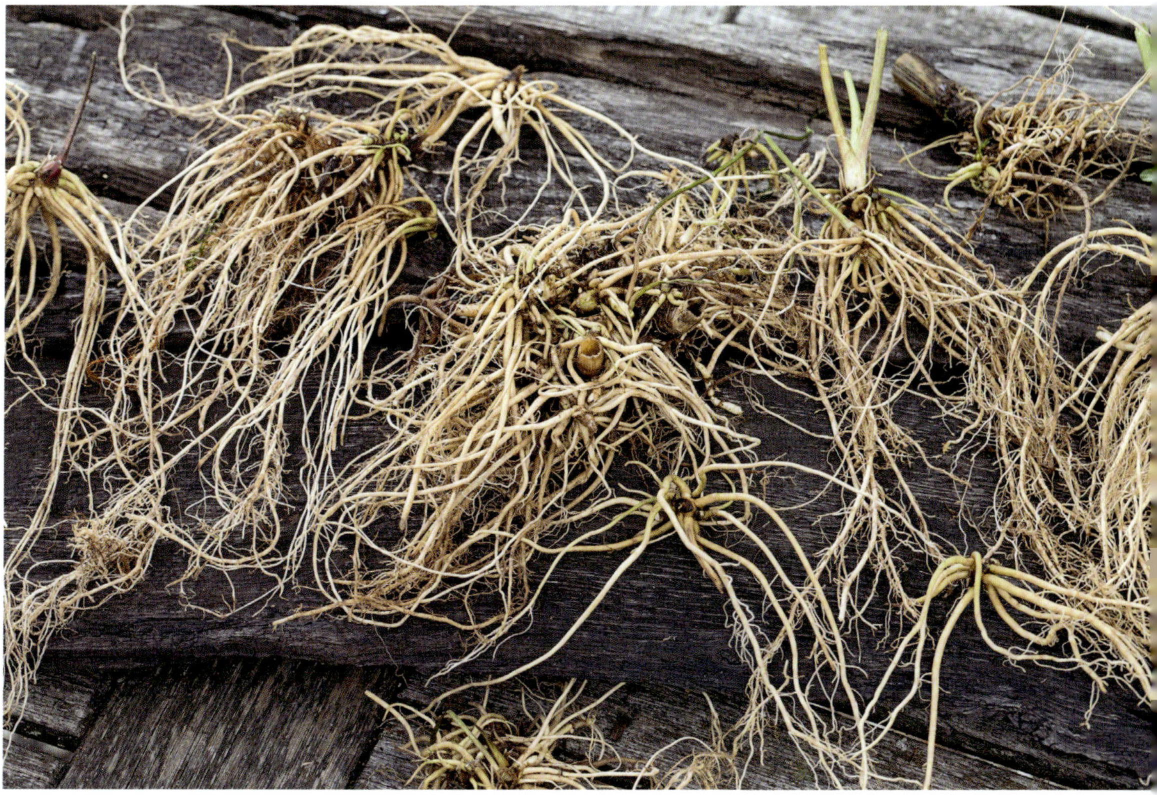

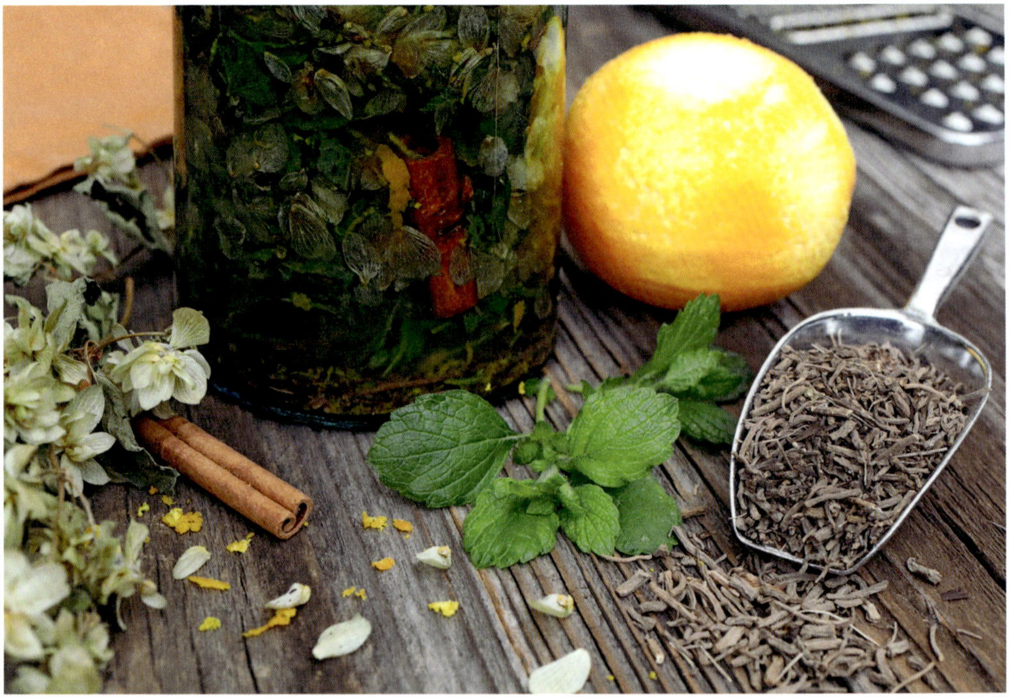

Schlafwein mit Baldrian und Hopfen

Baldrian die Zeit bis zum Einschlafen und verlängert die erholsame Tiefschlafphase. Das macht er, weil er auch noch an die für Müdigkeit verantwortlichen Adenosin-Rezeptoren andockt. Im Laufe des Tages fällt im Körper immer mehr Adenosin aus dem Zellstoffwechsel an. Das führt zu einer sogenannten Steigerung des Schlafdrucks – man wird müde.

Folgende Wirkungen sind für den Baldrian belegt:

- beruhigend
- angstlösend
- konzentrations- und leistungsfördernd
- krampflösend
- muskelentspannend
- fördert die Schlafbereitschaft und verkürzt die Einschlafzeit

Wie einnehmen?

Für Baldrian gilt: Er beruhigt, ohne müde zu machen. Das unterscheidet ihn von chemischen Beruhigungs- und Schlafmitteln. Er schränkt auch nicht die Reaktionsfähigkeit ein und macht nicht abhängig. Die volle Wirkung entfaltet sich erst nach 2–3 Wochen der Einnahme, ein wenig Geduld sollten Sie also mitbringen. Er kann dann über mehrere Wochen und Monate eingenommen werden. Tee und Tinktur sind Geschmackssache, die meisten mögen beides nicht.

TEEZUBEREITUNG 1 TL zerkleinerte Baldrianwurzel mit 150 ml kochendem Wasser überbrühen, 10–15 Minuten ziehen lassen. 2–3 Tassen täglich trinken. Bei Einschlafstörungen 30 Minuten vor dem Zubettgehen 1–2 Tassen trinken.

TINKTUR Bei Unruhe und Nervosität dreimal täglich 50 Tropfen, bei Einschlafstörungen 30 Minuten vor dem Zubettgehen 100 Tropfen.

AUSGEWÄHLTE PRÄPARATE IN APOTHEKE UND DROGERIE Baldrivit 600, Euvegal balance 500 mg, Kneipp Baldrian 500 mg

SCHLAFWEIN
20 g Baldrianwurzel
10 g Hopfenzapfen
10 g Melissenblätter
½ Zimtstange
abgeriebene Schale ½ Bio-Orange
0,7 l halbtrockener Weiß- oder Rotwein

Alle Zutaten in ein großes Glas geben und mit dem Wein übergießen. 2 Wochen ziehen lassen, täglich schütteln. Danach abfiltrieren und dunkel und kühl aufbewahren. Vor dem Schlafengehen 50 ml trinken. Etwa 4 Wochen haltbar. Der Wein wirkt beruhigend, entspannend und einschlaffördernd.

Zusätzliche Anwendungsgebiete

Baldrian ist ein guter Begleiter bei allen nervösen Störungen. Bei Nervosität kann der Blutdruck ansteigen, bei Kindern kann es zum Bettnässen kommen, es kann sich eine Reizblase entwickeln oder der Magen reagiert nervös. In solchen Fällen lohnt es sich, eine Kur mit Baldrian über 3 Monate durchzuführen.
Auch bei Prüfungsangst ist Baldrian ein wertvoller Begleiter. Beginnen Sie bereits 2–3 Wochen vor der Prüfung mit der Einnahme. Ein angenehmer Nebeneffekt ist, dass er außerdem die Konzentration sowie das Lern- und Merkvermögen steigert.

Gegenanzeigen – und was es sonst noch zu beachten gibt

Bei Unterdosierung kann es zu paradoxen Reaktionen, das heißt zu vermehrter Unruhe kommen. Gegenanzeigen, Nebenwirkungen und Wechselwirkungen mit anderen Medikamenten sind keine bekannt.

BALDRIAN UND HOPFEN – EINSCHLAFEN GESICHERT!

Bei Schlafstörungen hat sich eine Kombination mit Hopfen sehr bewährt, da Hopfen an Melatonin-Rezeptoren andockt. Melatonin wird bei Dunkelheit in der Zirbeldrüse unseres Gehirns gebildet und macht nicht nur müde, sondern regelt den Schlaf-Wach-Rhythmus. In Apotheken und Drogerien bekommt man seit einigen Jahren frei verkäufliche Melatonintabletten oder -sprays zur Einschlafhilfe, die synthetisch hergestellt sind. Hopfen enthält natürliche Wirkstoffe, die melatoninähnlich aufgebaut sind und ebenfalls müde machen. Während Baldrian 2–3 Wochen braucht, um seine volle Wirkung zu entfalten, wirkt Hopfen sofort. In Apotheke und Drogerie gibt es zahlreiche Kombinationspräparate, zum Beispiel Alluna Beruhigungsdragees Baldrian und Hopfen oder Baldrian Dispert Nacht.

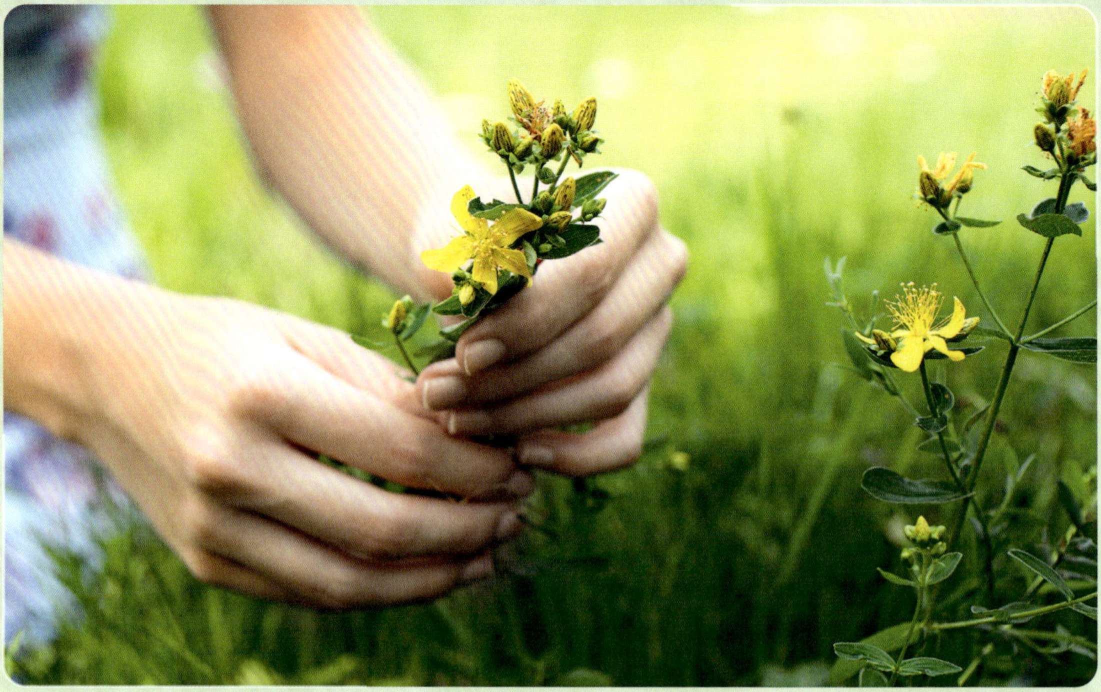

HORMONE UND BOTENSTOFFE – DIE POSTBOTEN UNSERES KÖRPERS

Damit innerhalb unseres Körpers Informationen fließen können, gibt es ein ausgeklügeltes Informationssystem, eine Art Informationsministerium mit verschiedenen hierarchischen Ebenen. Die oberste Instanz, sozusagen der Informationsminister, ist der im Zwischenhirn liegende Hypothalamus. Diese Schaltzentrale ist eng vernetzt mit der etwas unterhalb sitzenden „Staatssekretärin" Hypophyse, sie stehen in ständigem Austausch. Die Hypophyse regt die Produktion von Hormonen an, die über die Blutbahn an Hormondrüsen wie Schilddrüse, Eierstöcke, Hoden, Nebenniere und Bauchspeicheldrüse gesendet werden. Die Hormone können mit fleißigen Beamten verglichen werden. Sie geben ständig Rückmeldung an die Staatssekretärin, welche Mengen an weiteren Hormonen benötigt werden und senden ihrerseits Hormone über die Blutbahn an die Adressaten, die Zielzellen. Dort docken sie an bestimmte „Briefkästen", den Rezeptoren, an und lösen eine Reaktion aus. So wird beispielsweise die Information des Ministers (Hypothalamus) über die Staatssekretärin (Hypophyse) an die ausführenden Beamten (Hormone) gesendet, nach einer kohlehydratreichen Mahlzeit Insulin zu bilden, um den Blutzuckerspiegel zu senken. Die insulinbildenden Zellen, loyale Angestellte, verrichten ihre Arbeit ohne zu murren, bilden Insulin und schicken es über die Blutbahn an Fett- und andere Zellen. Diese nehmen daraufhin Zucker aus dem Blut auf und der Blutzuckerspiegel wird gesenkt.

Nun braucht es seine Zeit, bis die Wirkung einsetzt, je nach Hormondrüse dauert es mal länger und mal kürzer von der Arbeits-

Das zentrale Nervensystem steuert die willkürlichen Handlungen wie das Pflücken, das vegetative hält dabei unser Gleichgewicht.

anweisung des Ministers bis zur Ausführung durch die Angestellten. Am Beispiel des Menstruationszyklus ist das gut nachzuvollziehen, hier dauert es im Schnitt 4 Wochen bis der Östrogenspiegel im Blut so hoch ist, dass ein Eisprung ausgelöst wird. Es braucht also zusätzlich ein System, das eng mit dem Ministerium verknüpft ist, aber spezielle Aufgaben schnell und unbürokratisch erledigt, eine Art Taskforce. Und hier kommen die Botenstoffe ins Spiel. Die Grenze zwischen ihnen und den Hormonen ist schwer zu ziehen und letztlich nicht wichtig. Die Bildung von Botenstoffen unterliegt ebenfalls dem Team Hypothalamus-Hypophyse und wird durch Hormone beeinflusst.

Botenstoffe steuern Vorgänge im Nervensystem. Um das zu verstehen, lohnt es sich, dieses etwas differenzierter zu betrachten. Es gibt zwei wesentliche Unterteilungen des menschlichen Nervensystems:

- Zum einen unterteilt man das Nervensystem in das **zentrale Nervensystem** (ZNS) und das **periphere Nervensystem** (PNS).
- Zum anderen unterteilt man das Nervensystem anhand der bewussten Beeinflussbarkeit in ein **willkürliches** (somatisches, animalisches) und ein **vegetatives** (autonomes) Nervensystem.

Zentrales und peripheres Nervensystem

Das zentrale Nervensystem (ZNS) umfasst das Gehirn und das Rückenmark. Das periphere Nervensystem macht den Rest des Nervensystems aus, das heißt alle Fasern, die telefonnetzartig den gesamten Körper durchziehen. Es stellt die Verbindung des ZNS mit der Umwelt dar: Es leitet Informationen aus dem Körper und von den Sinnesorganen an das ZNS weiter und empfängt von diesem wiederum Informationen über die Steuerung von Körperfunktionen und Bewegungen.

Willkürliches und vegetatives Nervensystem

Während das willkürliche Nervensystem alle dem Bewusstsein und dem Willen unterworfenen Vorgänge (insbesondere Bewegungen) steuert, ist das vegetative Nervensystem der direkten willentlichen Kontrolle weitgehend entzogen. Es steuert vor allem die Funktion der inneren Organe wie Atmung, Herzschlag und Verdauung. Die Steuerung und die Informationsweiterleitung innerhalb des vegetativen Nerven-

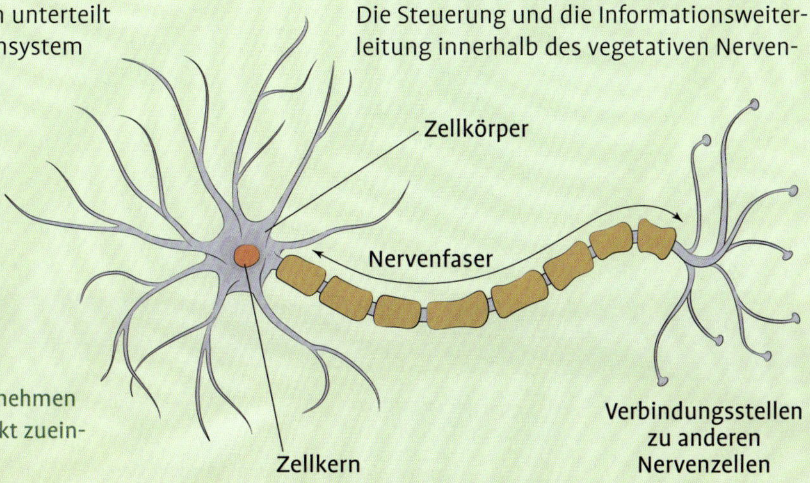

Über Nervenfasern nehmen Nervenzellen Kontakt zueinander auf.

systems erfolgt über Nervenfasern durch die Botenstoffe, deren Bildung vom Informationsministerium mithilfe von Hormonen gesteuert werden. Botenstoffe werden in den Nervenzellen gebildet und je nach Bedarf aus kleinen Spezialbehältern, den Vesikeln, in den synaptischen Spalt abgegeben. Das ist der Spalt zwischen zwei Nervenzellen (Neuronen). In der Membran der Nervenzellen sitzen spezialisierte Rezeptoren, die auf die Botenstoffe reagieren, für die sie gemacht sind. Rund 100 Milliarden Nervenzellen kommunizieren in einem wahren Feuerwerk aus elektrochemischen Impulsen (Reizen) und Signalen untereinander und tauschen so Informationen aus. Erreichen die eingehenden Signale über die Aktivierung der Rezeptoren einen bestimmten elektrischen Schwellenwert, wird die Nervenzelle aktiv und sendet über ihre Nervenfaser (Axon) ein Signal an eine andere Zelle. Botenstoffe können anregend oder hemmend wirken. Die für unser seelisches Befinden wichtigsten Botenstoffe sind Acetylcholin, Adenosin und Melatonin, Dopamin, Gamma-Aminobuttersäure und Serotonin.

Acetylcholin

Acetylcholin ist der Alleskönner unter den Botenstoffen mit zahlreichen Aufgaben. Acetylcholin ist ein Botenstoff, der für Aufmerksamkeit, Lernvorgänge und Gedächtnisleistung wichtig ist.

Adenosin und Melatonin, gemeinsam für einen guten Schlaf

In unserem Organismus ist unter anderem der körpereigene Stoff Adenosin ein Müdemacher. Adenosin spielt im zellulären Energiehaushalt eine wichtige Rolle: Zellen verbrauchen Energie, dabei entsteht Adenosin. Daher entsteht tagsüber viel Adenosin, das sich im Körper anhäuft. Dies ist ein Signal für unseren Körper, müde zu werden. Beim nächtlichen Schlafen wiederum wird Adenosin abgebaut und der Schlafdruck sinkt im Laufe der Nacht immer weiter ab, sodass der Kreislauf am Folgetag von Neuem beginnt. Eine schlaffördernde Wirkung hat auch Melatonin, das im Gehirn freigesetzt wird. Die Melatonin-Ausschüttung hängt von den Lichtverhältnissen ab: Wird es dunkler, wird vermehrt Melatonin freigesetzt und wir werden müde.

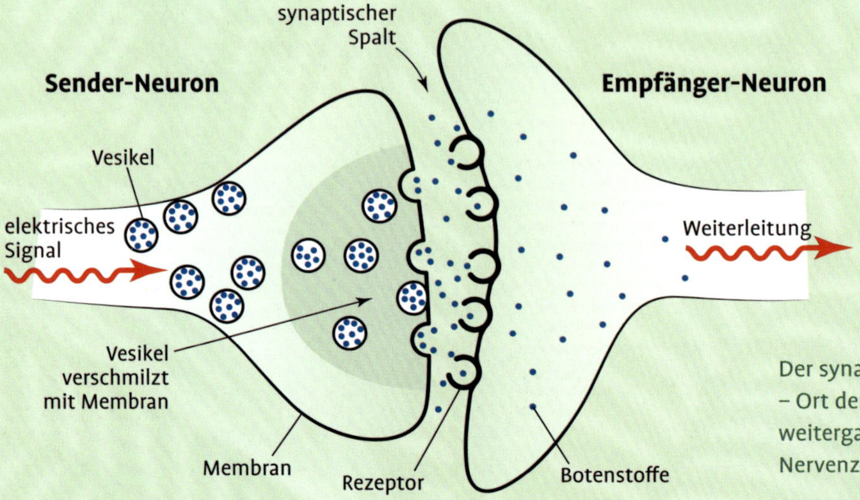

Der synaptische Spalt – Ort der Informationsweitergabe zwischen Nervenzellen.

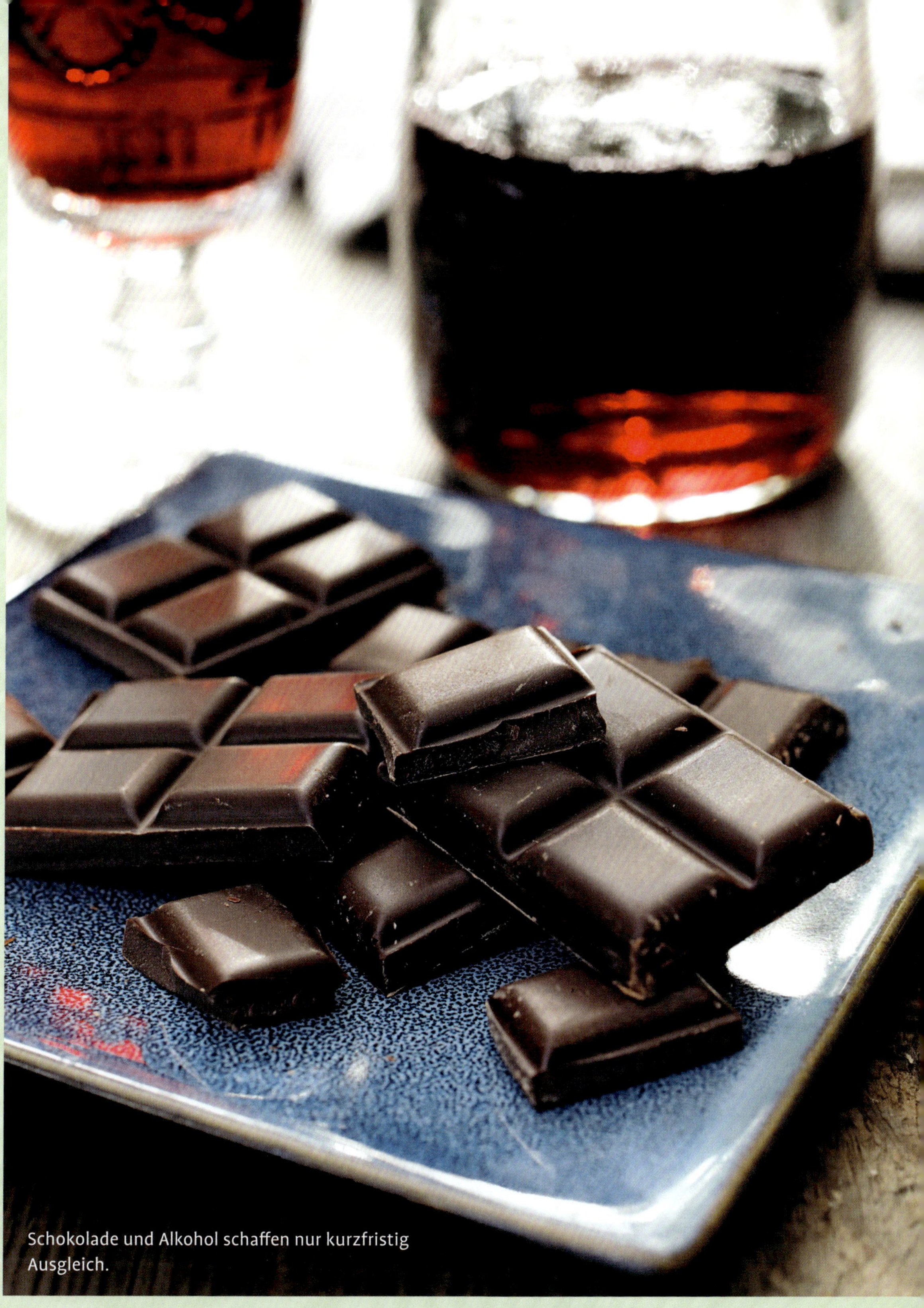

Schokolade und Alkohol schaffen nur kurzfristig Ausgleich.

Dopamin

Sicher haben Sie schon einmal vom Belohnungszentrum in unserem Gehirn gehört. Das gibt es wirklich, es sitzt im Vorderhirn, genauer gesagt im Nucleus accumbens. Es wird auch als Lustzentrum bezeichnet. Dort gibt es eine besonders hohe Dichte von Nervenzellen mit Dopamin-Rezeptoren. Wenn diese durch den Botenstoff Dopamin stimuliert werden, werden Erregungspotenziale an andere Gehirnstrukturen gesendet, die Zufriedenheit und Freude auslösen. Zusammen mit Serotonin gehört Dopamin zu den „Wohlfühlbotenstoffen". Dopamin ist für Wohlgefühle verantwortlich, wie sie beim Sex, einem guten Essen, nach einer langen Wanderung oder einer anstrengenden Klettertour entstehen. Es kann anregend bis zur Euphorie wirken. Zigaretten, Alkohol, Cannabis, Kokain und andere Drogen verstärken die Wirkung von Dopamin, und zwar um ein Vielfaches mehr als ein gutes Essen. Man ist wacher, empfindsamer und nimmt mehr Sinnesreize wahr. Schlimmstenfalls kann daraus eine Suchterkrankung entstehen, denn das Gehirn verlangt immer mehr Dopamin.

Der Botenstoff hat jedoch auch noch andere Aufgaben: Er steuert Koordination, Motorik, geistige Leistungsfähigkeit und Motivation.

GABA – Gamma-Aminobuttersäure

GABA ist der wichtigste hemmende Botenstoff in unserem Gehirn. Wenn er an eine Nervenzelle bindet, dann kann diese vorübergehend keine Impulse weiterleiten oder empfangen. Neben Glutamat ist GABA der am häufigsten vorkommende Botenstoff und wird in der Bauchspeicheldrüse und im Gehirn gebildet. Da er die Freisetzung anregender Botenstoffe hemmt, wirkt er beruhigend, schlaffördernd, angstlösend und schmerzlindernd. Außerdem wirkt er stabilisierend auf den Blutdruck. Außer der entspannenden Wirkung regt GABA den Muskelaufbau und die Bildung von Wachstumshormonen an.

Serotonin

Serotonin ist die Stimmungskanone unter unseren Botenstoffen und wird gerne als Glückshormon bezeichnet. Und ja, es ist sowohl Botenstoff als auch Hormon. Serotonin kann an verschiedene Rezeptoren auf der Oberfläche verschiedener Zellen im Körper binden. Serotonin-Rezeptoren finden sich nicht nur im Nervensystem, sondern auch in hoher Zahl im Magen-Darm-Trakt, im Herz-Kreislauf-System und im Blut. Jeder Serotonin-Rezeptor führt zu einer anderen Reaktion im Körper, so steuert das Serotonin viele unterschiedliche Prozesse. 95 % des Gesamtserotonins werden im Darm gebildet, während der Rest im Gehirn entsteht. Untersuchungen haben gezeigt, dass ein intaktes Mikrobiom eine wichtige Rolle bei der Bildung von Serotonin spielt. Aus Serotonin bildet der Körper wiederum das Schlafhormon Melatonin. Ein erniedrigter Serotoninspiegel hat somit auch Auswirkungen auf unser Schlafverhalten. Auch die Synthese von GABA wird durch Serotonin angeregt, bei einem Mangel kann es daher auch zu einem Mangel an GABA kommen.

Im zentralen Nervensystem ist das Serotonin folglich ein wichtiger Botenstoff, der unterschiedlichste Prozesse beeinflusst. Den Titel Glückshormon trägt es zu Recht, denn es hemmt den Bereich im Großhirn, der negative Emotionen verursacht. Gemeinsam mit dem Botenstoff Dopamin vertreibt es negative Gefühle wie Angst, Trauer und Depressivität. Serotonin wirkt außerdem beruhigend, dämpft Impulsivität und Aggressionen, ist an der körpereigenen Schmerzhemmung beteiligt, beeinflusst den Appetit und den Schlaf-Wach-Rhythmus.

PASSIONSBLUME

Die Flora magica, wie sie früher genannt wurde, fesselt jeden Betrachter mit ihrem extravaganten Aussehen. Der Name ist von Missionaren in Südamerika geprägt worden, die in den Blüten die Werkzeuge der Kreuzigung Jesu erkannt haben wollten. So verglich im Jahr 1632 der Jesuitenpater Giovanni Baptista Ferrari diese Blume in seiner Schrift De florum cultura mit den Marterwerkzeugen Christi. Nach diesem stellen die drei Narben die Nägel dar, der Fadenkranz die Dornenkrone, der gestielte Fruchtknoten den Kelch, die fünf Staubbeutel die Wundmale, die Laubblätter die Lanze, die Ranken die Geißeln und die weiße Farbe die Unschuld des Erlösers. So ist der erste Teil ihres botanischen Namens *Passiflora incarnata* zu erklären: Aus christlicher Sicht verkörpert sie das Leiden Christi – *passio*. Die „Fleischgewordene" oder „Fleischfarbene" ist die Übersetzung für den Artnamen *incarnata*.

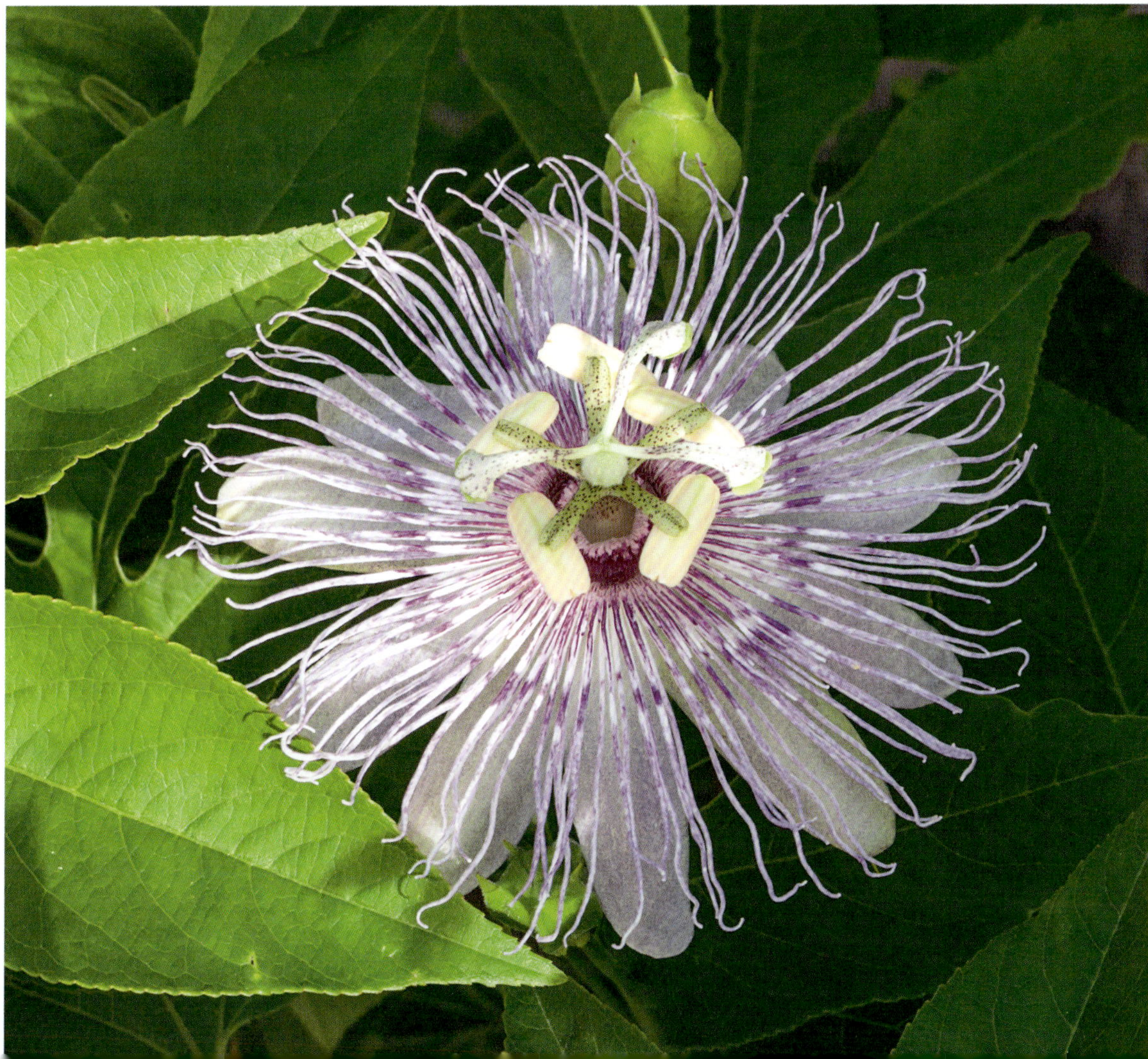

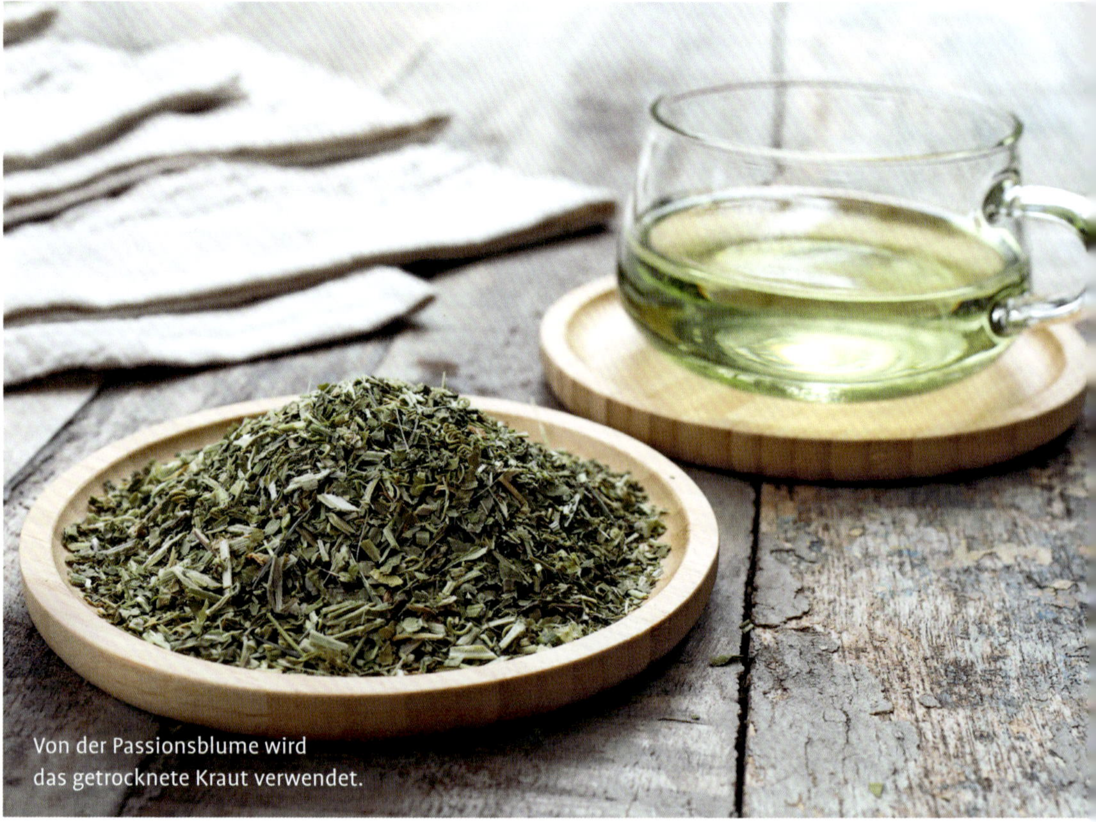

Von der Passionsblume wird das getrocknete Kraut verwendet.

Ursprünglich heimisch ist die Passionsblume im südöstlichen Teil Nordamerikas, wo sie an Straßenrändern, Böschungen und Hecken zu finden ist. Sie bevorzugt sandige bis steinige und eher trockene sonnige Standorte. Zur Familie der Passionsblumen (Passifloraceae) gehören mehr als 500 Arten. Nur wenige sind winterhart – die fleischfarbene Passionsblume gehört dazu, sie kann Temperaturen bis -15 °C standhalten.
Sicher kennen Sie diese zwei anderen Mitglieder der Pflanzenfamilie: die Purpurgranadilla mit ihrer Frucht, die wir als Passionsfrucht in gut sortierten Lebensmittelgeschäften finden, und die Gelbe Granadilla mit ihrer Frucht Maracuja. Die Passionsfrucht hat eine violette Schale, die Maracuja eine gelbe. Beide schmecken köstlich. Auch die Früchte der *Passiflora incarnata* wurden von den nordamerikanischen Indigenen als Obst oder zur Bereitung von Sirup verwendet.
2011 wählte der „Studienkreis Entwicklungsgeschichte der Arzneipflanzen" an der Universität Würzburg die Passionsblume zur Arzneipflanze des Jahres. In der Begründung erklärten die Mitglieder, dass damit eine der schönsten Pflanzen gewürdigt werden soll, die in Europa erst nach einer langen Geschichte zur Arzneipflanze wurde und ein einmaliges Wirkungsprofil besitzt. Arzneilich verwendet wird das Kraut, Passiflorae herba.

Wie wirkt sie?

Mönche und Ärzte, die mit den Eroberern nach Amerika kamen, beobachteten, wie die Ureinwohner die Pflanze einsetzten und hielten dies fest. So hinterließ der spanische Arzt Francisco Hernández (1517–1587) umfangreiche Notizen von seiner Amerikareise und berichtete, sie helfe gegen Schlaflosigkeit, wirke schmerzstillend, rege den Appetit an und fördere die Harnausscheidung, außerdem sei sie ein hervorragendes Mittel gegen Gifte und wirke gegen Melancholie. Im 19. Jahrhundert beschäftigten sich Ärzte und Homöopathen mit der Pflanze und sie wurde zu einer bedeutenden Heilpflanze in den Vereinigten Staaten. Die Einsatzgebiete waren Nervosität, Einschlafstörungen, Schlaflosigkeit und Krämpfe. Über die Homöopathie gelangte die Passionsblume schließlich nach Mitteleuropa und hat hier ihren festen Platz unter den Arzneipflanzen.

Ähnlich wie Baldrian reagieren Wirkstoffe der Passionsblume mit GABA-Rezeptoren, die eine wichtige Rolle bei Ängsten spielen. Der Botenstoff GABA wirkt zusätzlich stabilisierend auf den Blutdruck und schmerzlindernd. In der Pflanzenheilkunde gibt es stärker wirkende Heilpflanzen, die Schmerzen lindern oder auf den Blutdruck wirken. Die Passionsblume passt aber immer dann, wenn der Blutdruck durch innere Spannungszustände erhöht ist oder begleitend bei chronischen Schmerzen. Als Hauptwirkstoffe wurden Flavonoide, vor allem Vitexin identifiziert.

Folgende Wirkungen sind belegt:

- angstlösend
- mild beruhigend
- schlaffördernd
- krampflösend
- mild blutdrucksenkend

Wie einnehmen?

Die Passionsblume braucht, wie auch der Baldrian, etwa 2–3 Wochen, bis sie vollständig zur Wirkung kommt, und wird längerfristig, das heißt über 2–3 Monate eingenommen.

TEEZUBEREITUNG 1 TL Passionsblumenkraut mit 150 ml kochendem Wasser überbrühen, 10 Minuten ziehen lassen. 2–3 Tassen täglich trinken.

AUSGEWÄHLTE PRÄPARATE IN APOTHEKE UND DROGERIE Ceres Passiflora incarnata Urtinktur, Hoggar balance, Kytta-Sedativum für den Tag, Pascoflair 425 mg, Passiflora Curarina

Zusätzliche Anwendungsgebiete

In Abgrenzung zum Baldrian, der sehr ähnlich wirkt, kann hier noch eine dämpfende Wirkung auf Unruhezustände, die mit starkem Bewegungsdrang einhergehen, genannt werden. Das macht die Passionsblume auch zu einer interessanten Heilpflanze im Zusammenhang mit ADHS (Aufmerksamkeits-Defizit-Hyperaktivitäts-Störung) bei Kindern. *Passiflora* hilft zudem, Entzugssymptome bei der Suchtentwöhnung zu lindern, und mildert nervöse Herzbeschwerden.

Gegenanzeigen – und was es sonst noch zu beachten gibt

Gegenanzeigen, Nebenwirkungen und Wechselwirkungen mit anderen Medikamenten sind nicht bekannt.

LAVENDEL

Die Gattung Lavendel zählt 26 verschiedene Arten. Der Echte Lavendel (*Lavandula angustifolia*, Syn. *L. officinalis*) gedeiht in 800–2000 m Höhe. Seine ursprüngliche Heimat liegt im Mittelmeergebiet, vor allem in der Haute-Provence und Spanien. Er ist eine mehrjährige, immergrüne Pflanze, der Strauch wird 40–70 cm hoch und verholzt im unteren Bereich. Die graugrünen kleinen Blättchen sind lanzettförmig und besitzen eine weißfilzige Behaarung. Lavendel gehört botanisch zur Familie der Lippenblütler (Lamiaceae). Blütezeit ist der Juli, die bauvioletten, stark duftenden Blüten sitzen ährenförmig auf langen Stängeln.

Lavendel spielt in der Volksmedizin der Mittelmeerländer eine wichtige Rolle und hat sich bei allen nervösen Störungen bewährt. Als Heilpflanze wird der Echte

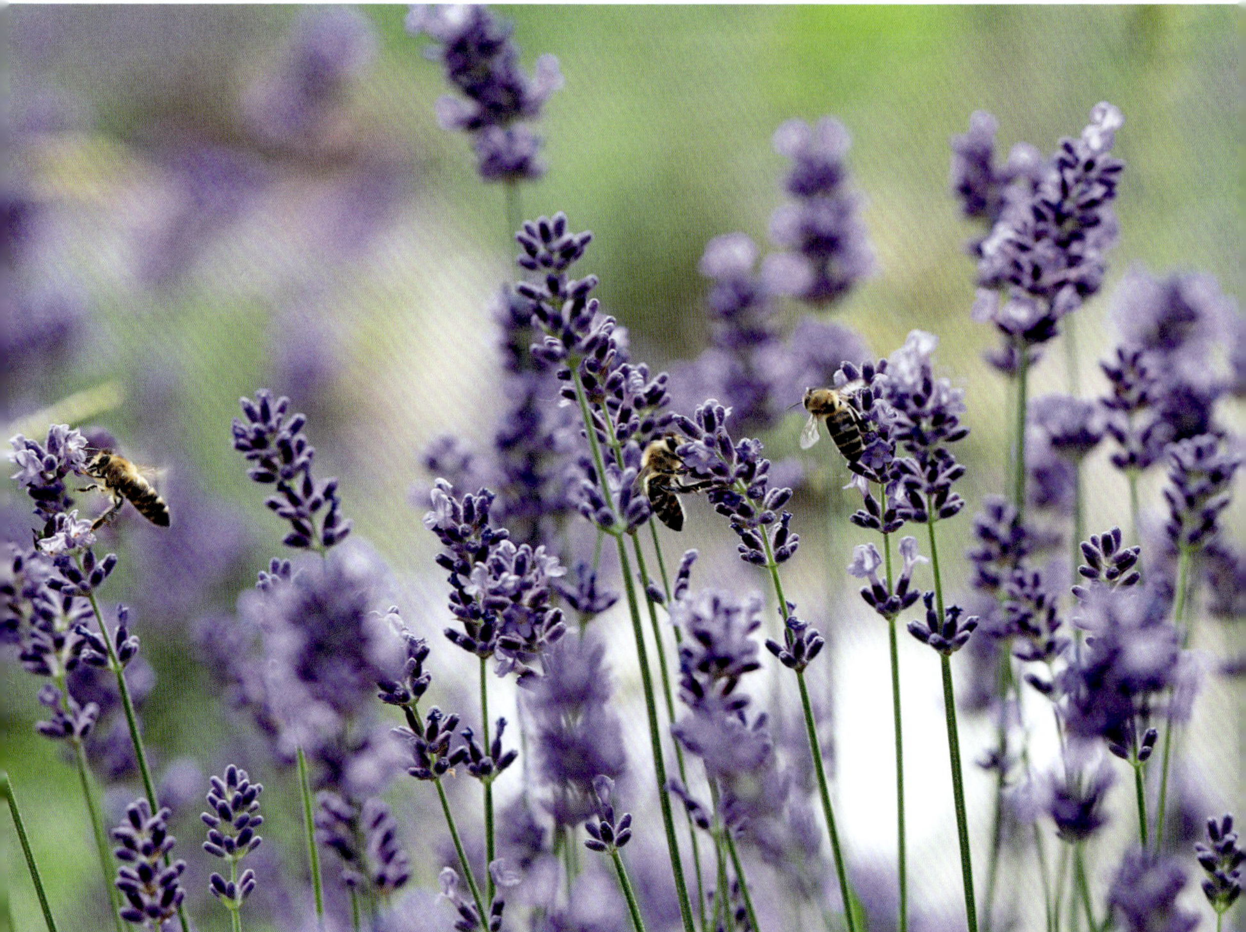

Lavendel erstmals bei der Äbtissin Hildegard von Bingen (1098–1179) erwähnt, die ihn „lavandula“ nennt. Der Arzt und Chemiker Paracelsus (1493–1541) verwendete ihn zusammen mit anderen stark duftenden Kräutern wie Rosmarin und Salbei als Räucherwerk. Er lobte die Lavendelblüten außerdem als bewährtes Nervinum, also nervenstärkendes Mittel. Ungefähr zur gleichen Zeit entdeckte man, dass Lavendelpflücker von der Tuberkulose verschont wurden. Hieronimus Bock erwähnt ihn in seinem Kreutterbuch von 1565 als Diuretikum, Emmenagogum (die Monatsblutung anregend), herzberuhigendes und blähungstreibendes Mittel, äußerlich gegen Zahnweh und Mundfäule, Kopfschmerz, Schwindel und Gliederlähmung. Im 16. und 17. Jahrhundert wurde Lavendel als wirkungsvoller Schutz vor Pest und Cholera gepriesen. Aus dieser Zeit stammt auch der „Vier-Diebe-Essig“, eine lavendelhaltige Essenz, mit der sich Diebe einrieben und Tücher tränkten, die sie sich vor die Nase hielten, bevor sie Häuser von Pestopfern betraten und ausraubten – und nicht erkrankten.
Arzneilich verwendet werden die Blüten, Lavandulae flos.

Wie wirkt er?

An dieser Stelle möchte ich auf seine beruhigende Wirkung eingehen. Ähnlich wie Baldrian verkürzt Lavendel die Zeit bis zum Einschlafen und bewirkt eine Zunahme der Schlafdauer. Das macht man sich in den Ländern, in denen er heimisch ist, zunutze: Lavendelsträußchen werden in die Wiege gehängt, wenn das Baby nicht einschlafen kann, oder Lavendelkissen ins Bettchen gelegt. Mit der Passionsblume hat er gemeinsam, dass er auch dämpfend auf nervösen Bewegungsdrang wirkt.

Folgende Wirkungen sind belegt:

- beruhigend
- angstlösend
- konzentrations- und leistungsfördernd
- krampflösend
- Schlaf: Verkürzung der Einschlafzeit, Verlängerung der Schlafdauer
- blähungswidrig
- verdauungsfördernd

Wie einnehmen?

Lavendelblüten schmecken als Tee etwas seifig, daher werden sie bevorzugt in Teemischungen verwendet. Hier ist eine wohlschmeckende, beruhigende Teemischung, die bereits für Kinder ab 1 Jahr geeignet ist. Den Tee können Sie sich in der Apotheke auch mischen lassen.

SCHLAFTEE

30 g Passionsblumenkraut
20 g Lavendelblüten
20 g Kamillenblüten
20 g Orangenblüten
10 g Melissenblätter

1 TL der Mischung mit 1 Tasse kochendem Wasser übergießen und 7 Minuten bedeckt ziehen lassen. Abgießen und bei Nervosität 3 Tassen über den Tag verteilt trinken. Zur Förderung des Einschlafens 2 Tassen vor dem Schlafengehen trinken. Der Tee darf gerne mit Honig gesüßt werden.

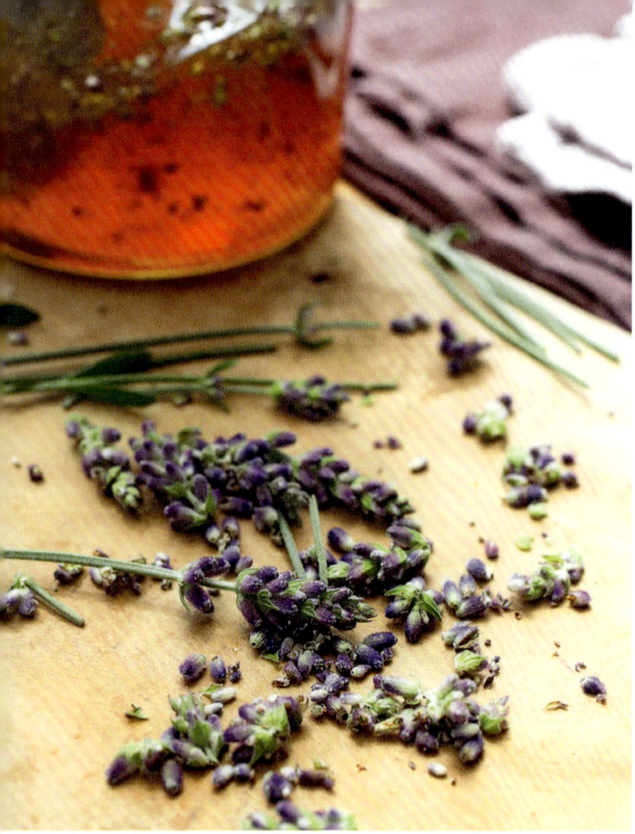

Lavendel-Oxymel

LAVENDEL-OXYMEL
150 g Blütenhonig
50 g Apfelessig
20 g sehr klein geschnittene Lavendelblüten (alternativ 25 g frische Blüten)

Alles mischen und gut verrühren. 1 Woche bei Raumtemperatur stehen lassen, dabei täglich schütteln. Dann durch ein Sieb geben und abends zur beruhigenden Einstimmung auf den Schlaf 1 EL, mit Wasser verdünnt, einnehmen. Etwa 6–12 Monate haltbar.

Gegenanzeigen – und was es sonst noch zu beachten gibt

Gegenanzeigen, Nebenwirkungen und Wechselwirkungen mit anderen Medikamenten sind nicht bekannt.

MELISSE

Die Zitronenmelisse, wie die Melisse wegen ihres zitronigen Geruchs auch genannt wird, fühlt sich pudelwohl in unseren Gärten. Dabei hat sie eine weite Reise hinter sich, denn ursprünglich heimisch ist sie im östlichen Mittelmeerraum und im Orient. Der Duft der Lippenblütlerin zieht Bienen und andere Insekten an, so ist auch der erste Teil ihres botanischen Namens *Melissa officinalis* zu erklären: Das griechische *Melissa* heißt übersetzt „Honigbiene". Der griechische Arzt und Heilpflanzenkundige Pedanios Dioskurides nennt sie „melissophyllon" (Bienenblatt), weil die Pflanze den Bienen angenehm sei. Der zweite Teil ihres botanischen Namens bezeugt, dass sie im Mittelalter bereits im Offizin, dem Verkaufsraum der Apotheken, vorrätig war. Serapion von Alexandria schreibt 200 Jahre vor Christus: „Sie erfreut das Gemüt, macht die Leitungen des Gehirns frei, fördert die Verdauung, stärkt das stockende oder geschwächte Herz, vertreibt alle unangenehmen Einbildungen aus dem Gehirn, in Sonderheit solche, die den Menschen melancholisch machen." Das sagt schon sehr viel über ihre Wirkung aus.
Aufgrund ihrer Heilkraft hat sie es im Mittelalter in die Klöster südlich der Alpen und mit den Mönchen in die Klöster Mitteleuropas geschafft, wo sie bald eine wichtige Rolle spielte und die damaligen Heilkundigen auf sie aufmerksam wurden. Karl der Große ordnete in seiner Landgüterverordnung von 812 den Anbau der Pflanze auf

allen kaiserlichen Hofgütern an und von dort fand sie den Weg in die Gärten der einfachen Bauern. Auch bei den arabischen Ärzten war die Melisse sehr geschätzt. Avicenna (11. Jahrhundert) lobt sie zur Stärkung der Vitalität und Vertreibung der Melancholie.
Arzneilich verwendet werden die Blätter, Melissae folium.

Wie wirkt sie?

Liest man die alten Bücher, dann ist klar: Die Melisse ist eine große Heilpflanze, sie verfügt über ein breites Wirkspektrum. Für die Heilwirkung der Melisse ist vor allem das ätherische Öl, aber auch eine für die Pflanzenfamilie der Lippenblütler typische Verbindung verantwortlich: die Rosmarinsäure.
Es gibt zahlreiche Untersuchungen, die belegen, dass Melissenextrakte mit GABA-Rezeptoren reagieren. Die kennen Sie nun schon von Baldrian und Passionsblume (mehr dazu auf Seite 64). Das hat eine beruhigende und angstlösende Wirkung zur Folge. Außerdem liegen Hinweise auf eine antidepressive Wirkung vor. Interessant ist auch eine Wirkung auf das Gehirn, die schon von Serapion beschrieben und 2003 im Rahmen einer Untersuchung an der Northumbria University bestätigt wurde. Dort wurde wissenschaftlich nachgewiesen, dass die Zitronenmelisse wie ein „Turbo-Boost für Geist und Wohlbefinden" wirkt. Diese Wirkung, die schon im 16. Jahrhundert von John Gerard als „Geistesbeschleuniger" beschrieben wurde, ist möglicherweise darauf zurückzuführen, dass Melisse die Aktivität von Acetylcholin steigert. Acetylcholin ist ein Botenstoff, der für Aufmerksamkeit, Lernvorgänge und Gedächtnisleistung wichtig ist (Seite 62).

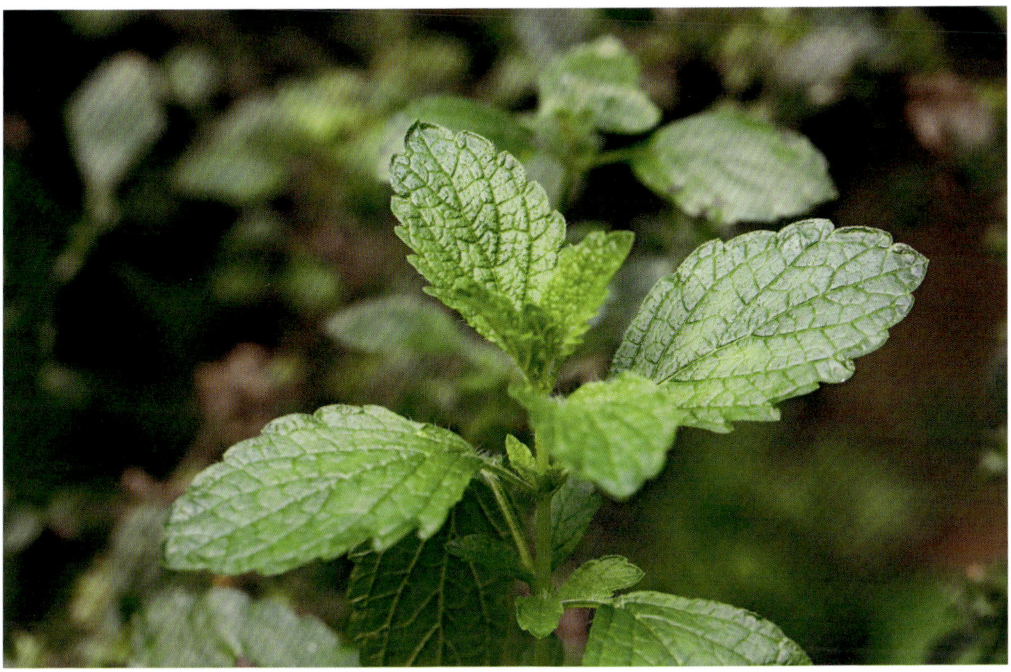

Folgende Wirkungen sind belegt:

- beruhigend
- angstlösend
- leicht antidepressiv
- antioxidativ
- krampflösend
- blähungswidrig
- antibakteriell
- antiviral

Wie einnehmen?

TEEZUBEREITUNG 2 TL zerkleinerte Melissenblätter mit 150 ml kochendem Wasser überbrühen, 7 Minuten bedeckt ziehen lassen. 2–3 Tassen täglich trinken.

AUSGEWÄHLTE PRÄPARATE IN APOTHEKE UND DROGERIE Ceres Melissa Urtinktur, Gastrovegetalin. Melisse wird häufig mit Baldrian (Euvegal 320/160mg, Sedariston Tropfen für die Nacht), mit Baldrian und Hopfen (Sedacur forte, Baldriparan zur Beruhigung), mit Baldrian und Passionsblume (Vivinox Nervenruhe, Valeriana Hevert Beruhigungsdragees) oder mit Baldrian und Johanniskraut (Sedariston Tropfen) kombiniert.

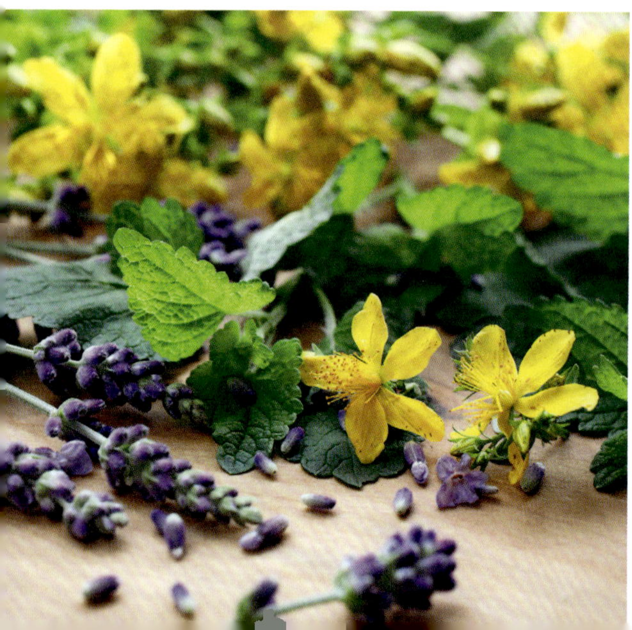

RUHE-TROPFEN

2 EL Lavendelblüten (alternativ 4 EL frische Lavendelblüten)
2 EL Melissenblätter (alternativ 4 EL frische Melissenblätter)
2 EL Kraut vom Johanniskraut (alternativ 4 EL frisches Kraut vom Johanniskraut)
200 ml 50%iger Alkohol

Alle Kräuter zusammen in ein durchsichtiges Glas geben. Wenn Sie frische Kräuter verwenden, schneiden Sie sie gründlich klein. Mit dem Alkohol aufgießen. 3 Wochen an einem hellen Ort (nicht in der direkten Sonne) ausziehen, dabei täglich umschütteln. Dann durch einen Kaffee- oder Teefilter abgießen. Dunkel aufbewahren.
Die Mischung reicht bei einer Dosierung von dreimal täglich 20 Tropfen etwa 6–8 Wochen. 2–3 Jahre haltbar.

Zusätzliche Anwendungsgebiete

Die Huldigungen, die sie in der alten Kräuterliteratur erfährt, machen eins immer wieder deutlich: Melisse ist ein Stärkungsmittel. Ich ergänze: vor allem für ältere Menschen mit leichten Herzproblemen, zunehmender Vergesslichkeit und dünnem Nervenkostüm. Die Wirkung der Melisse auf das Herz und die Verdauung beschreibe ich auf den Seiten 131 und 123. Bei nervösen Herz- und Verdauungsbeschwerden ist sie nicht wegzudenken.

Gegenanzeigen – und was es sonst noch zu beachten gibt

Gegenanzeigen, Nebenwirkungen und Wechselwirkungen mit anderen Medikamenten sind nicht bekannt.

Ruhe-Tropfen mit Melisse, Johanniskraut und Lavendel

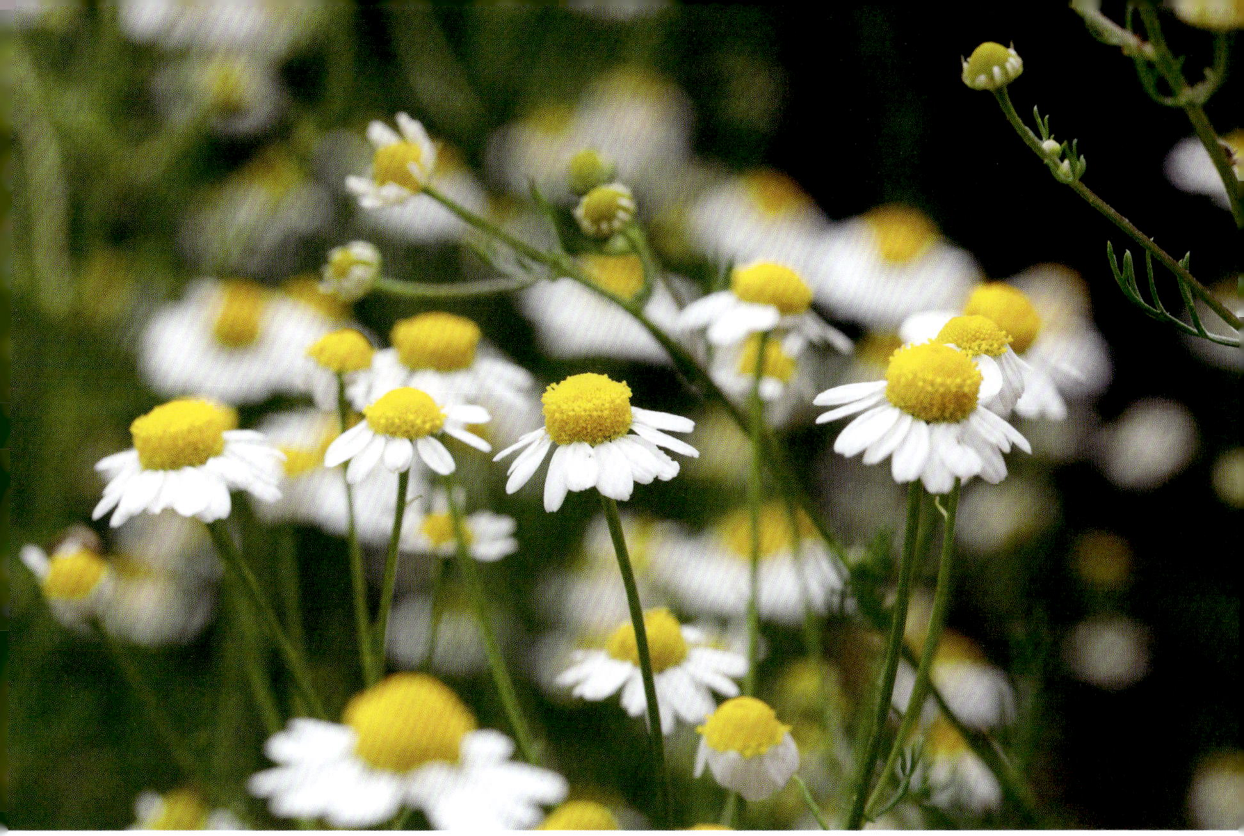

KAMILLE

Die Kamille als Beruhigungspflanze? Wer hätte das gedacht! Doch dem ist so! Die Kamille ist nicht nur eines der besten Schleimhautmittel der Pflanzenheilkunde, sondern ein durch und durch beruhigendes Blümchen. Im Ausland wird sie „German chamomile“ oder „Matricaire allemande“ genannt, das trägt womöglich der Tatsache Rechnung, dass sie so verbunden mit unserer Volksheilkunde ist. *Matricaria recutita* ist der botanische Name. Da steckt *mater*, lateinisch für „Mutter“ drin und tatsächlich wird sie rund um das Thema Geburt eingesetzt: im Wochenbett als Sitzbad, zur Pflege wunder Brustwarzen und wunder Babypos. Viele Eltern kennen jedoch auch die beruhigende Wirkung der Kamille beim Zahnen, wenn auch vielleicht eher aus der Homöopathie. Kamille wirkt beruhigend und angstlösend.

Ihr Verbreitungsgebiet ist enorm: Ursprünglich kommt sie aus Vorderasien, Süd- und Osteuropa, mittlerweile wächst sie fast überall auf der Welt dort, wo das Klima gemäßigt ist. Man findet sie in Kairo und Damaskus genauso auf dem Basar wie in Castrop-Rauxel in der Apotheke.
Arzneilich verwendet werden die Blüten, Matricariae flos.

Wie wirkt sie?

In der Kamille finden sich neben dem ätherischen Öl Flavonoide und Schleimstoffe, die hauptsächlich für die Wirkung verantwortlich sind. Hier soll ihre beruhigende Wirkung im Vordergrund stehen. In einer Studie zeigte sich auch eine Wirkung bei Kindern mit ADHS (Aufmerksamkeits-Defizit-Hyperaktivitäts-Störung).

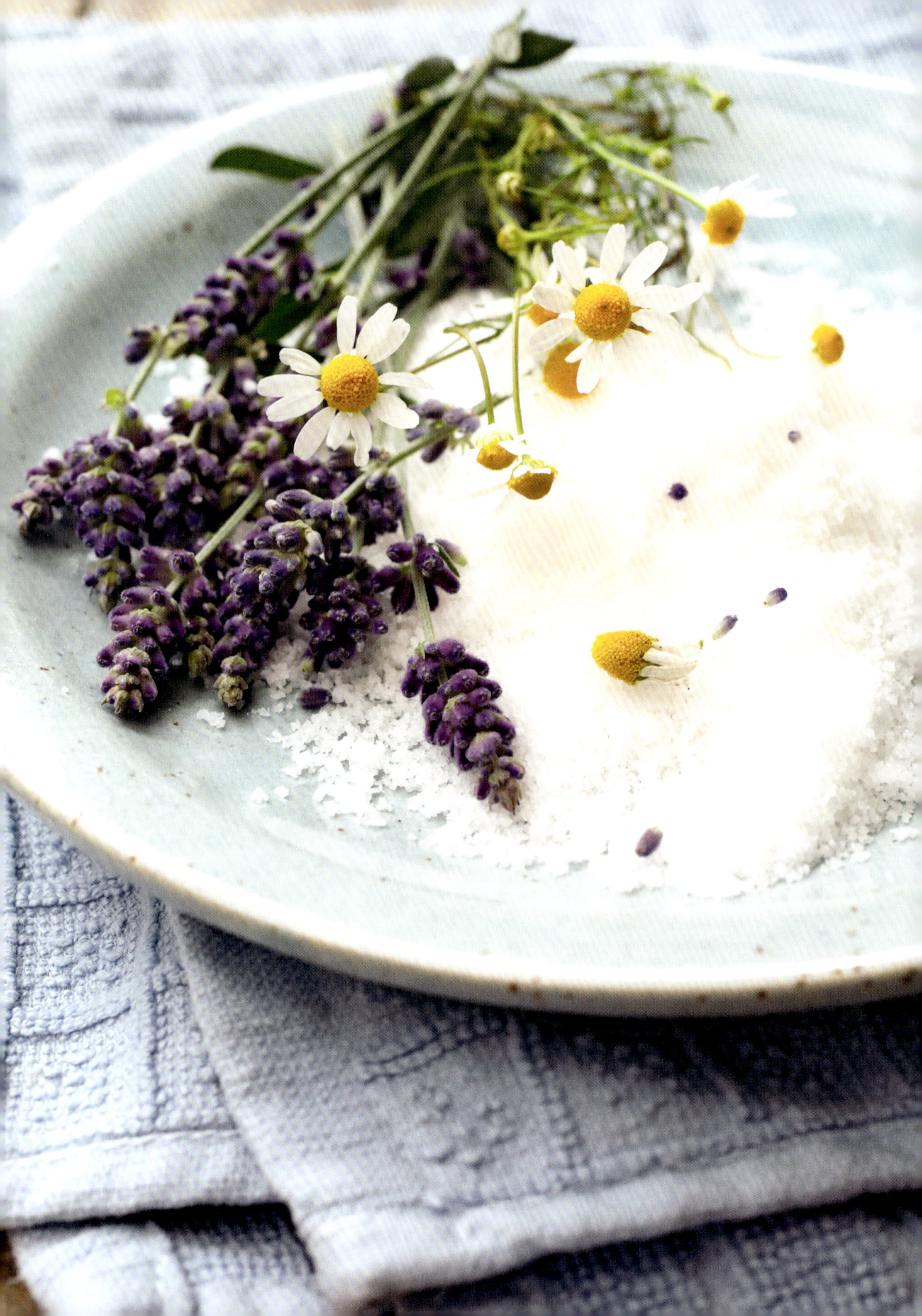

Folgende Wirkungen sind belegt:

- beruhigend
- mild angstlösend
- krampflösend
- blähungswidrig
- antioxidativ
- entzündungshemmend
- antibakteriell

Wie einnehmen?

TEEZUBEREITUNG 2 TL zerkleinerte Kamillenblüten mit 150 ml kochendem Wasser überbrühen, 10 Minuten bedeckt ziehen lassen. 2–3 Tassen täglich trinken.

AUSGEWÄHLTE PRÄPARATE IN APOTHEKE UND DROGERIE Ceres Chamomilla Urtinktur

SCHLAF-GUT-BADESALZ
10 g Kamillenblüten
10 g Lavendelblüten
250 g Salz

Alle Zutaten gut miteinander vermischen. Für ein Vollbad rechnet man 70 g, für ein Fußbad die Hälfte.

Zusätzliche Anwendungsgebiete

Die Anwendungsgebiete der Kamille sind so umfangreich, dass schon der Theologe und Botaniker Hieronymus Bock in seinem 1539 erschienenen New Kreutterbuch über sie Folgendes schrieb: „Dei ganz gemein Chamill, ist der Doctor Recipe eins, dann on dies blum können se nit vil außrichten ... Es ist bei allen menschen kein breuchlicher kraut in der artznei als eben Chamillenblumen, denn sie werden beinah zu allen presten (Gebrechen) gebraucht." Damit ist eigentlich alles gesagt, dennoch will ich einige nennen: Bei Magenschleimhautentzündung ist sie nicht wegzudenken, ebenso zur Beruhigung der Darmschleimhaut bei Durchfällen. Außerdem zum Gurgeln und Spülen bei Entzündungen in Mund und Rachen, als Dampfbad bei Akne, zur Wundheilung und zur Krampflösung bei schmerzhafter Menstruation.

Gegenanzeigen – und was es sonst noch zu beachten gibt

Bei bekannter Korbblütlerallergie nicht einnehmen. Nebenwirkungen und Wechselwirkungen mit anderen Medikamenten sind nicht bekannt.

Schlaf-gut-Badesalz

Konzentrationsstörungen

Wenn wir gestresst sind, können wir uns häufig schlecht konzentrieren. Zwar ist die Aufmerksamkeit dann, wenn die Anforderung hoch ist, da und wir sind leistungsfähig und hochkonzentriert. Oft kann man sich aber im Folgenden doch nicht mehr so richtig erinnern, was genau besprochen wurde. Das ist nicht nur eine Altersvergesslichkeit, auf die wir es gerne schieben, sondern kann möglicherweise auf Stress zurückzuführen sein. Die Konzentrations- und Merkfähigkeit ist zugunsten der kurzfristigen Energiebereitstellung und hohen Aufmerksamkeit eingeschränkt.

Dauerstress hat für das Gehirn nachhaltige Folgen. Bei lang anhaltendem Stress wird es auf Dauer überlastet. Eine Studie der Yale University konnte 2012 zeigen, dass die Gehirnmasse im Hippocampus und präfrontalen Cortex schrumpft und die neuronalen Verästelungen des Gehirns abnehmen. Dadurch verschlechtert sich die Gedächtnisleistung und im schlimmsten Fall kann bei chronischem Stress, besonders in Kombination mit Bluthochdruck, ein Schlaganfall auftreten. Glücklicherweise, so konnten die Wissenschaftler herausfinden, ist dieser Prozess nicht unumkehrbar. Die geschrumpfte graue Materie kann sich wieder aufbauen – oder eben gezielt aufgebaut werden. Eine jüngere Studie, die 2018 an der Harvard Medical School in Boston durchgeführt wurde, zeigte, dass bei Menschen im mittleren Alter, die einen hohen Spiegel des Stresshormons Cortisol aufweisen, das Gehirn kleiner ist und schlechter arbeitet als bei Gesunden. Frauen sind offenbar besonders anfällig. Das Risiko, an Demenz zu erkranken, ist laut dem Neurologen Dr. Justin Echouffo-Tcheugui bei Dauerstress deutlich erhöht. Wie schon erwähnt, ist dieser Vorgang reversibel. Ein Nachlassen des Stresses, Entspannungsübungen, Pausen, Lob (!), Aufenthalt in der Natur und Sport führen zur Bildung von Botenstoffen wie Serotonin, die unsere Nervenzellen schützen, und regen die Neubildung grauer Zellen an. Adaptogene wirken indirekt konzentrationsfördernd, weil sie stressregulierend sind. Hierzu gibt es zahlreiche Studien, besonders zu Rosenwurz, Ginseng und Taigawurzel. Da die Grenzen zwischen Konzentrationsstörung und Erschöpfung schwer zu ziehen ist, gehe ich beim Thema Erschöpfung auf Seite 88 auf die durch Studien belegte Wirkung ein.

BALDRIAN

Baldrian haben wir bereits auf Seite 56 kennengelernt. Gerade wenn Konzentrationsstörungen begleitend zu Unruhe und Nervosität auftreten, bieten sich Passionsblume und Baldrian an. Aus meiner Praxis kann ich die gute Wirkung von Baldrian bei Prüfungsangst und dadurch bedingten Lernblockaden bestätigen. In solchen Fällen beginnt man 2–3 Wochen vor der Prüfung mit der Einnahme von Baldrian, um bereits den Lernprozess zu unterstützen.

MATE

Yerba Mate, wie er vor allem in Argentinien, Paraguay und Uruguay genannt wird, ist ein immergrüner Strauch der ursprünglich im Urwald des Paranà-Beckens in Südamerika heimisch ist. Mittlerweile wird er in vielen südamerikanischen Ländern angebaut.

Die Blätter des *Ilex paraguariensis*, so sein botanischer Name, werden zerkleinert als Aufguss getrunken. Bekannt ist Mate für seine anregende Wirkung, die nicht aufputscht. Traditionell wird er aus einem aufgeschnittenen und getrockneten Flaschenkürbis getrunken, einer Kalebasse, die häufig verziert wird. Sie ist auch der Namensgeber für das Getränk, das Wort stammt vom Quechua-Wort *mati* ab. Zum Trinkritual gehört nicht nur das spezielle Trinkgefäß, sondern auch eine Bombilla, ein Metalltrinkrohr mit Sieb. Sollten Sie sich für Ihren Mate-Genuss ein solches zulegen wollen, werden Sie in Weltläden fündig. Mate gibt es in zwei Arten: fermentiert oder geröstet: Fermentierter Mate schmeckt mild aromatisch und leicht erdig, gerösteter Mate kräftiger, leicht rauchig und etwas bitter. Im Handel finden Sie beides in großer Auswahl.

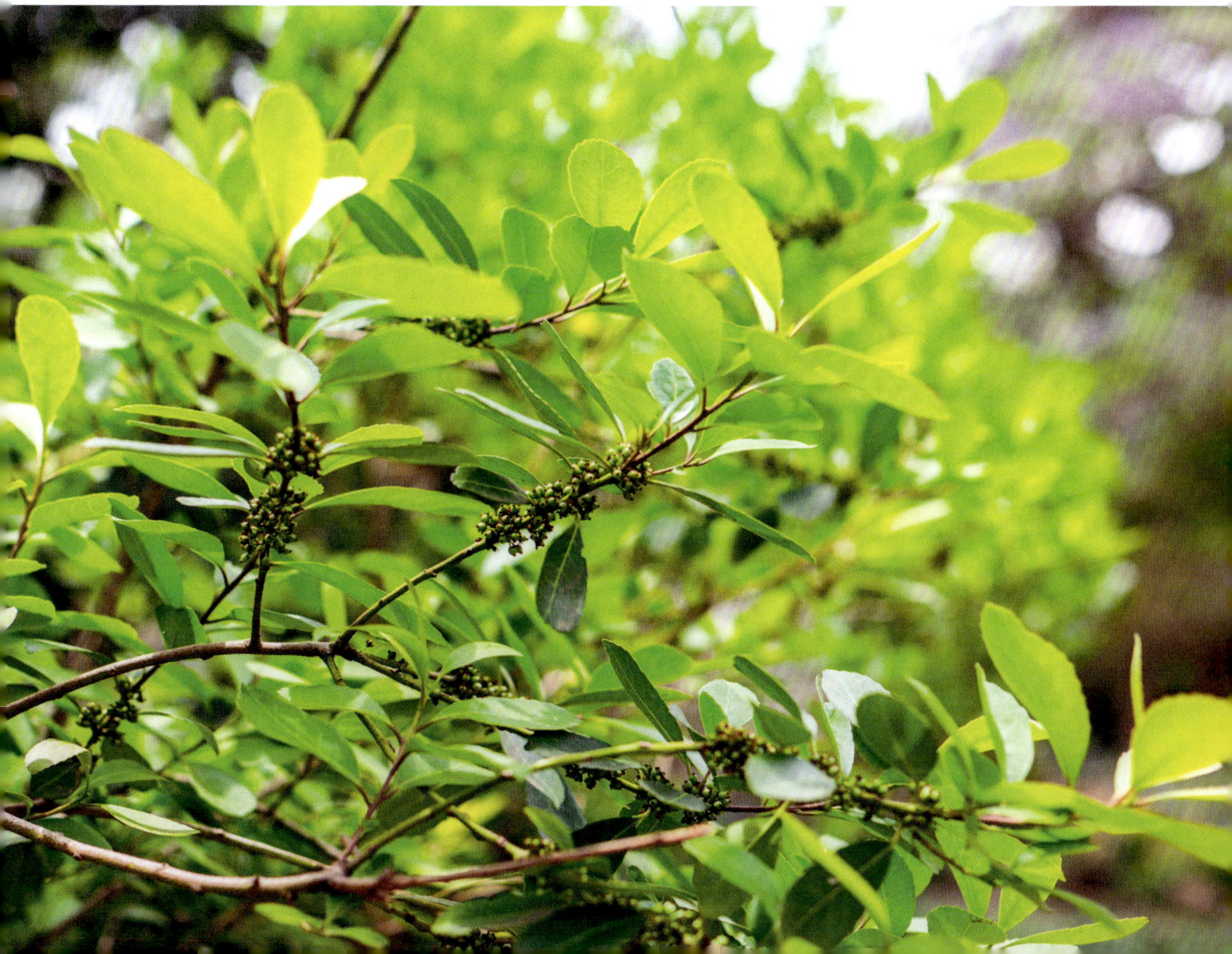

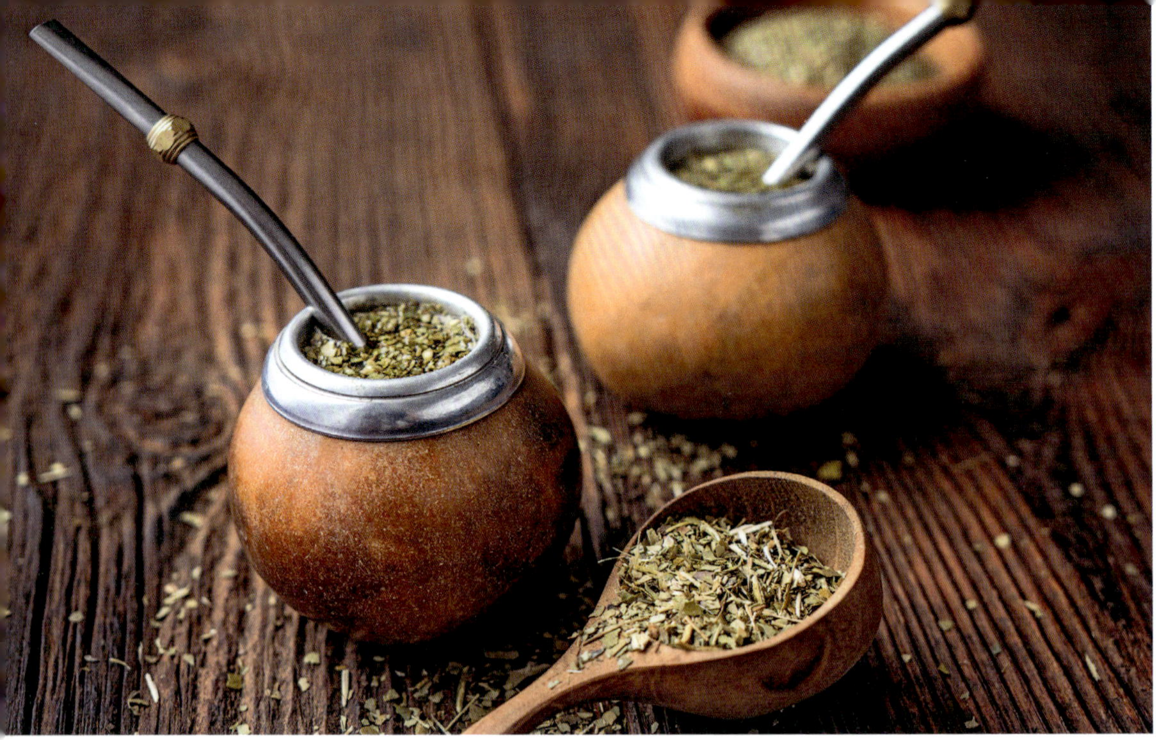

Wie wirkt er

Mate enthält moderate Mengen an Koffein und wirkt deshalb anregend, aber nicht aufputschend. Wissenschaftler sind sich einig, dass das im Mate-Tee enthaltene Koffein besonders mild ist und langsam an den Organismus abgegeben wird. Laut dem Institut für Hygiene und Umwelt in Hamburg ist allerdings der Koffeingehalt nicht ursächlich für die belebende Wirkung des Mate-Tees, sondern ein in den Blättern vorkommender Stoff namens Matein. Dabei handelt es sich um ein spezielles Xanthin, das zur Stoffgruppe der Alkaloide gezählt wird. Auch das Theobromin in der Schokolade und Koffein gehören zu den Xanthinen.
Mate erhöht bei Konzentrationsstörungen die Aufmerksamkeit und Merkfähigkeit.

Folgende Wirkungen sind belegt:

- anregend
- antioxidativ
- harntreibend
- regt den Fettstoffwechsel an, wirkt blutfettsenkend
- herzschützend

Wie einnehmen?

TEEZUBEREITUNG 1 TL zerkleinerte Mateblätter mit 150 ml kochendem, nicht mehr sprudelndem Wasser überbrühen, 7 Minuten ziehen lassen. 2–3 Tassen täglich trinken.
Mate gibt es auch als Limonade: zum Beispiel Club Mate, Thomas Henry Mate Mate, Voelkel fairer Eistee Mate

Zusätzliche Anwendungsgebiete

Mate wird gern begleitend beim Fasten oder zur Gewichtsreduktion eingesetzt, da er die Fettverbrennung anregt und den Appetit reduziert.

Gegenanzeigen – und was es sonst noch zu beachten gibt

Gegenanzeigen, Nebenwirkungen und Wechselwirkungen mit Medikamenten sind bei moderatem Genuss keine bekannt. Die Tagesdosis von 5 g sollte aufgrund des Koffeingehaltes nicht überschritten werden, das entspricht 2 Tassen Mate am Tag.

GRIECHISCHES EISENKRAUT

Wenn Sie schon einmal in Griechenland im Urlaub waren, dann ist er Ihnen sicher begegnet: der Griechische Bergtee oder Griechisches Eisenkraut. In Souvenirshops, Lebensmittelgeschäften und auf Märkten wird der an Salbei erinnernde, aromatisch duftende Tee als Hausmittel angeboten. Das Griechische Eisenkraut (*Sideritis scardica*) ist eine mehrjährige Pflanze, die eine Wuchshöhe von bis zu 50 cm erreichen kann. Sie hat graugrüne filzige Blätter sowie gelbe Blüten, die rispenartig am Stängel sitzen, getrocknet erinnert der Tee ein wenig an Getreideähren. Das buschartige Gewächs ist in den Hochlagen des Mittelmeerraums, vor allem in Nordgriechenland, zu Hause und übersteht selbst raue klimatische Perioden mit Frost und Schnee. Die Gattung *Sideritis* wird von Botanikern mit „Gliedkräutern" übersetzt.

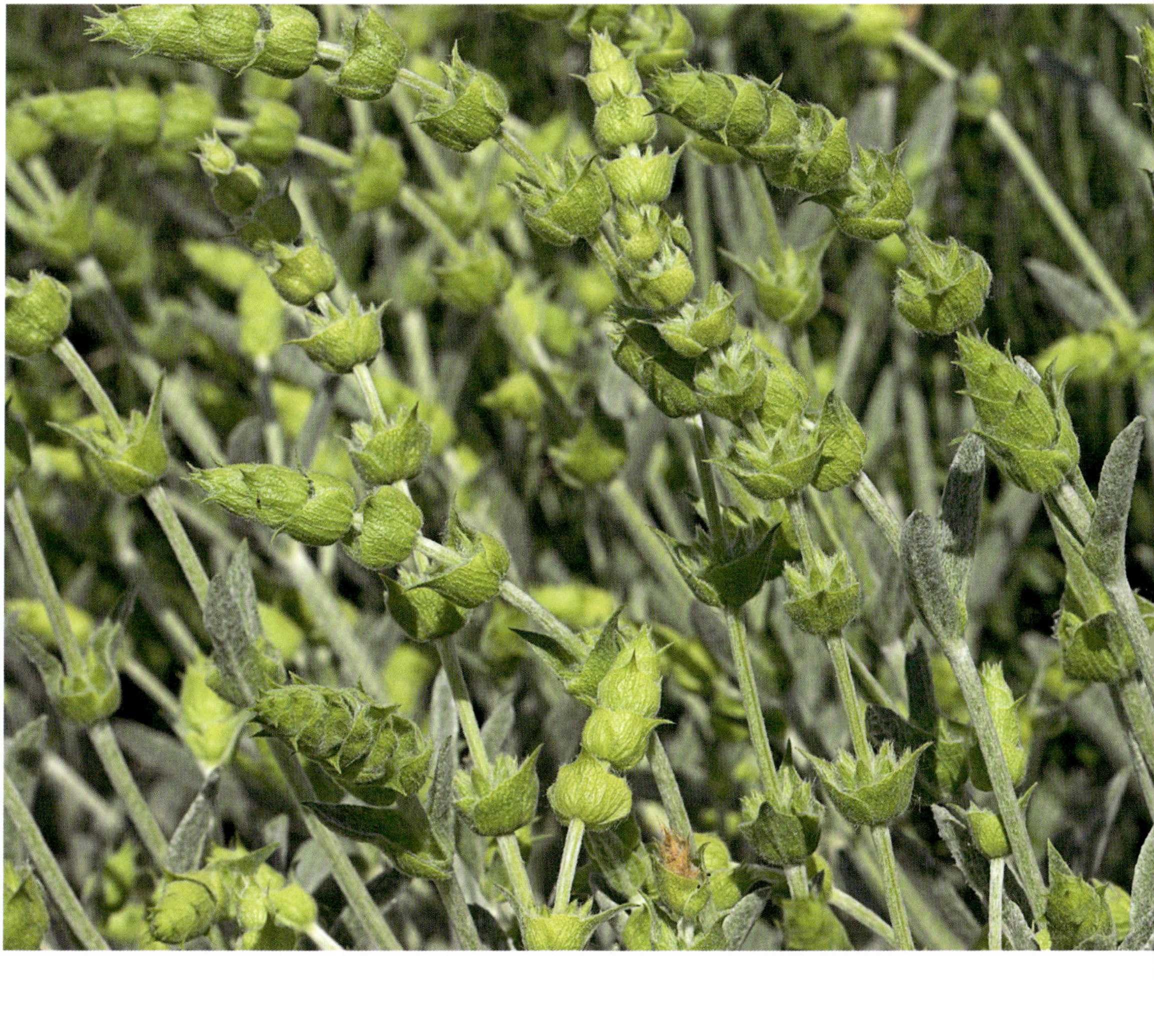

Bei dieser Bezeichnung, wie auch beim botanischen Namen, wird der Bezug zu Eisen (griechisch *Sideros*, „Eisen") und Gliedern hergestellt. Dioskurides empfahl bereits im 1. Jahrhundert verwundeten Soldaten die Verwendung des Eisenkrauts zur Wundheilung und schnelleren Genesung. Traditionell wird die Pflanze vor allem bei Erkältungen und Verdauungsbeschwerden, aber auch zur Kräftigung und Entspannung eingesetzt.

Als Bergtee werden auch weitere *Sideritis*-Arten verwendet, die in anderen südosteuropäischen Gegenden (Balkan, Türkei) heimisch sind und ähnliche Wirkungen haben. *Sideritis scardica*, um die es hier geht, ist mittlerweile so selten geworden, dass sie in einigen Gegenden unter Naturschutz steht. Der für medizinische Zwecke verwendete Tee stammt folglich nicht aus Wildsammlung, sondern wird angebaut. Arzneilich verwendet werden die oberen Triebe samt Blüten, Sideritis herba.

Wie wirkt es?

Was den Tee für den Einsatz bei stressbedingten Konzentrationsstörungen interessant macht, ist seine Wirkung auf das Nervensystem. Es gibt Hinweise auf eine adaptogene Wirkung, die mit der von Rosenwurz verglichen wird, sowie auf eine angstlösende (anxiolytische) Wirkung. Studien am Menschen, die eine diesbezügliche Wirksamkeit belegen, liegen nicht vor. Dennoch bestätigen die bisher durchgeführten Untersuchungen die Wirkungen, die durch jahrhundertelange Anwendung der Heilpflanze bekannt sind.

An Wirkstoffen finden sich zahlreiche Flavonoide und ätherisches Öl, außerdem Triterpene und Phenolsäuren.

Folgende Wirkungen sind belegt:

- antioxidativ
- antibakteriell
- magenschützend
- entzündungshemmend
- konzentrations- und aufmerksamkeitsfördernd
- möglicherweise antidepressiv, adaptogen und angstlösend
- Verbesserung der Lernleistung

Wie einnehmen?

TEEZUBEREITUNG 1 TL zerkleinertes Kraut mit 150 ml kochendem, nicht mehr sprudelndem Wasser überbrühen, 7 Minuten bedeckt ziehen lassen. 2–3 Tassen täglich trinken. Besonders gut schmeckt der würzige Tee mit Zitrone und/oder Honig.

AUSGEWÄHLTE NAHRUNGSERGÄNZUNGSMITTEL cogniLoges (mit patentiertem Spezialextrakt)

KONZENTRATIONS-TEE
40 g Kraut vom Griechischen Eisenkraut
30 g Mateblätter
30 g Melissenblätter

1 TL der Teemischung mit 150 ml kochendem, nicht mehr sprudelndem Wasser überbrühen, 7 Minuten ziehen lassen. 2–3 Tassen täglich trinken. Kann gerne mit Honig gesüßt werden.

Gegenanzeigen – und was es sonst noch zu beachten gibt

Gegenanzeigen, Nebenwirkungen und Wechselwirkungen mit Medikamenten sind nicht bekannt.

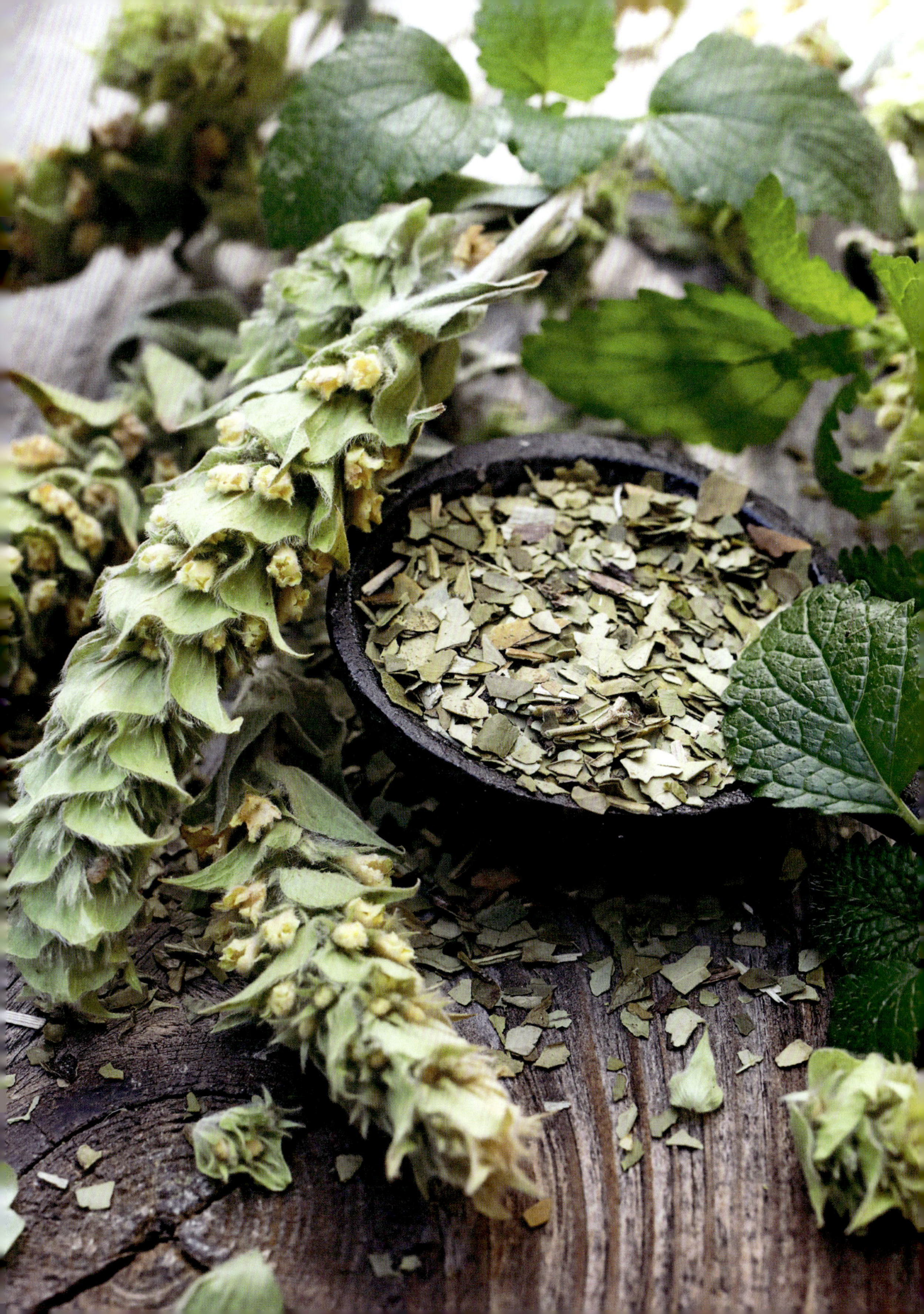

Erschöpfung, Burn-out und Erschöpfungsdepression

Wir alle kennen den Zustand der Erschöpfung, er gehört zum Leben dazu. Normalerweise können wir nachvollziehen, weshalb wir erschöpft sind: Der Arbeitstag hat uns gefordert, die Kinder sind krank und fordern uns als Eltern, eine lange Wanderung hat uns Kraft gekostet ... Dieser Erschöpfungszustand ist vorübergehend und wir erholen uns schnell wieder. Hält ein Erschöpfungszustand länger an, dann sollten wir uns auf die Suche nach der Ursache machen und genauer hinschauen. In meinem Praxisalltag erlebe ich häufig, dass eine Arbeitsüberlastung oder eine familiär belastende Situation die Ursache dafür ist. Hinter einer Erschöpfung können sich jedoch körperliche Ursachen verbergen, die medizinisch abgeklärt werden sollten.

MÖGLICHE KÖRPERLICHE URSACHEN FÜR ERSCHÖPFUNG

- niedriger Blutdruck
- Eisenmangelanämie
- Schilddrüsenunterfunktion oder andere endokrinologische Erkrankungen
- Pubertät, Wechseljahre
- Schlafstörungen
- Vitamin- oder Mineralstoffmangel
- chronische Entzündungen
- Allergien
- Rekonvaleszenz
- Überlastung des Bindegewebes (Verschlackung, Übersäuerung)
- bösartige Erkrankungen
- Depression

Im Folgenden werde ich vor allem auf chronische Erschöpfungszustände eingehen. Charakteristisch für lang anhaltende Erschöpfung ist, dass man sich sowohl körperlich als auch seelisch erschöpft fühlt und mit der Bewältigung der alltäglichen Aufgaben schnell an seine Grenzen kommt oder damit überfordert ist. Geht dies auch mit negativen Gedanken einher und führt zum sozialen Rückzug, dann sollte medizinisch eine Depression ausgeschlossen werden. Hierfür gibt es klare Kriterien, die zur Diagnosestellung führen. Bei Verdacht auf eine Depression stehen Hausärzten verschiedene Fragebögen zur Ermittlung der Stärke der Depression (leicht, mittelschwer, schwer) zur Verfügung. Je nach Diagnose wird die Behandlung durch einen Facharzt in die Wege geleitet, die aus einer Kombination aus Psychotherapie und medikamentöser Behandlung besteht.

ERSCHÖPFUNGSDEPRESSION

Typische Symptome einer Depression sind neben einer vermeintlich grundlosen Müdigkeit: gedrückte Stimmung, Interessenverlust, Freudlosigkeit, Antriebsmangel. An Zusatzsymptomen können dazukommen: verminderte Konzentration und Aufmerksamkeit, vermindertes Selbstwertgefühl und Selbstvertrauen, Gefühle von Schuld und Wertlosigkeit, Schlafstörungen, verminderter, selten auch gesteigerter Appetit, negative und pessimistische Zukunftsperspektiven, Suizidgedanken und -handlungen. Sollten Sie bei sich mehrere dieser Symptome feststellen, dann wenden Sie sich bitte zur Abklärung an Ihren Hausarzt. Sollte dieser eine leichte bis mittelschwere Depression diagnostizieren, dann kann – immer in Absprache mit Ihrem behandelnden Arzt – ein ausreichend hoch dosiertes Johanniskrautpräparat eingesetzt werden.

JOHANNISKRAUT

Hypericum perforatum, so sein botanischer Name, heißt eigentlich Tüpfel-Johanniskraut. Den Namen hat es durch die schwarzen Pünktchen, die sich auf den Blüten und Laubblättern finden. Johanniskraut ist eine Pflanze des Sommers und liebt sonnige Wegränder, lichte Wälder, Magerwiesen und Gebüsche. Es ist so anspruchslos, dass es als Anzeiger für die Magerkeit der Wiesen gilt, auf denen es wächst. In dem Fall bedeutet Magerkeit, dass der Boden wenig Nährstoffe hat. Viele Heilpflanzen bevorzugen nährstoffarme Böden.
Johanniskraut galt bereits unseren Vorfahren als Lichtpflanze. Es spielte bei Ritualen zur Sommersonnenwende eine wichtige Rolle: Als Zeichen der Verbundenheit mit der Sonne trug man Kränze aus Johanniskraut beim Tanz um das Sonnwendfeuer. Hinterher wurde der Kranz in das Feuer geworfen und damit alle seelische Last, die man mit sich trug. Alte Namen für das Johanniskraut sind auch Teufelsbanner oder Fuga daemonum – Teufelsvertreiber. Aus christlicher Sicht war das Hineinfahren des Teufels in einen Menschen eine Erklärung für – wie wir heute sagen – seelische Erkrankungen. Das Johanniskraut hatte, so war man sich sicher, die Kraft, die Besessenheit zu heilen oder es gar nicht erst so

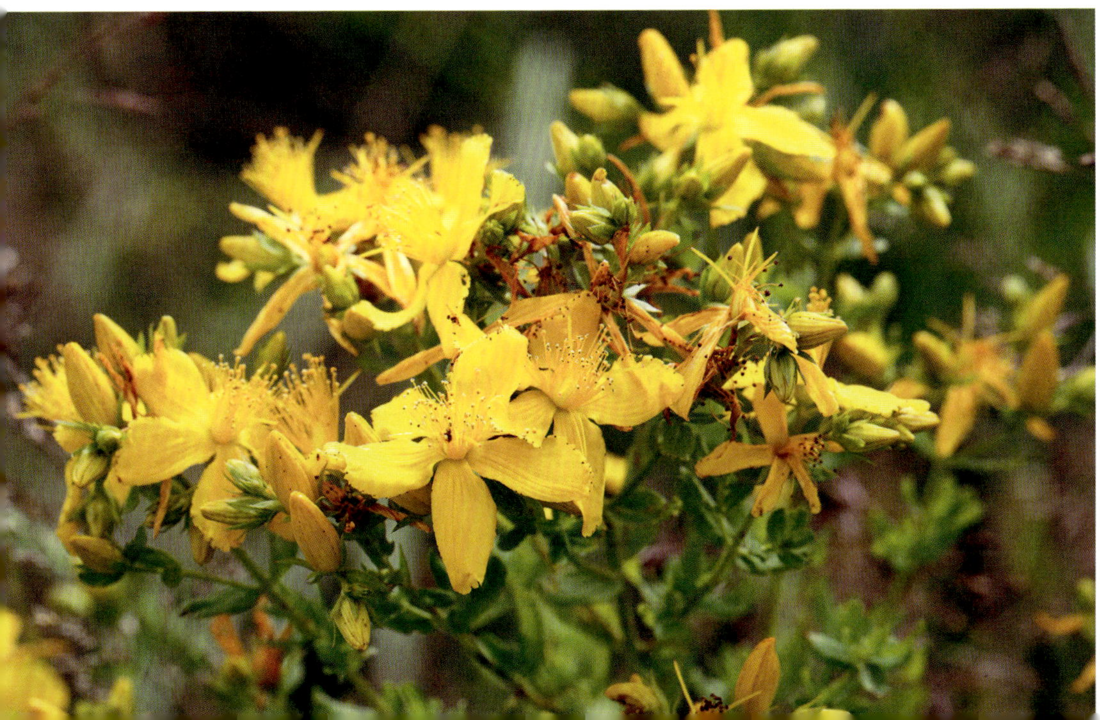

weit kommen zu lassen. Angeblich war es ja auch der Teufel, der aus Wut über die bannende Kraft des Krautes seine Krallen in die Blätter geschlagen hat. Seitdem sehen sie aus wie durchlöchert – perforiert, daher das Artepitheton *perforatum*.
Heute wissen wir durch zahlreiche Untersuchungen, dass Johanniskraut eine regulierende Wirkung auf unseren Botenstoffwechsel hat, es gilt als Breitband-Phyto-Psychopharmakon.

VORNAME UND NACHNAME EINER PFLANZE

Der schwedische Naturforscher Carl Linné verwendet in seinem Werk über die Pflanzenarten bereits 1753 eine binäre Nomenklatur zur genauen Beschreibung einer Pflanze. Dieses von Linné entwickelte Binom, quasi ein Doppelname, setzt sich aus dem Gattungsnamen und einem Epitheton zusammen. Als Sprache wählte er Latein, da die Namen von Land zu Land abweichen; so besteht Klarheit darüber, welche Pflanze gemeint ist. Bei der Bezeichnung der Art, dem Artepitheton, wurden besondere botanische Merkmale, zum Beispiel *repens* = kriechend, *erecta* = aufrecht, *odorata* = duftend oder auch andere Charakteristika wie *vulgaris* = gewöhnlich, *officinalis* = im Offizin, der alten Bezeichnung für Apotheke, vorrätig, *usitatissimum* = viel gebraucht etc., verwendet.

Wie wirkt es?

Johanniskraut enthält den bereits in den schwarzen Tüpfeln sichtbaren Farbstoff Hypericin, der beim Zerreiben der Blüten die Finger rötlich verfärbt. Lange wurde dieser Wirkstoff als Hauptwirkstoff betrachtet, der für die stimmungsaufhellende Wirkung verantwortlich ist, doch heute weiß man, dass die sehr komplexe Wirkung durch das Zusammenspiel verschiedener weiterer Wirkstoffe – namentlich Hyperforin, verschiedene Flavonoide, Proanthocyanidine, Gerbstoffe und weitere – entsteht.
Der Wirkmechanismus ist immer noch nicht vollständig verstanden, doch steht uns mit der Sonnenpflanze eine Pflanze zur Verfügung, die regulierend auf das Ungleichgewicht verschiedener Botenstoffe in unserem Nervensystem wirkt. Wissenschaftliche Untersuchungen von Johanniskrautextrakten haben gezeigt, dass diese die synaptosomale Wiederaufnahme der Botenstoffe Serotonin, Noradrenalin, Dopamin und GABA hemmen. Das verlängert die Verweildauer im synaptischen Spalt, was übrigens auch der pharmakologische Ansatzpunkt zahlreicher synthetischer Psychopharmaka ist. Die längere Verweildauer intensiviert die Wirkung der Botenstoffe an den für sie zuständigen Rezeptoren.
Außerdem steigern Johanniskrautextrakte die nächtliche Melatoninsekretion und senken den Cortisol-, Prolaktin- und Adrenalinspiegel bei Stress – sprich: Man kann besser schlafen. Das Besondere ist, um das nochmal deutlich hervorzuheben, die ausgleichende Wirkung bei einem aus dem Gleichgewicht geratenen Botenstoffhaushalt. Entsprechend breit ist das Wirkungsfeld bei seelischen Schieflagen.

Folgende Wirkungen sind belegt:

- antidepressiv: stimmungsaufhellend und antriebssteigernd
- angstlösend
- beruhigend
- Regulierung des Schlaf-Wach-Rhythmus

Wie einnehmen?

Sicher ist Ihnen aufgefallen, dass ich bei der Beschreibung der komplexen Wirkung der Pflanze von Johanniskrautextrakten und nicht allgemein von Johanniskraut geschrieben habe. Das hängt damit zusammen, dass die zahlreichen Untersuchungen mit den Extrakten verschiedener Hersteller durchgeführt wurden, die durch die europäischen Kontrollbehörden als Arzneimittel zugelassen wurden. Beim Thema Depression ist mir die differenzierte Herangehensweise wichtig, um keine falschen Erwartungen zu wecken. Arzneimittel mit hochdosiertem Johanniskraut (900 mg/Tag) haben sich seit Jahren in der schulmedizinischen Therapie von leichten und mittelschweren Depressionen etabliert. Nach neueren Erkenntnissen ist Johanniskrauttee nicht wirksam, da die für die stimmungsaufhellende Wirkung verantwortlichen Wirkstoffe nicht wasserlöslich sind. Ich empfehle die Einnahme von Fertigarzneimitteln. Wichtig: Die Wirkung setzt frühestens nach 2 Wochen Anwendung ein.

AUSGEWÄHLTE PRÄPARATE IN DER APOTHEKE Hyperforat 250 mg, Jarsin 300 mg und 450 mg, Neuroplant 300 mg novo, Neuroplant aktiv 600 mg

Zusätzliche Anwendungsgebiete

Johanniskraut hat sich auch bei der Behandlung des Prämenstruellen Syndroms (PMS) bewährt. Das PMS ist eine gynäkologische Erkrankung, die mit seelischen und körperlichen Beschwerden in der zweiten Zyklushälfte vor Einsetzen der Regelblutung auftritt (mehr dazu auf Seite 102). Außerdem kann Johanniskraut begleitend bei Migräne und chronischen Schmerzerkrankungen eingesetzt werden.

Gegenanzeigen – und was es sonst noch zu beachten gibt

Nicht bei schweren depressiven Episoden und endogener Depression einnehmen. Mit endogener Depression ist die schwere Depression gemeint, bei der genetisch bedingt Stoffwechselvorgänge im Gehirn gestört sind und es an biologisch wirksamen Botenstoffen mangelt. Die Behandlung dieser sehr schweren Form der Depression gehört unbedingt und ausschließlich in die Hände von Psychiatern, da eine (eigentlich gewünschte) Antriebssteigerung suizidale Handlungen anstoßen kann. Aus dem Grund ist zu Beginn der Therapie meist ein klinischer Aufenthalt notwendig, um die richtige Medikamentenkombination ohne Risiko für die Patienten zu ermitteln. Depressionen gehören zu den sehr schweren und sehr schwer zu therapierenden Erkrankungen. Außerdem können Wechselwirkungen mit einigen Medikamenten, die zur Behandlung von Depressionen eingesetzt werden, auftreten.

Bei hochdosierten Johanniskrautarzneimitteln kann die Lichtempfindlichkeit der Haut erhöht sein. Das betrifft vor allem helle Hauttypen.

In der Selbstbehandlung rate ich generell von der Einnahme hochdosierter Johanniskrautarzneimittel ab, da es zu Wechselwirkungen mit einigen Medikamenten kommen kann. Hochdosiert bedeutet hier 900 mg Johanniskrautextrakt am Tag. Ich empfehle die Einnahme von 450–600 mg, diese Tagesdosis ist unbedenklich. Für eine höhere Dosierung besprechen Sie sich bitte mit Ihrem behandelnden Arzt.

CHRONISCHE ERSCHÖPFUNG UND BURN-OUT

Burn-out ist ein relativ neuartiges Beschwerdebild, der Begriff tauchte erstmals in den 1970er-Jahren im Zusammenhang mit Pflegeberufen auf. Vor allem Menschen in der sozialen Arbeit schienen anfällig dafür zu sein, aufgrund ihrer extremen Arbeitsbelastung „auszubrennen", keine Kraft mehr zu haben und in eine tiefe Erschöpfung zu fallen. Und auch heute noch findet sich in sozialen, medizinischen und pflegerischen Berufen die höchste Zahl an Fehltagen durch die Diagnosestellung Burn-out. Charakteristisch für ein Burn-out sind die verschiedenen Phasen, die der Betroffene durchläuft.

- **Phase 1:** Zu Beginn steht das hohe Engagement, meist gepaart mit einem Hang zum Perfektionismus und hohen Ansprüchen an sich selbst. Das geschieht häufig freiwillig, manchmal aber auch aus der Not heraus, zum Beispiel durch personelle Unterbesetzung, Mehrfachbelastungen oder aus Angst um den Arbeitsplatz. Nach einer Weile treten die ersten Beschwerden auf: Betroffene sind nicht mehr in der Lage, abzuschalten und sich zu erholen. Dadurch sind sie weniger leistungsfähig und brauchen immer mehr Kraft, um die

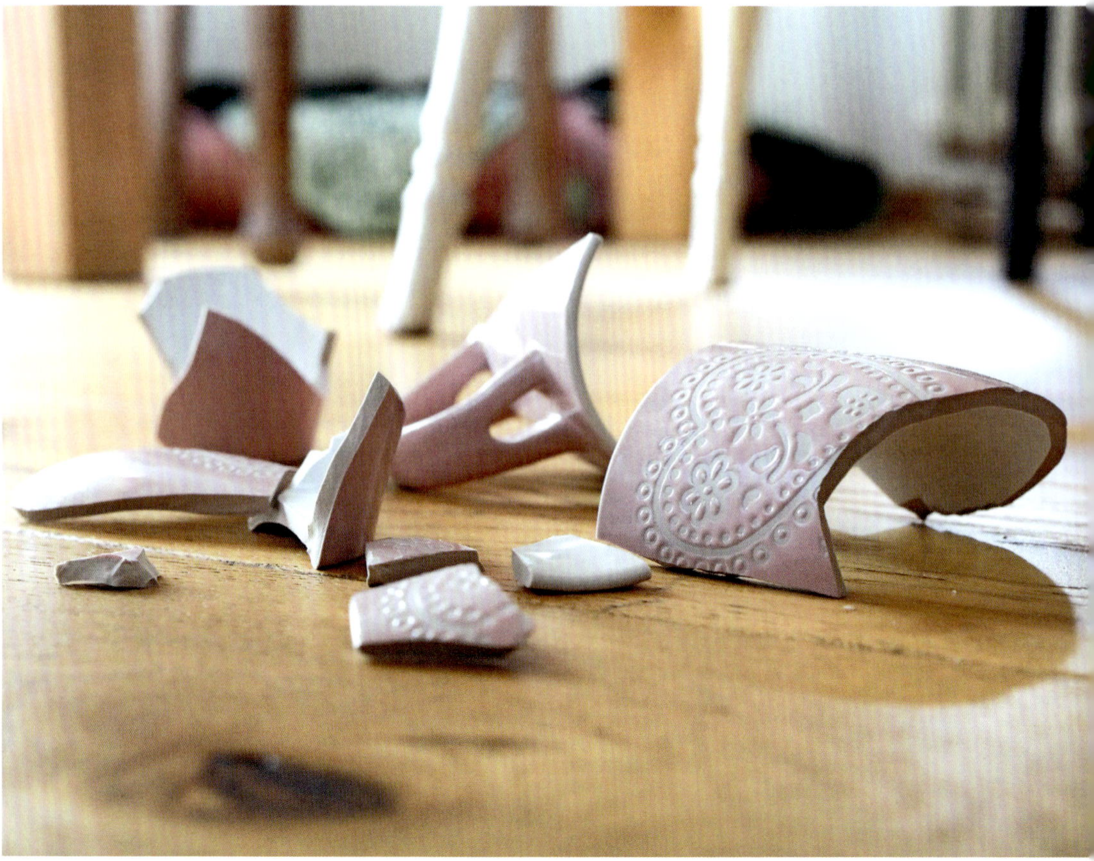

Arbeit zu bewältigen. Damit beginnt ein Teufelskreis.

- **Phase 2:** Typische Symptome in dieser Phase sind das Gefühl, unentbehrlich zu sein, das Gefühl, nie genügend Zeit zu haben, eigene Bedürfnisse unterzuordnen, das Verdrängen von Misserfolgen und Enttäuschungen und die Einschränkung sozialer Kontakte. Bald machen sich die ersten körperlichen Veränderungen bemerkbar wie Rastlosigkeit, Energiemangel, Schlafmangel, erhöhte Unfallgefahr und die erhöhte Anfälligkeit für Infektionen.
- **Phase 3:** Die Einstellung zur Arbeit verändert sich. Der Idealismus schwindet. Das Gefühl, nichts zurückzubekommen für den hohen Einsatz, kippt um in Frustration. Die Kraft, Empathie aufzubringen, fehlt; es entsteht eine zunehmende Distanz zu den zu betreuenden Personen, Klienten, Patienten. Es kann zu Zynismus und emotionaler Kälte kommen, negative Gefühle in Bezug auf die Arbeit gewinnen die Oberhand.
- **Phase 4:** Privat ist diese Phase durch mangelnde Empathiefähigkeit, Ungeduld, Gereiztheit und überhöhte Ansprüche oder Niedergeschlagenheit, dem Gefühl der inneren Leere und der Antriebslosigkeit gekennzeichnet. Hier kann es auch zu depressiven Episoden kommen.
- **Phase 5:** Die Arbeitsfähigkeit ist zunehmend eingeschränkt, es passieren Fehler, Termine werden vergessen, komplexe Aufgaben können nicht bewältigt werden, Veränderungen werden abgelehnt – alles ist zu viel.
- **Phase 6:** Der Energiemangel führt zu einem emotionalen Rückzug. Betroffene reagieren zunehmend gleichgültig. Sie fühlen sich oft gelangweilt, geben Hobbys auf, ziehen sich von Freunden und Familie zurück.
- **Phase 7:** Es tauchen vermehrt psychosomatische Beschwerden auf: Schlafstörungen, Muskelverspannungen, Kopf- oder Rückenschmerzen, erhöhter Blutdruck, Herzbeschwerden, Verdauungsbeschwerden, sexuelle Probleme, starke Gewichtszunahme oder -abnahme durch veränderte Essgewohnheiten, verstärkter Konsum von Nikotin, Alkohol, Koffein, erhöhte Infektanfälligkeit.
- **Phase 8:** Verzweiflung, innere Leere, Ausweglosigkeit und völlige Erschöpfung sind die vorherrschenden Gefühle.

Es ist sehr schwer, sich aus dieser Situation selber freizustrampeln, hier ist psychotherapeutische Unterstützung zwingend notwendig. Als Einstieg hat sich eine Kur in einer psychosomatisch ausgerichteten Kurklinik bewährt. Im Anschluss wird eine Psychotherapie weitergeführt. Sollten Sie betroffen sein, dann sprechen Sie bitte mit Ihrer Hausärztin, die Ihnen entsprechende Kliniken vermitteln und bei den bürokratischen Hürden helfen wird.

Eine chronische Erschöpfung vom Burn-out abzugrenzen ist fast unmöglich, beide Begriffe werden sehr häufig synonym verwendet. Eine Erschöpfung wird häufig als solche bezeichnet, wenn die Ursache nicht im beruflichen Umfeld liegt, dabei weiß man heute, dass pflegende Angehörige genauso Burn-out-gefährdet sind wie Krankenschwestern, Lehrer oder Manager. Häufig sind es auch belastende persönliche Themen, die erschöpfend wirken, zum Beispiel Mobbingsituationen.

Chronische Erschöpfung und Burn-out sind die Haupteinsatzgebiete für Adaptogene, die ich ab Seite 32 ausführlich vorgestellt habe. Denken Sie an Ginseng und Co., auch begleitend zur Psychotherapie. Zur Erinnerung: Adaptogene werden als Kur über 2–3 Monate eingenommen.

ROSENWURZ: DAS SAGT DIE WISSENSCHAFT

Für die Zulassung eines Rosenwurzpräparates bei der Europäischen Arzneimittelagentur HMPC spielten fünf Studien zum Thema Burn-out und Erschöpfungsdepression eine ausschlaggebende Rolle.
Drei der Studien hatten den Einfluss von SHR-5 (Rhodiolan, heute RhodioLoges) auf die Stressregulation im Fokus. Als Probanden dienten Ärzte im Nachtdienst, Studenten im Prüfungsstress und Kadetten, die 24-Stunden-Dienste absolvierten. Bei den 56 Ärzten, die 2 Wochen täglich 170 mg SHR-5 oder Placebo erhielten, konnte der Extrakt die durch die Nachtdienste verursachte Abnahme der geistigen Leistungsfähigkeit signifikant verringern.
Ein ähnliches Ergebnis erzielte die *Rhodiola-rosea*-Einnahme bei 40 Studenten im Prüfungsstress, die 20 Tage lang entweder täglich 100 mg SHR-5 oder Placebo einnahmen. Hier zeigte sich ein signifikanter Rückgang der stressbedingten Müdigkeit sowie eine bessere Leistungsfähigkeit bei neuromotorischen Tests. In einer Studie mit 161 Kadetten führte eine einmalige Einnahme von 370 mg beziehungsweise 555 mg SHR-5 während routinemäßiger Nachtdienste zu einem signifikant höheren Antimüdigkeits-Index, der mithilfe mentaler Tests sowie Blutdruck- und Pulsmessungen bestimmt wurde.
Zwei weitere Studien untersuchten den Effekt des Rosenwurz-Extrakts auf die Indikationen Depression und stressinduzierte Müdigkeit (Burn-out). Dazu erhielten 85 Patienten mit leichter bis mittelgradiger Depression 6 Wochen lang entweder 340 mg oder 680 mg SHR-5 oder Placebo. Es kam unter beiden Dosierungen zu einer signifikanten Abnahme des Hamilton-Scores. Der Hamilton-Score wird durch einen standardisierten Fragebogen zur Diagnosestellung von Depressionen ermittelt, der Hamilton-Depressionsskala.
Auch Patienten mit stressbedingter Müdigkeit profitierten: Auf der sogenannten Pines-Burn-out-Skala, die anhand von 21 Fragen das Ausmaß der körperlichen, emotionalen und geistigen Erschöpfung erfasst, zeigten sich nach 28-tägiger Einnahme von 576 mg SHR-5 signifikante Vorteile bei den Patienten, die das getestete Arzneimittel eingenommen haben.

ROSENWURZ

Rosenwurz haben wir bereits auf Seite 42 kennengelernt. Nicht nur aufgrund der Studienlage, auf die auf Seite 88 genauer eingegangen wird, sondern vor allem durch jahrelange Erfahrung in meiner Praxis und als Dozentin ist die Rosenwurz für mich die interessanteste Pflanze in Bezug auf Burn-out. Über viele Jahre habe ich als Referentin in Zusammenarbeit mit einer Psychologin einen Abend in einer Therapiegruppe Burn-out-Erkrankter zum Thema Adaptogene gestaltet. Einige der Betroffenen probierten daraufhin, begleitet durch die Psychotherapeutin, die Rosenwurz aus. Die Rückmeldungen waren beeindruckend. Die Wirkung der Adaptogene ganz allgemein, aber eben auch der Rosenwurz, macht sich nicht spektakulär in absoluten Stimmungs-Hochs bemerkbar; sie schleicht sich eher in den Alltag ein. Irgendwann merkt man, dass man nicht mehr so leicht aus der Haut fährt und nach und nach energiegeladener wird. Manchmal fällt dem Umfeld diese Veränderung eher auf als einem selbst. Haben Sie daher etwas Geduld, ich empfehle eine Kur über 2–3 Monate oder auch länger.

BITTERSTOFFDROGEN

Seit Langem sind sie die Lieblinge der Pflanzenheilkundler und zunehmend Objekt umfangreicher wissenschaftlicher Untersuchungen: Bitterstoffe. Sie werden sie vor allem aus der Küche kennen, denn zahlreiche Obst- und Gemüsesorten enthalten Bitterstoffe. Gemüsesorten mit Bitterstoffen sind Chicorée, Radicchio, Rucola, Endivie und Zuckerhutsalat, aber auch Rosen- oder Grünkohl enthalten sie. Obstsorten mit Bitterstoffen sind vor allem Grapefruit, Pampelmuse und Pomelo.
Bitterstoffe werden von Pflanzen zum Schutz vor Fressfeinden gebildet und finden sich über die Küche hinaus in vielen Pflanzen, die medizinisch verwendet werden. Am meisten Bitterstoffe hat der Gelbe Enzian, gefolgt von anderen Mitgliedern der Familie

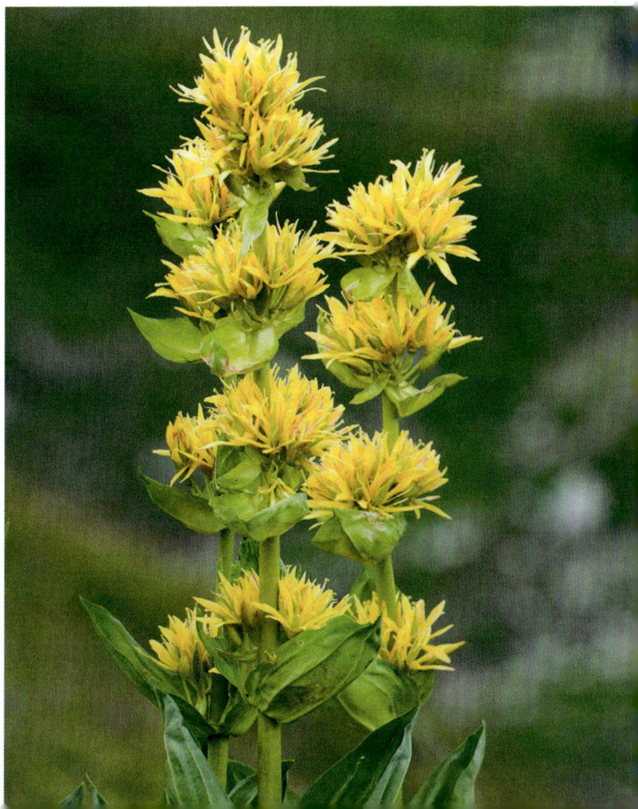

Die Wurzel des Gelben Enzians enthält reichlich Bitterstoffe.

der Enziangewächse: Tausendgüldenkraut und Fieberklee. Kräftige Bitterstoffvertreter sind außerdem Wermut und Artischocke, etwas milder sind Benediktenkraut, Andorn, Schafgarbe und sehr mild Löwenzahn und Wegwarte. Im Zusammenhang mit Erschöpfung interessieren uns vor allem die richtig kräftigen Bitterstoffdrogen Enzian, Wermut und Tausendgüldenkraut. Sie wirken anregend auf das geschwächte Nervensystem, regen Verdauung und Durchblutung an und damit die Nährstoffaufnahme und -verteilung im Körper. Außerdem stärken sie die Leber, die eine zentrale Rolle bei Stoffwechsel- und Entgiftungsvorgängen spielt. Wie Bitterstoffe genau im Körper wirken, erfahren Sie auf Seite 115.

Es gibt zahlreiche andere Arznei- oder Nahrungsergänzungsmittel, die sinnvoll bei Verdauungsbeschwerden sind und Bitterstoffdrogen enthalten. Da es an dieser Stelle aber um Stärkung und Tonisierung geht, stelle ich nur die „stärksten" vor. Ich empfehle in der Praxis gerne folgende richtig bittere Arzneimittel: Amara-Pascoe (Gelber Enzian, Chinarinde, Pomeranze, Zimt), Ceres Absinthium Urtinktur (Wermut), Ceres Centaurium Urtinktur (Tausendgüldenkraut), Ceres Gentiana Urtinktur (Enzian).

Mehr zu stressbedingten Verdauungsstörungen und Bitterstoffen lesen Sie auf Seite 114.

ENZIAN-GINSENG-ELIXIER

20 g Ginsengwurzel
20 g Enzianwurzel
10 g Pomeranzenschale (Bitterorangenschale)
250 ml 70%iger Schnaps

Alle Zutaten in ein helles Schraubglas geben und 3 Wochen an einem hellen Ort ausziehen, dabei täglich schütteln. Durch einen Filter abgießen und dunkel aufbewahren. 4–6 Wochen lang dreimal täglich 30 Tropfen einnehmen.

HAFER

Haferflocken galten schon in meiner Kindheit als Stärkungsmittel und waren in der Nachkriegszeit in den meisten Haushalten zu finden, lange bevor sie in den 1970er- und 1980er-Jahren als Müsli populär wurden. Mittlerweile gelten Haferflocken als Superfood und liegen voll im Trend. Und das zu Recht: Hafer ist eine der gesündesten Getreidearten überhaupt. Er versorgt uns mit vielen wichtigen Nährstoffen, darunter reichlich Ballaststoffen, Vitaminen und Mineralstoffen. Die sind gut für Herz und Darm, schützen das Immunsystem und helfen beim Abnehmen. Haferflocken halten lange satt und verhindern so Heißhungerattacken. Dafür sorgt insbesondere der Ballaststoff Beta-Glucan. Beta-Glucane sind es auch, die den Cholesterinspiegel senken, wer also regelmäßig Haferflocken isst, tut seinem Herz-Kreislauf-System etwas Gutes. Haferflocken fördern außerdem das Wachstum gesunder Bakterien im Darm. Zugleich kurbeln sie die Verdauung an und helfen bei Magen-Darm-Problemen. Hafer hat einen hohen Gehalt an Vitamin B1 und B6 – beide stärken unser Nervensystem und unseren Stoffwechsel. Daneben stecken in dem Getreide lebens-

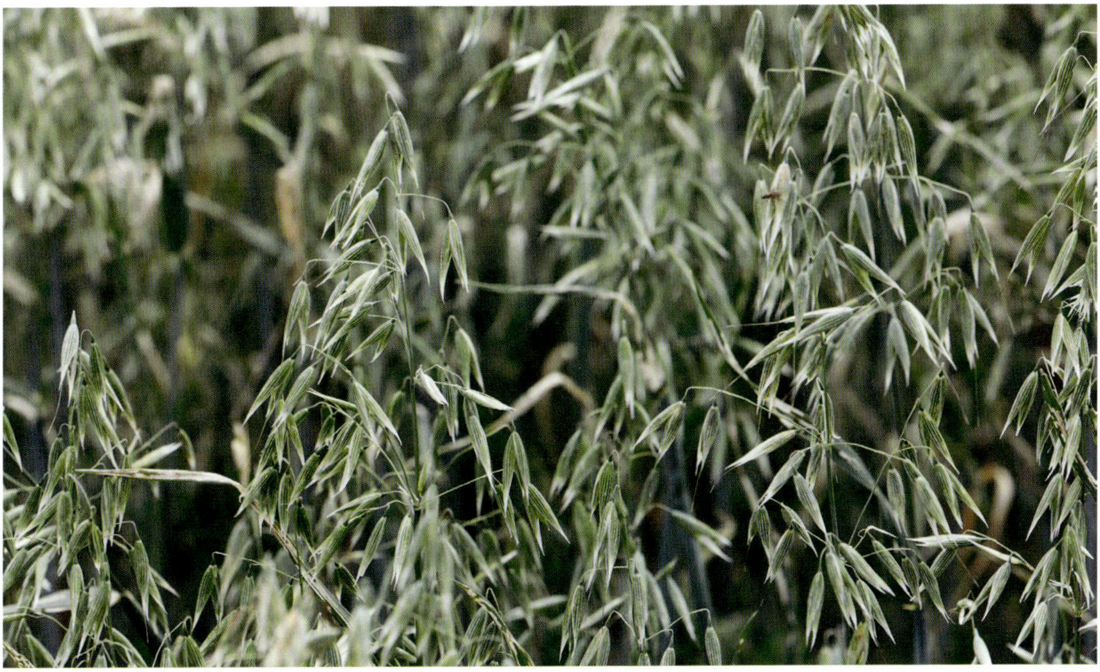

notwendige Mineralstoffe wie Eisen, Magnesium und Kalzium. Damit unterstützt es die Blutbildung und ist gut für die Knochen. Hafer enthält kein Gluten und ist entsprechend für Menschen mit Glutenunverträglichkeit und Zöliakie geeignet.
Zur Stärkung des Nervenkostüms ist jedoch nicht nur das Korn des Hafers interessant, sondern auch das Kraut. *Avena sativa*, so sein botanischer Name, ist eine bewährte traditionelle Heilpflanze. Es ist ein Süßgrasgewächs, das ursprünglich aus Anatolien stammt, jedoch mindestens seit der Bronzezeit in unseren Breitengraden angebaut wird. Bereits die Germanen schätzten ihn und bis ins späte Mittelalter diente er der armen Bevölkerung als Hauptnahrungsmittel. Weizen- und Gerstenbrot waren für die Herren und reichen Bürger bestimmt, das Gesinde bekam Haferbrot, und die Bauern und ärmeren Bürger aßen vor allem Roggenbrot.

Medizinisch verwendet wird das Haferkraut, Avenae sativae herba.

Wie wirkt er?

In meiner Ausbildung, damals noch Raucherin mit dem Wunsch damit aufzuhören, hörte ich bereits von der unterstützenden Wirkung des Haferkrauts bei Entzugserscheinungen. Das geht zurück auf eine Anwendung in der ayurvedischen Medizin, bei der Abkochungen von Haferfrüchten bei Opium-Entziehungskuren gebraucht wurden, und auf eine Untersuchung mit Rauchern auf Entzug. 1971 wurde dazu eine Beobachtung in der renommierten Fachzeitschrift Nature veröffentlicht. Ich probierte es schließlich selber aus und fand die Wirkung überzeugend. Seitdem empfehle ich in meiner Praxis Zubereitungen aus Haferkraut begleitend zur Raucherentwöhnung. Besonders bewährt hat sich hierfür die Tinktur aus der Apotheke.

Verwendet wird das grüne Haferkraut, das kurz vor der Vollblüte geerntet wird. Im Kraut finden sich zahlreiche Mineralien und Kohlenhydrate, darunter auch hier die medizinisch interessanten Beta-Glucane, die den Blutzucker regulieren, den Cholesterinspiegel senken und das Immunsystem stimulieren. Außerdem enthalten sind Flavonoide, darunter Vitexin, das auch in der Passionsblume vorkommt und beruhigend wirkt. An der beruhigenden Wirkung ist vermutlich auch Gramin beteiligt, das strukturelle Ähnlichkeiten mit Tryptophan, der Vorstufe von Serotonin, aufweist. Weitere interessante Stoffe sind die Eiweiße Arvenin und Trigonellin, denen ebenfalls beruhigende Eigenschaften zugesprochen werden. Wie bei allen Pflanzen ist es die Gesamtheit der Wirkstoffe, die die Wirkung ausmacht.

Folgende Wirkungen sind belegt:

- beruhigend
- schlaffördernd
- aufmerksamkeits- und konzentrationssteigernd

Wie einnehmen?

Am besten als Tinktur oder als Pflanzenfrischsaft.

AUSGEWÄHLTE PRÄPARATE IN APOTHEKE UND DROGERIE Ceres Avena Urtinktur, Avena comp. Wala, Hafer Naturreiner Heilpflanzensaft Schoenenberger

Zusätzliche Anwendungsgebiete

Haferkrauttee senkt den Harnsäurespiegel und kann bei Gicht und Rheuma eingesetzt werden.
Haferstroh wird äußerlich für Bäder bei Hauterkrankungen wie Neurodermitis eingesetzt. Hier spielen vor allem die im Hafer enthaltenen Avenanthramide eine Rolle, die entzündungshemmend und juckreizlindernd wirken.

Gegenanzeigen – und was es sonst noch zu beachten gibt

Gegenanzeigen, Nebenwirkungen und Wechselwirkungen mit Medikamenten sind nicht bekannt.

BRENNNESSELSAMEN

Es ist ein Leichtes, mit Schere und Handschuhen im Spätsommer loszuziehen und Brennnesselsamen zu ernten. So reichlich, wie Brennnesseln vorkommen, dürften Sie es nicht weit haben. Brennnesseln bevorzugen nährstoffreiche Böden und sind daher zuverlässig in der Nähe von Siedlungen zu finden. Die kleinen, etwa 1 mm langen Früchte erinnern an Mini-Bucheckern oder kleine Nüsschen und werden von den weiblichen Brennnesselpflanzen gebildet. Schwer hängen sie in Rispen an der Pflanze herunter. Der richtige Erntezeitpunkt ist, wenn sich die Früchte, so die korrekte botanische Bezeichnung, gelbbräunlich verfärben.
Brennnesselsamen haben schon lange einen festen Platz im Herzen der Volksmedizin. In der Geflügelhaltung mischte man früher die Samen unter das Futter, um die Legeleistung zu erhöhen, und Taubenzüchter schwören auf die stärkende Wirkung. Auch alten Gäulen, die man noch gewinnbringend verkaufen wollte, mischte man die Samen unter das Futter, damit das Fell glänzender wurde.

MEIN TIPP FÜR EINE LEICHTE ERNTE

Zum Abrebeln der Samen von den Stängeln lassen Sie die frischen Rispen 2 Tage antrocknen. Meist fallen dann schon die ersten Samen ab. Die angetrockneten Rispen geben Sie in ein grobes Sieb und schütteln so lange, bis alle Samen durchgefallen sind. Lassen Sie sie dann weitere 5 Tage trocknen und bewahren Sie sie luftig und lichtgeschützt auf, zum Beispiel in einer Papiertüte, damit sie nicht schimmeln. Kleinere Mengen können auch in einem dunklen Glas aufbewahrt werden. Die Samen sind etwa 1 Jahr haltbar.

WIE WIRKEN SIE?

Brennnesselfrüchte, wie Brennnesselsamen auch genannt werden, enthalten zahlreiche stärkende Wirkstoffe und werden daher als Kräftigungsmittel bei Erschöpfung, Schwäche und in der Rekonvaleszenz eingesetzt. Es finden sich etwa 30 % fettes Öl mit einem hohen Anteil an Linolsäure, außerdem reichlich Eiweiß, Schleimstoffe, Vitamin E und verschiedene Carotinoide, Mineralien, Spurenelemente und viel Chlorophyll. Wenn Sie die Samen nicht selber sammeln, dann bekommen Sie sie in der Apotheke, die Bezeichnung ist: Urticae fructus oder Urticae semen.

Wie einnehmen?

2 TL täglich. Entweder übers Brot, den Salat, ins Müsli gestreut oder als Aufbaukur mit einem guten, kalt geschleuderten Honig zu gleichen Teilen vermischt einnehmen. Am besten als Kur über 4–6 Wochen.

POWERSEED-OXYMEL NACH NENTWIG

50 g Brennnesselsamen
150 g Blütenhonig
75 g Apfelessig
½ TL Steinsalz

Brennnesselsamen mit Honig, Essig und Salz in ein Glas füllen, gut durchmischen und verschließen. Vor Gebrauch umrühren, die Samen werden unbedingt mitgegessen. 1 EL pro Tag in Wasser verdünnt einnehmen.

Gegenanzeigen – und was es sonst noch zu beachten gibt

Gegenanzeigen, Nebenwirkungen und Wechselwirkungen mit Medikamenten sind nicht bekannt.

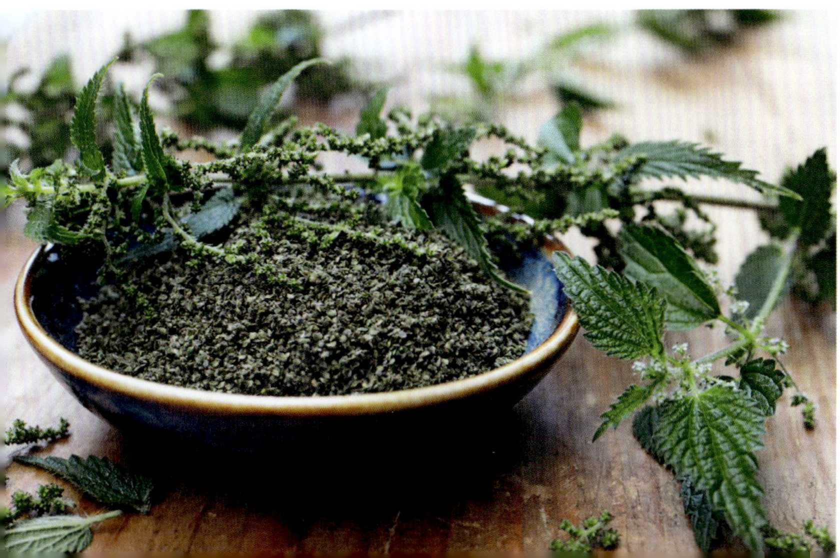

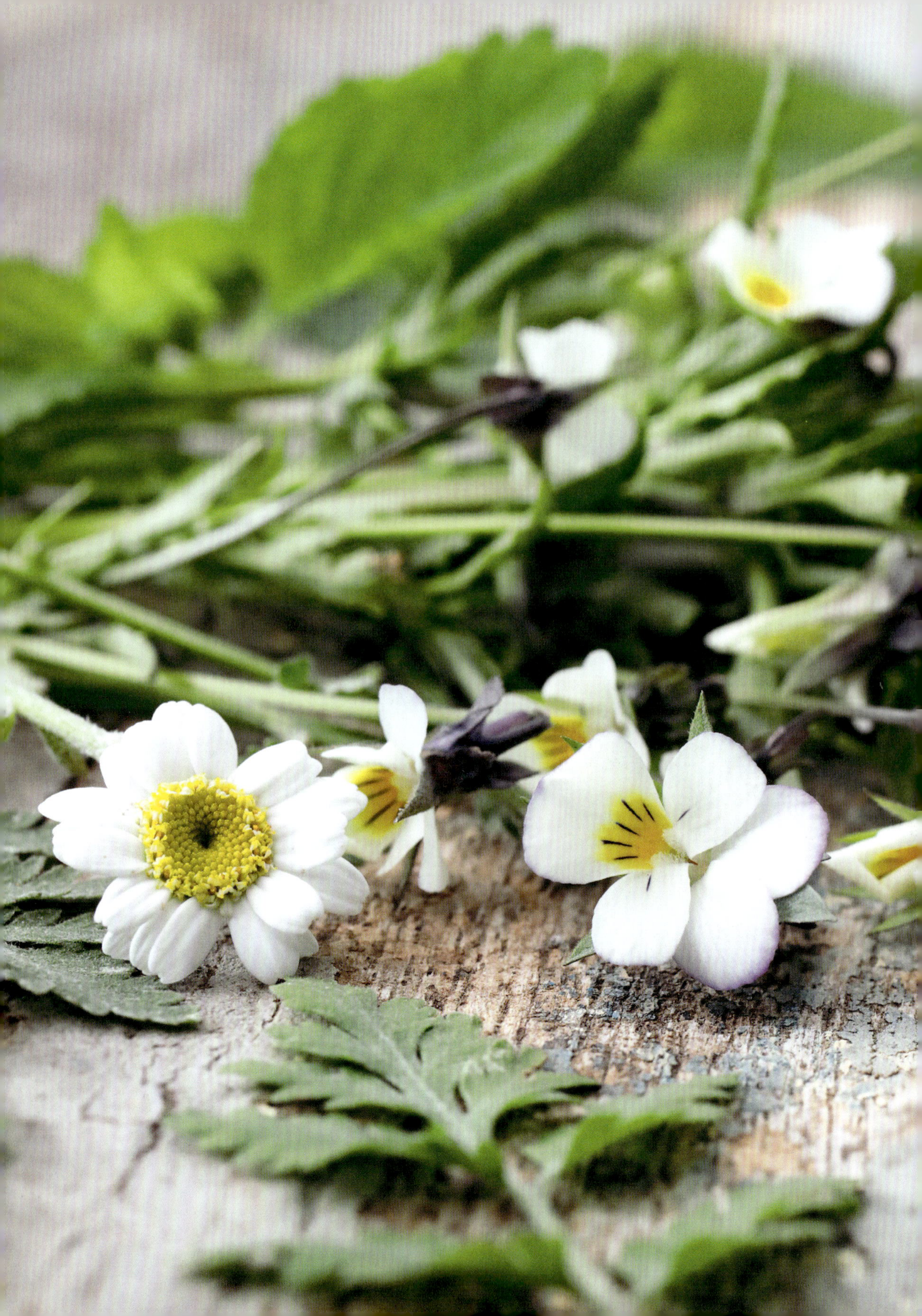

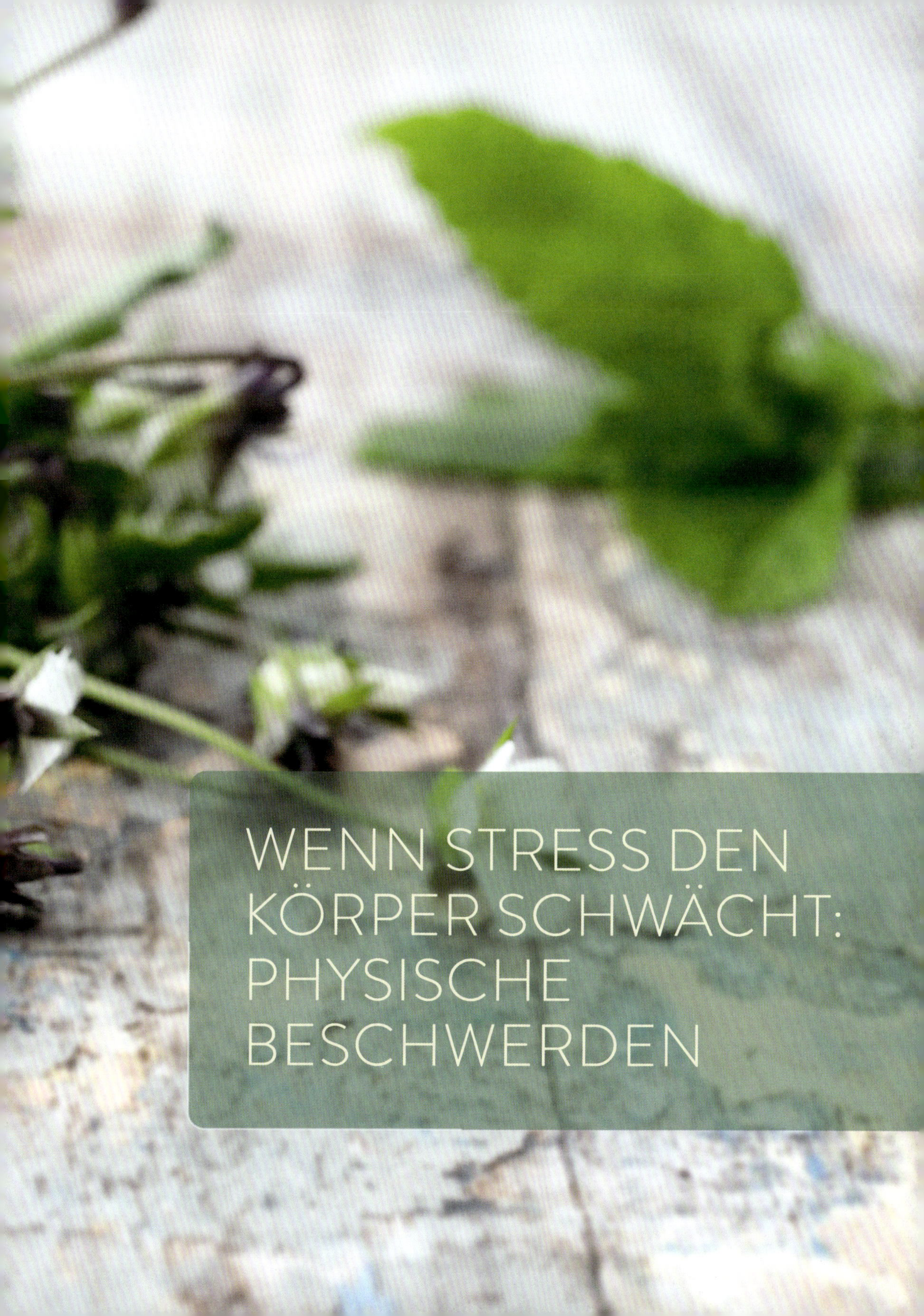

WENN STRESS DEN KÖRPER SCHWÄCHT: PHYSISCHE BESCHWERDEN

Hormonhaushalt im Ungleichgewicht

Stress löst komplexe hormonelle Reaktionen aus. Wie besprochen, spielt das in der Nebennierenrinde auf Befehl „von oben" (Sie erinnern sich: Hypothalamus, Hypophyse – Seite 15) produzierte Cortisol eine zentrale Rolle. Es sorgt dafür, dass dem Körper Energie bereitgestellt wird. Alle Vorgänge, die Energie verbrauchen, werden bei Stress zurückgestellt. Und das hat auch auf unser Hormonsystem Auswirkungen.

DIE BAUCHSPEICHELDRÜSE

Ein beständig erhöhter Cortisolspiegel hat Auswirkungen auf die Insulinwirkung. Es erhöht den Blutzuckerspiegel langfristig, indem es die Bereitstellung der Glukose aus der Leber durch Abbau der Zuckerspeicherform und Neubildung von Zucker fördert (sinnvoll zur Energiegewinnung) und die Wirksamkeit von Insulin in den Zellen

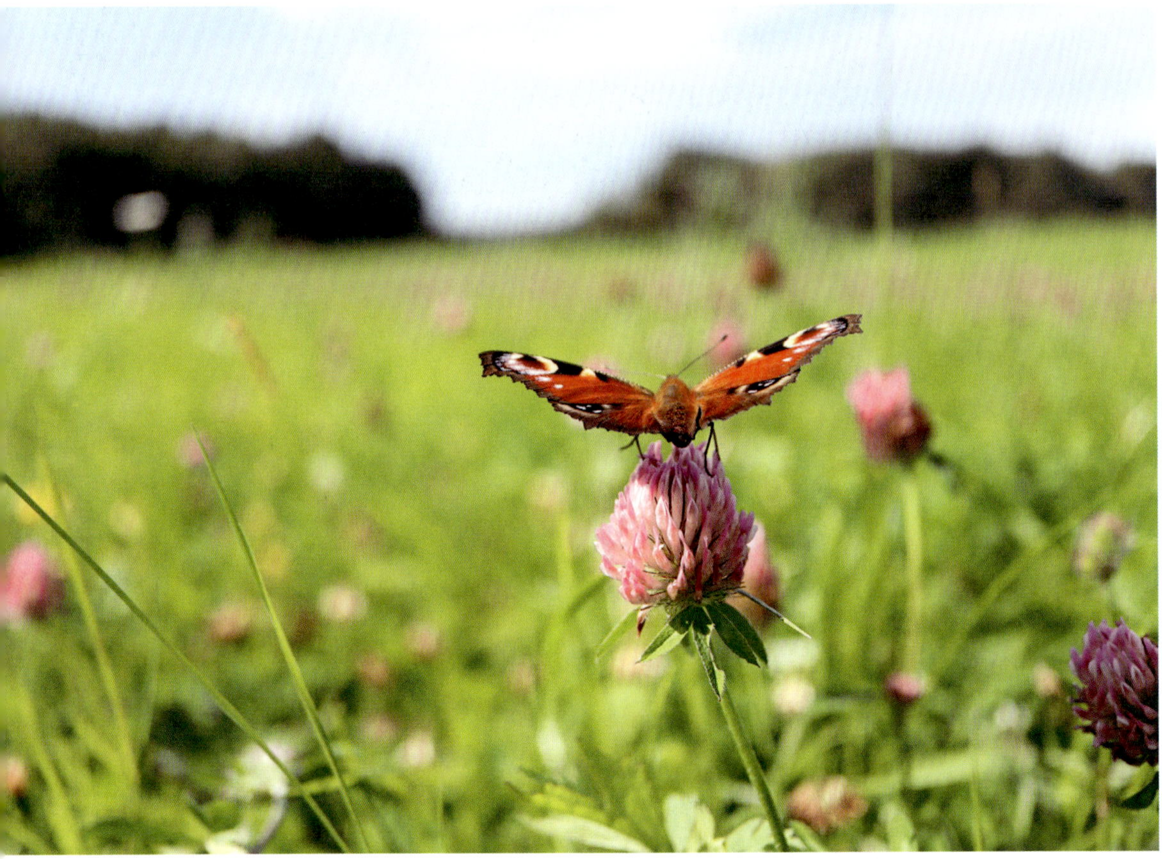

abschwächt, sodass eine Insulinresistenz entsteht. So kann es dazu kommen, dass bei Menschen mit Diabetes der Blutzuckerspiegel durcheinandergerät. Dies macht in solchen Situationen oft eine Erhöhung der Diabetesmedikamente oder der Insulindosis notwendig.

DIE SCHILDDRÜSE

Wie ein Schmetterling schmiegt sich die Schilddrüse (Thyreoidea) an unseren Hals und hat gewichtige Aufgaben in unserem Stoffwechsel. Sie steuert zentral die Stoffwechselaktivität und bestimmt damit praktisch die Drehzahl des Motors Stoffwechsel. Damit ist sie unter anderem für Wachheit, Konzentrationsfähigkeit, Leistungsfähigkeit, einen gesunden Schlaf, ein funktionstüchtiges Herz-Kreislauf-System und die Regulation des Körpergewichtes zuständig. Durch regen Informationsaustausch mit der Hypophyse (Sie erinnern sich: Staatssekretärin im Informationsministerium Hypothalamus, Seite 15) ist sie in der Lage, die Intensität des Stoffwechsels mithilfe der von ihr gebildeten Hormone zu steuern.

Erkrankungen der Schilddrüse sind weit verbreitet: Dazu gehören die Unterfunktion (Hypothyreose), die Überfunktion (Hyperthyreose) und die Autoimmunerkrankung Hashimoto-Thyreoiditis, eine entzündliche Erkrankung der Schilddrüse, die zerstörerischen Charakter hat.

Auch bei Schilddrüsenerkrankungen kann Stress eine wichtige Rolle spielen. Es geht bei Stress, wie gesagt, immer um die Energiebereitstellung. Nicht nur unsere Verdauung und das Immunsystem werden dafür runtergefahren, sondern auch unser Stoffwechsel und an dem ist die Schilddrüse maßgeblich beteiligt. So kann es bei Dauerstress zu einer Unterfunktion der Schilddrüse kommen. Über den hormonellen Regelkreis drosselt die Schilddrüse die Ausschüttung ihrer Hormone T4 und T3, wenn der Blutspiegel von Cortisol erhöht ist. Dieser Schutzmechanismus dient dazu, dass der Energiestoffwechsel nicht überlastet wird und wir uns völlig verausgaben.

Andere Untersuchungen belegen jedoch auch den Zusammenhang zwischen Stress und Überfunktion. Und nicht zuletzt können sich Stresssymptome bei bereits bestehenden Schilddrüsenerkrankungen verstärken. Eine Schilddrüsenunterfunktion kann beispielsweise die Ausschüttung von Cortisol aus der Nebennierenrinde anregen. Festzuhalten ist, dass die Schilddrüse bei Dauerstress in ihrer Funktion langfristig gestört wird.

Die Geschlechtshormone

Hormonelles Durcheinander kennen viele Frauen: Unregelmäßige Zyklen, starke und lange Blutungen, Stimmungsschwankungen – das sind nur die häufigsten Beschwerden, mit denen viele Frauen zu tun haben. Wenn es an die Familienplanung geht, dann sind diese Unregelmäßigkeiten problematisch, denn sie sind Ausdruck davon, dass unser Hormonsystem aus dem Gleichgewicht geraten ist. Und das ist, um schwanger zu werden, ungünstig. Auch hier, Sie haben es geahnt, kann dauerhafte Stressbelastung eine Ursache sein.

Schauen wir uns erst einmal die beiden wichtigsten weiblichen Geschlechtshormone und ihre Aufgaben im Menstruationszyklus an.

ÖSTROGEN	PROGESTERON (GELBKÖRPER-HORMON)
wird vor allem in den Eierstöcken gebildet	wird vor allem im Gelbkörper gebildet
baut die Gebärmutterschleimhaut nach der Monatsblutung auf	bereitet die Gebärmutterschleimhaut auf eine mögliche Schwangerschaft und Einnistung des befruchteten Eis vor
Konzentration steigt zur Zyklusmitte hin an und führt schließlich zum Eisprung	Konzentration steigt nach dem Eisprung an
ist das dominante Hormon in der ersten Zyklushälfte	ist das dominante Hormon in der zweiten Zyklushälfte

Bei den Auswirkungen von Stress auf die Geschlechtshormone ist es ähnlich kompliziert wie bei der Schilddrüse. Sie können sich unser Hormonsystem wie ein Mobile vorstellen, das stets das Gleichgewicht halten muss. Über verschiedenste Informationsebenen versucht der Körper, sich in jedem Moment an die aktuellen Gegebenheiten anzupassen. In Bezug auf Stress ist es so, dass das Thema Reproduktion aus den bekannten Gründen (Energiebereitstellung!) keine Rolle spielt. Das macht sich in einem Nachlassen der Libido bemerkbar, die Lust auf Sex lässt nach. Als wäre das nicht genug, gerät auch noch unser Zyklus durcheinander. Normal sind Zyklusveränderungen in der Prämenopause, das ist die Phase ab etwa Mitte 30, die durch ein langsames Absinken des Progesteronspiegels geprägt wird. Typische Symptome für ein Absinken des Progesteronspiegels sind eben jene Zyklusunregelmäßigkeiten mit möglicherweise starken und/oder langen Regelblutungen. Erst relativ kurz vor der Menopause, also der letzten Regelblutung, kommt es zum starken Absinken des Östrogenspiegels mit ausbleibendem

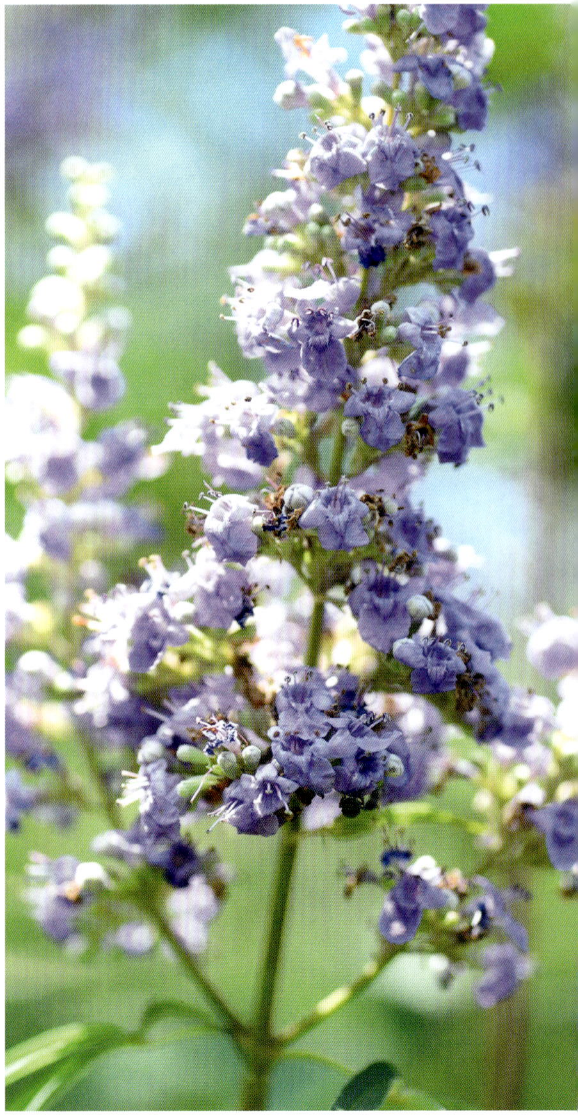

Eisprung. So weit, so normal.
Cortisol, unser Stresshormon, hat einiges mit Progesteron gemeinsam: Beide werden aus Cholesterin gebildet. Und Cortisol wird aus Progesteron gebildet. Bei einem erhöhten Bedarf an Cortisol, also bei Stress, hat die Bildung von Cortisol immer Vorrang – und das zum Nachteil von Progesteron. Das hat zur Folge, dass das Gleichgewicht zwischen Östrogen und Progesteron gestört ist, es kommt zu einer sogenannten Östrogendominanz.

Die Folge davon sind die Symptome eines Progesteronmangels:

- verkürzte Zyklen, verstärkte Blutungen, Schmierblutungen
- Zysten, Myome
- prämenstruelles Syndrom
- Stimmungsschwankungen, Gereiztheit, Angstsymptome
- Kopfschmerzen
- Libido-Verlust
- Gewichtszunahme

HORMONPFLANZEN?

Natürlich enthalten Heilpflanzen keine Hormone, so wie sie in unserem Körper vorkommen. Es gibt jedoch Verbindungen in Pflanzen, die an Hormon-Rezeptoren in unserem Körper andocken. So enthält beispielsweise der Mönchspfeffer Wirkstoffe, die progesteronähnlich wirken. Die Wirkung auf den Rezeptor ist wesentlich schwächer als die des körpereigenen Hormons und reicht dennoch häufig aus.
Im Zusammenhang mit Brustkrebs ist es wichtig zu wissen, dass hormonähnlich wirkende Heilpflanzen mittlerweile gut untersucht sind. Die meisten lassen sich bedenkenlos einsetzen. Besonders für den Einsatz von Heilpflanzen mit einer östrogenartigen Wirkung rate ich dazu, gemeinsam mit Ihrer Gynäkologin zu überlegen, ob und welche der Heilpflanzen für Sie infrage kommt.

Die hormonellen Auswirkungen von Stress können auch dazu führen, dass die Regelblutung ganz aussetzt. Bekannt ist das von Leistungssportlerinnen, aber auch von gestressten, belasteten jungen Frauen. Auch traumatische Erlebnisse wie Missbrauchserfahrungen, Krieg oder Flucht können zum Aussetzen der Regelblutung führen. Grundsätzlich empfehle ich bei Zyklusstörungen immer den Besuch bei der Gynäkologin. Viele Gynäkologinnen empfehlen mittlerweile auch den Einsatz pflanzlicher Arzneimittel zur Zyklusregulation.

Neben dem Einsatz von unseren mittlerweile guten Bekannten, den Adaptogenen, empfehle ich eine Kur über mindestens drei Zyklen mit einer der Pflanzen, die ich nachfolgend vorstelle.
Manche Frauen leiden sehr stark unter dem Prämenstruellen Syndrom (PMS), das eine Gemengelage verschiedener unangenehmer Symptome ist. Dazu gehören vor allem die Stimmungsschwankungen, aber auch Wassereinlagerungen, schmerzhafte, berührungsempfindliche Brüste, Verdauungsstörungen, Kopf- oder Rückenschmerzen und mehr.

Mönchspfeffer wirkt, richtig dosiert, ausgleichend auf den Hormonhaushalt.

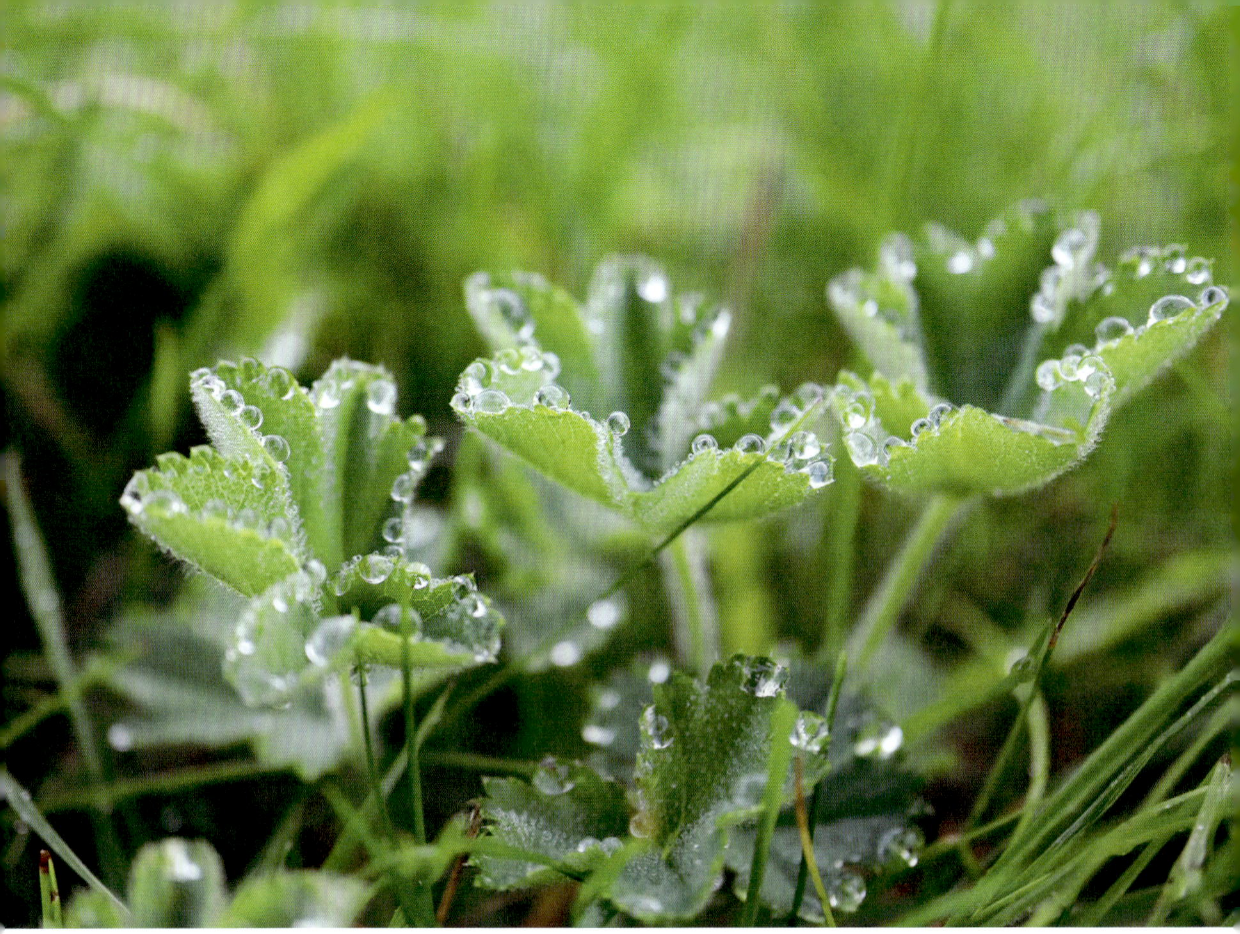

FRAUENMANTEL

Sollten Sie schon einmal einen Frauenmantel gesehen haben, werden Sie verstehen, warum er die Menschen schon immer faszinierte. Es gibt zahlreiche Frauenmantelarten, hier soll die Rede von *Alchemilla xanthochlora* sein. Da die kleinen Blüten zart und unscheinbar sind und sich mit ihrer gelbgrünen Blütenfarbe kaum vom sie umgebenden Gras abheben, übersieht man ihn oft. Dabei ist er sehr häufig und fühlt sich an Wald- und Wegrändern, feuchten Wiesen und Bachufern wohl. Wenn Sie die Blüte entdeckt haben, zählen Sie fünf Blütenblätter, was ein typisches Merkmal für die Familie der Rosengewächse ist, der er angehört. In Höhenlagen über 1000 m findet man den verwandten, fingerförmig gefiederten Alpen-Frauenmantel (*Alchemilla alpina*), auch Silbermänteli, der ebenfalls medizinisch verwendet wird. Seine Blätter sind kleiner als die des Gewöhnlichen Frauenmantels und haben einen hellen, „silbrigen" Rand. Die Blätter des Frauenmantels erinnern in der Tat an ein altmodisches Cape, das sich vornehme Frauen früher gerne umlegten. Wie ein Schutzmantel schützt er Frauen vor allzu viel hormonellen Turbulenzen in jeder Lebensphase. Ob in der Pubertät, Schwangerschaft, zur Geburtsvorbereitung oder in den hormonellen Unwettern der Wechseljahre, stets begleitet er uns zuverlässig. *Alchemilla* hat bereits die Alchemisten fasziniert, was sich auch im Namen wider-

spiegelt: Er bedeutet so viel wie „kleine Alchemistin". Die Alchemie war Vorläufer unserer heutigen naturwissenschaftlichen Fächer und Naturphilosophie zugleich. Erkenntnis wurde durch Experimentieren gewonnen. Goethes Faust war Alchemist, genauso wie Albertus Magnus und Paracelsus. Oft wird die Alchemie auf die „Herstellung" von Gold reduziert, auf die Verwandlung unedler Metalle in edle Metalle, aber zur Alchemie gehörte auch das Erkunden der Wirkung von Pflanzen und Naturstoffen auf den menschlichen Organismus. Ein wesentliches Elixier zur Herstellung von Gold war der Stein der Weisen, eine Mischung verschiedenster Zutaten, eine Art Zaubermittel.
Bestandteil dieses Mittels waren auch die Guttationstropfen des Frauenmantels. Pflanzen bilden solche Tropfen meist in der Nacht, wenn die Blattporen geschlossen sind. Der Wurzeldruck presst das Wasser, das sich nachts in der Wurzel sammelt, durch spezielle Spaltöffnungen, die sich an den Blattzähnen bzw. Blattspitzen befinden. „Himmelswasser" nannten die Alchemisten diese Tropfen, die sie morgens bei Sonnenaufgang einsammelten. Sie hatten die Vorstellung, dass *Alchemilla* das Wasser aus der Erde in sich aufsaugt, „läutert" und wieder abgibt, um es dem Himmel zu opfern, es der letzten Stufe der alchemistischen Verwandlung hinzugeben. Achten Sie einmal darauf, wenn Sie früh am Morgen draußen unterwegs sind: Es ist wirklich bezaubernd, wie sich das Himmelswasser am Blattgrund in einem großen Tropfen sammelt.
Die Guttationsflüssigkeit enthält hauptsächlich Zucker, außerdem Mineralien und Natrium. Beim Trocknen bleibt eine weiße Kruste auf der Blattoberfläche zurück. Arzneilich verwendet wird das Kraut, Alchemillae herba.

Wie wirkt er?

Die Inhaltsstoffe lassen die breite Anwendungspraxis nicht unbedingt vermuten, hier dominieren die Gerbstoffe. Es gibt jedoch noch einige andere Wirkstoffe, die interessant sind: Flavonoide, Leukocyanidine, wenig ätherisches Öl und Phytosterole. Es gibt leider keine jüngeren Untersuchungen zur Zusammensetzung.
Frauenmantel wirkt hormonell ausgleichend und progesteronartig und eignet sich daher zur Verwendung bei hormonellen Schieflagen. Auch bei Regelbeschwerden, in der Schwangerschaft, im Wochenbett und zur Anregung der Milchbildung hat er sich bewährt. Äußerlich als Spülung oder verarbeitet in Zäpfchen kann Frauenmantel auch bei Vaginalinfekten Linderung verschaffen.

Folgende Wirkungen sind belegt:

- progesteronartig bzw. hormonausgleichend
- krampflösend
- entzündungshemmend
- antibakteriell, antiviral, antimykotisch
- adstringierend

Wie einnehmen?

TEEZUBEREITUNG 2 TL zerkleinertes Frauenmantelkraut mit 150 ml kochendem Wasser überbrühen, 10 Minuten bedeckt ziehen lassen. 2–3 Tassen täglich trinken.

AUSGEWÄHLTE PRÄPARATE IN DER APOTHEKE Ceres Alchemilla Urtinktur, DHU Alchemilla Urtinktur

Gegenanzeigen – und was es sonst noch zu beachten gibt

Gegenanzeigen, Nebenwirkungen und Wechselwirkungen mit Medikamenten sind nicht bekannt.

MÖNCHSPFEFFER

Von den hier vorgestellten Heilpflanzen mit progesteronartiger Wirkung gibt es eine klare Reihenfolge, was die Wirkstärke betrifft: Am sanftesten ist der Frauenmantel, stärker wirksam ist der an dieser Stelle vorgestellte Mönchspfeffer und am stärksten wirksam: Yams.
In Bezug auf Stress ist Mönchspfeffer besonders interessant, da er zusätzlich den Prolaktinspiegel senkt. Eine Erhöhung des Prolaktinspiegels verschärft das hormonelle Ungleichgewicht zwischen Östrogen und Progesteron in der zweiten Zyklushälfte zusätzlich.

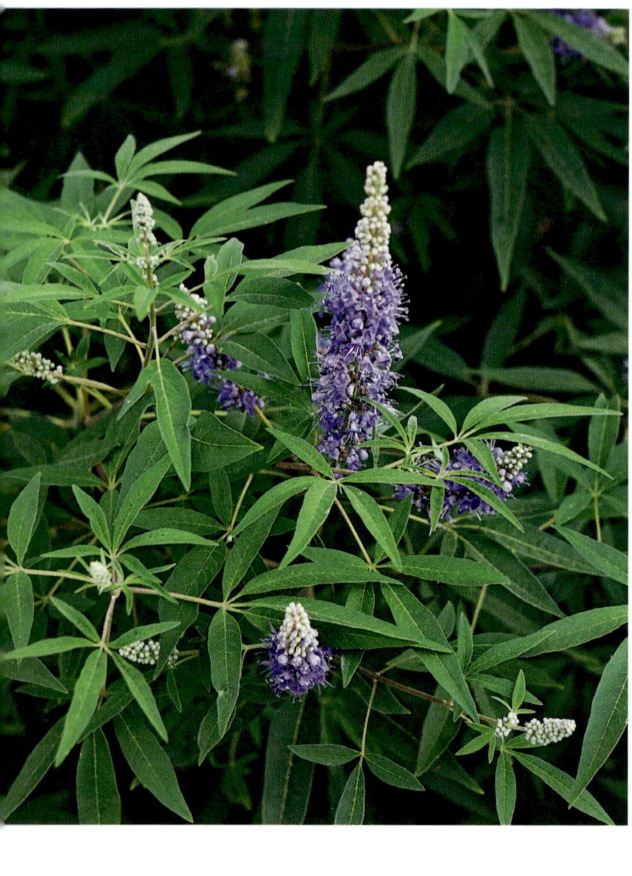

STRESS UND PMS

Jede dritte Frau leidet unter dem Prämenstruellen Syndrom (PMS). Dabei handelt es sich um komplexe Beschwerden, die 4–14 Tage vor Einsetzen der Regelblutung auftreten und mit Beginn der Regelblutung aufhören. Die Symptome können Frauen sehr beeinträchtigen und sind nicht selten so ausgeprägt, dass die Betroffenen in dieser Zeit regelrecht „ausgeknockt" sind. Auf der seelischen Ebene sind vor allem die Stimmungsschwankungen und Reizbarkeit anstrengend, es kann aber auch zu richtiggehenden depressiven Verstimmungen kommen. Körperlich kündigt sich die Regelblutung mit Heißhungerattacken oder Appetitlosigkeit, Müdigkeit, Wassereinlagerungen, berührungsempfindlichen Brüsten, Kopfschmerzen/Migräne und Kreislaufproblemen an. Natürlich müssen nicht alle Symptome gleichzeitig auftreten. Verantwortlich für diese Beschwerden ist ein Ungleichgewicht der Hormone in der zweiten Zyklushälfte. Normalerweise ist der Progesteronspiegel nach dem Eisprung erhöht und der Östrogenspiegel niedrig. Bei Stress kommt es zur Östrogendominanz in der zweiten Zyklushälfte. Außerdem wird vermehrt Prolaktin ausgeschüttet, ein Hormon mit wichtigen Aufgaben rund um das Thema Schwangerschaft und Stillzeit. Außer Stress kann auch eine Unterfunktion der Schilddrüse zu einem erhöhten Prolaktinspiegel führen. Ein erhöhter Prolaktinspiegel kann wiederum das Gleichgewicht zwischen Östrogen und Progesteron stören.

Der 2–4 m hohe Strauch mit hellbraunen, filzigen Zweigen ist im Mittelmeergebiet, auf der Krim und in Zentralasien beheimatet, wo er in Bachbetten und an Flussufern der Ebene und an der Küste wächst. Häufig kommt er in Griechenland und auf dem Balkan vor, vielleicht haben Sie ihn dort im Urlaub an Straßenrändern oder auf Parkplätzen gesehen. Seine Blätter erinnern an die Blätter von Cannabis, sein Stängel ist etwas behaart und seine kleinen violetten, blauen, rosa oder weißen Blüten stehen rispenartig dicht am Ende der Stängel. Nach der Blüte bilden sich pfefferkorngroße, dunkelbraune bis schwarze Früchte mit pfefferartigem Geruch und Geschmack.

Der Mönchspfeffer wurde bereits in der Antike medizinisch gebraucht: Er ist in den Schriften von Hippokrates, Dioskurides, Plinius, Galenos und Theophrast als Mittel bei Verletzungen und Entzündungen und auch gegen „Blutfluss" sowie zur „Beförderung des Abgangs der Nachgeburt" beschrieben worden. Auch bei Albertus Magnus und Hildegard von Bingen wurde *Vitex agnus-castus*, so sein botanischer Name, für Sitzbäder bei Gebärmuttererkrankungen und bei Störungen des weiblichen Zyklus eingesetzt. Im botanischen Namen finden sich *agnus*: das Lamm, und *castus*: keusch. Die deutschen Namen Mönchspfeffer und Keuschlamm nehmen Bezug auf die libidosenkende Wirkung, die bei niedriger Dosierung auftritt. In den Klostergärten des Mittelalters wuchsen neben Gewürz- und Heilpflanzen auch Pflanzenarten, die der „Abkehr von weltlicher Liebe" dienten. Die Mönche nutzten die scharf schmeckenden Samen als Gewürz für ihre Speisen und hatten einen willkommenen Nebeneffekt. Franz von Sales, Mystiker und Kirchenlehrer (1567–1622) erwähnt die Anwendung von Mönchspfeffer in seinem Büchlein Philothea im 13. Kapitel („Ratschläge zur Bewahrung der Keuschheit"): „Wer sich auf das Kraut Agnus castus bettet, wird selbst keusch und schamhaft. So wird auch dein Herz von jeder Makel und böser Lust gereinigt, wenn es im Heiland ruht, dem wahrhaft reinen und makellosen Lamm."

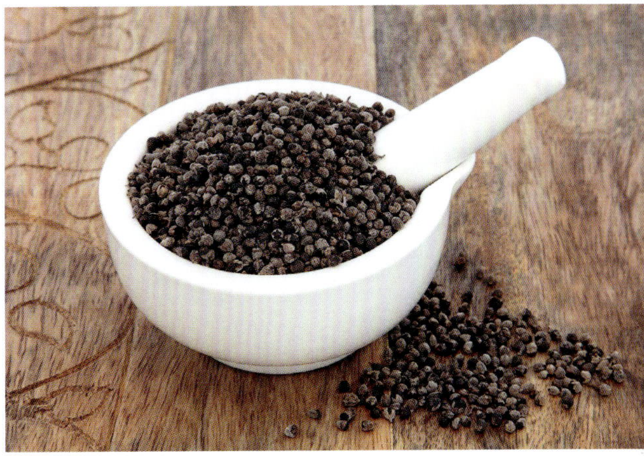

Mönchspfefferfrüchte

Arzneilich verwendet werden die Früchte, Agni casti fructus.

Wie wirkt er?

Verantwortlich für die Wirkung scheinen Iridoidglykoside, Flavonoide, ätherisches Öl und bizyklische Diterpene zu sein. Die Konzentration der Wirkstoffe ist für die Richtung der Wirkung entscheidend: Zu niedrig dosiert dämpft er die Libido und regt die Prolaktinbildung an. Da wir beides beim PMS und bei einer Östogendominanz nicht haben wollen, setzt man Mönchspfeffer als konzentrierten Extrakt in Form von Fertigarzneimitteln ein.

Folgende Wirkungen sind belegt:

- progesteronartig
- zyklusregulierend
- prolaktinspiegelsenkend

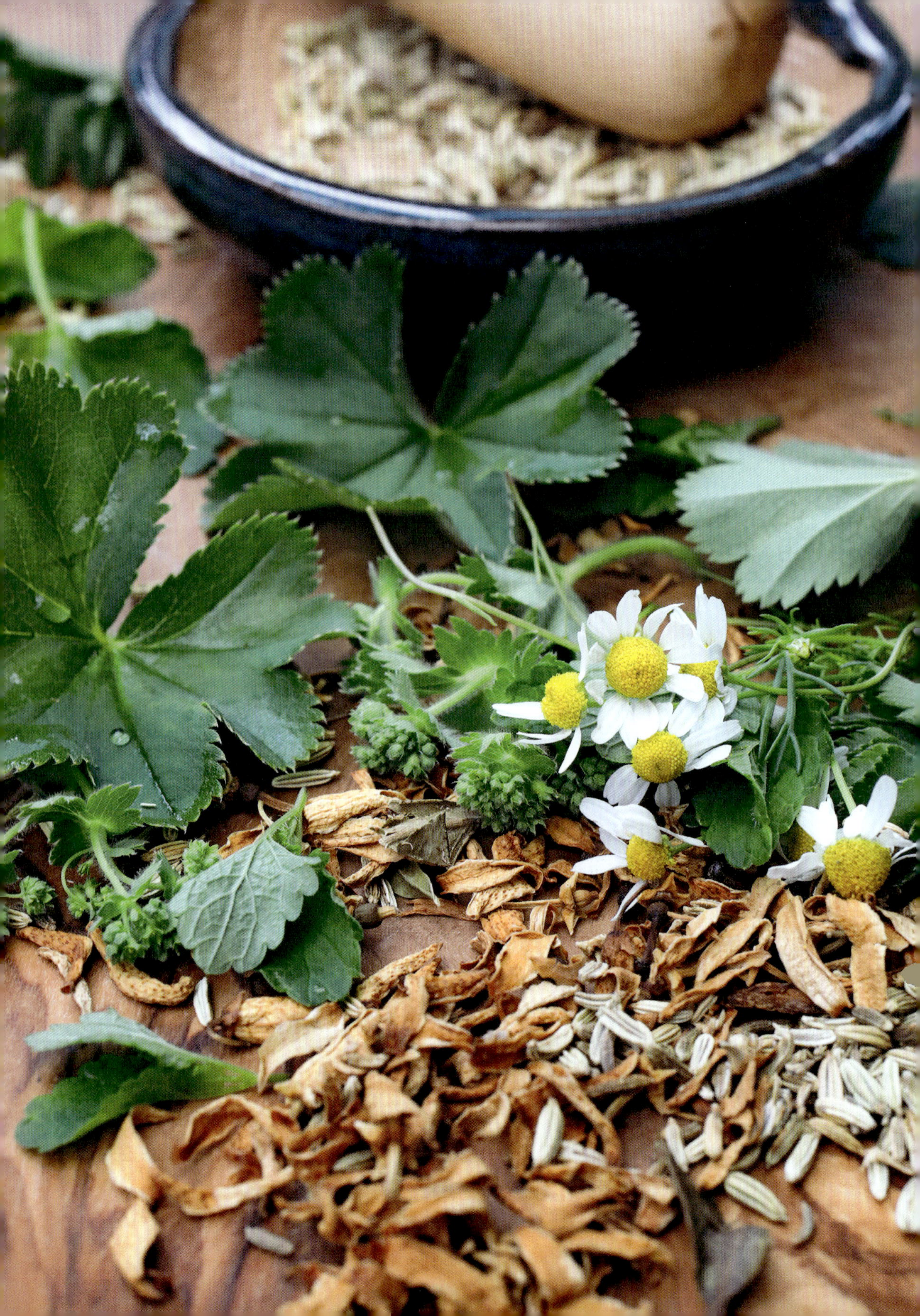

Wie einnehmen?

Eine Teezubereitung ist nicht üblich. Ich empfehle die Einnahme von Fertigarzneimitteln mit einer Tagesdosis von 30–40 mg Droge. Die von mir empfohlenen Fertigarzneimittel sind bei Einhalten der in der Packungsbeilage empfohlenen Einnahme (1 Tablette täglich) ausreichend dosiert. Bei stressbedingten Zyklusunregelmäßigkeiten empfehle ich die durchgehende Einnahme über drei Zyklen. Bei PMS ist es sinnvoller, Mönchspfeffer in der zweiten Zyklushälfte einzusetzen: Ab dem 15. Tag des Zyklus (Achtung: Tag 1 des Zyklus ist der erste Tag der Regelblutung!) bis zum Einsetzen der Regelblutung. Auch hier mindestens über drei Zyklen. Sollten Sie unsicher sein, dann nehmen Sie bitte Kontakt zu einer kompetenten Therapeutin auf.

AUSGEWÄHLTE PRÄPARATE IN DER APOTHEKE Agnolyt, Agnucaston, Cefanorm, Femicur N

PMS-BLUES-TEE
40 g Frauenmantelkraut
20 g Melissenblätter
20 g angestoßene Fenchelfrüchte
10 g Kamillenblüten
10 g Orangenblüten

1 TL der Mischung mit 1 Tasse kochendem Wasser übergießen und 7 Minuten bedeckt ziehen lassen. Abgießen und bei Nervosität 3 Tassen über den Tag verteilt trinken. Zur Förderung des Einschlafens 2 Tassen vor dem Schlafengehen trinken. Der Tee darf gerne mit Honig gesüßt werden.

PMS-Blues-Tee mit Frauenmantel und Melisse

BRUSTÖL
Manche Frauen leiden im Rahmen des PMS besonders unter schmerzenden Brüsten, einer Mastodynie. Auch hier bitte ich Sie, dieses Beschwerdebild gynäkologisch abklären zu lassen, vor allem, wenn es in Ihrer Familie bereits an Brustkrebs erkrankte Frauen gab.
Dieses Öl schafft zuverlässige Linderung und riecht sehr angenehm. Es entstaut das Brustgewebe, indem es den Lymphabfluss anregt.
100 ml Bio-Mandelöl
2 ml ätherisches Rosengeranienöl

Beides mischen und in eine Braunglasflasche füllen. Das Öl ist 1 Jahr haltbar. Reiben Sie die Brüste zweimal täglich mit dem Öl ein und streichen Sie am Ende mehrmals Richtung Achseln aus, dort sitzen die Lymphknoten, die die übermäßige Flüssigkeit abtransportieren.

Gegenanzeigen – und was es sonst noch zu beachten gibt

Nicht in der Schwangerschaft und Stillzeit einnehmen. Als Nebenwirkungen treten selten Hautjucken, Magen-Darm-Beschwerden und Kopfschmerzen auf. Bei der Einnahme von Dopamin-Rezeptor-Antagonisten kann eine wechselseitige Abschwächung der Wirkung auftreten.

NUR GUTE QUALITÄT KAUFEN

Bitte achten Sie beim Kauf des Rosengeranienöls sowie bei allen anderen ätherischen Ölen auf gute Qualität. Folgende Hersteller möchte ich empfehlen: Primavera, Neumond, Taoasis, Bahnhof Apotheke Kempten, Farfalla (Schweiz), Evelyn Deutsch (Österreich), Feeling (Österreich). Mehr dazu finden Sie in den Bezugsquellen ab Seite 165.

WILDER YAMS

Medizinisch verwendete Yamswurzel ist eine von vielen Yamsarten, zu denen auch die essbare *Dioscorea batatas* gehört. Mit ihrem hohen Stärkegehalt gehört sie zu den Grundnahrungsmitteln vieler Länder Westafrikas. Ursprünglich heimisch sind *Dioscorea*-Arten in Nord- und Mittelamerika. Medizinisch verwendet wird *Dioscorea villosa*, eine Kletterpflanze, die an feuchten Standorten wie Wasserläufen und Seen genauso zu finden ist wie in Wäldern, an steinigen Böschungen und Straßenrändern. Ihre Blätter sind herzförmig, die Blüten unauffällig weiß-grünlich.
Zwei Beinamen trägt sie, die Auskunft über ihre traditionellen Anwendungsgebiete geben: Kolikwurzel und Rheumawurzel. Ersterer verweist auf ihre entkrampfende Wirkung, was die Anwendung bei Menstruations- und Wehenschmerzen und anderen Krampf- und Schmerzzuständen erklärt. Rheumawurzel bezieht sich auf die lindernde Wirkung bei Entzündungen und Schmerzen an Knochen, Gelenken und Weichteilen. Auch zur Empfängnisverhütung wurde die Pflanze verwendet.
1936 wurde von japanischen Forschern im Wilden Yams der Wirkstoff Diosgenin, ein Steroidsaponin, als Progesteronvorstufe entdeckt. Diosgenin wird auch heute noch aus den Wurzelknollen gewonnen, in mehreren Syntheseschritten zu Progesteron umgewandelt und dann Verhütungsmitteln zugesetzt. Das ist nur im Labor durch einen mehrstufigen Umwandlungsprozess möglich und war 1944 der Startschuss für die Entwicklung der Antibabypille durch den amerikanischen Chemiker Russel Marker. Das chemisch veränderte Diosgenin war der Rohstoff für den Progesteronanteil, der Östrogenanteil in der Pille wurde aus Stutenurin gewonnen.
Nun ist das im Wilden Yams enthaltene Diosgenin erheblich schwächer wirksam als unser körpereigenes Progesteron, dennoch aktiviert es Progesteron-Rezeptoren. Wilder Yams ist stärker wirksam als Frauenmantel und Mönchspfeffer und ist dann sinnvoll, wenn Mönchspfeffer auch nach einem Einsatz über drei bis sechs Zyklen keine Besserung zeigt. Zur Erinnerung: Stress führt bei vielen Frauen zu einem Progesteronmangel, der sich in verkürzten oder unregelmäßigen Zyklen mit langer und/oder starker Blutung und körperlichen wie seelischen Beschwerden in den Tagen vor Einsetzen der Regelblutung (PMS) äußert.
Arzneilich verwendet wird die Wurzelknolle, Dioscoreae radix.

Wie wirkt er?

An Wirkstoffen finden sich neben dem bereits erwähnten Steroidsaponin Diosgenin Alkaloide, Gerbstoffe und reichlich Stärke.
Da die Anwendung der Wilden Yamswurzel in ihrer natürlichen Form bisher kaum wissenschaftlich untersucht wurde, liegen entsprechend wenige Erkenntnisse aus diesem Bereich vor. In der Frauen-Naturheilkunde-Szene wird Yams seit mittlerweile über 20 Jahren erfolgreich bei PMS und Progesteronmangel eingesetzt, auch in meiner Praxis setze ich den Wilden Yams seit über 10 Jahren erfolgreich ein.

Wie einnehmen?

Yams-Produkte können als Kapsel eingenommen oder als Creme oder Gel auf die Haut aufgetragen werden. Kapseln bestehen meistens aus 500 mg Yamsextrakt und sollen einmal pro Tag eingenommen werden. Da es keine zugelassenen Fertigarzneimittel gibt und ich in meiner Praxis ausschließlich mit Yams-Creme arbeite, könnte ich nur dazu Empfehlungen abgeben – und auf die möchte ich an dieser Stelle bewusst verzichten. Das aus gutem Grund: Yams-Gele oder -Cremes gibt es in verschiedenen Konzentrationen, von 3 bis 20 %, und in teilweise sehr fragwürdiger Qualität. Es gibt mittlerweile einige Apotheken im deutschsprachigen Raum, die in Zusammenarbeit mit naturheilkundlich arbeitenden Ärztinnen wirksame und sichere Rezepturen entwickelt haben. Aber nicht nur die Qualität ist entscheidend, auch der Zeitpunkt des Auftragens der Creme sowie die Dosierung, die sich ganz individuell nach den Beschwerden der betroffenen Frau richtet. Hier stößt die Selbstbehandlung an ihre Grenzen, lassen Sie sich in dem Fall bitte von einer kompetenten Ärztin oder Heilpraktikerin beraten.

Gegenanzeigen – und was es sonst noch zu beachten gibt

Nicht in der Schwangerschaft und Stillzeit einnehmen. Je nach Qualität und Wirkstoffkonzentration kann es beim Auftragen des Gels zu lokalen Reaktionen wie Rötung und Juckreiz kommen. Auch kann es bei hoher Dosierung zu Übelkeit kommen. Die Dosierung der Yamswurzel muss individuell erfolgen, dafür braucht es fachkundige Begleitung. Wechselwirkungen mit Medikamenten sind nicht bekannt.

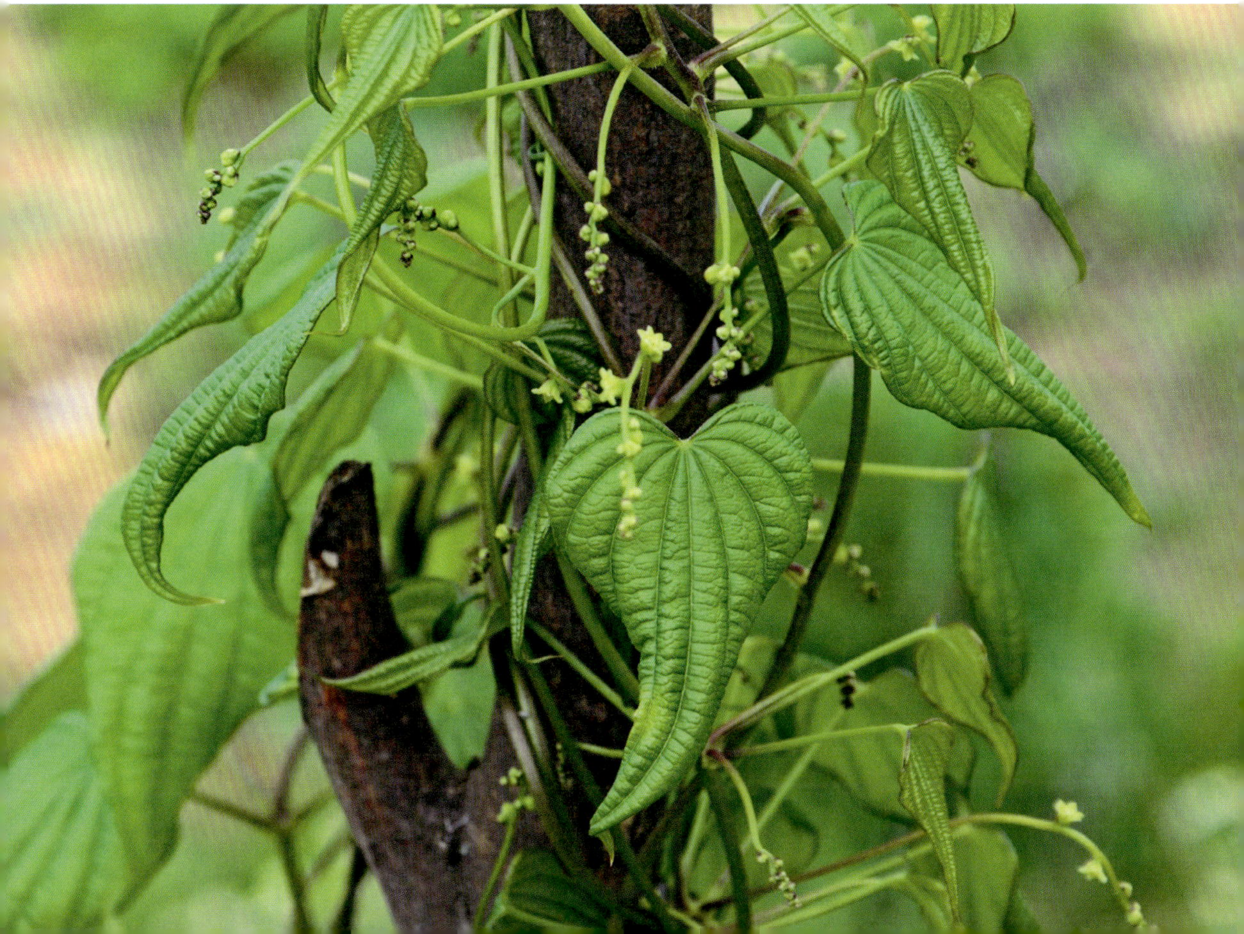

DYSMENORRHOE – KRAMPFARTIGE REGELBESCHWERDEN

Unabhängig vom Durcheinander, das Stress in unserem Hormonhaushalt auslöst, kann Stress krampfartige Regelbeschwerden verstärken. Gerade bei diesen Beschwerden hilft am besten Wärme und Ruhe. Aber woher nehmen, wenn frau bei der Arbeit, in der Schule, Ausbildung oder Uni ist? Hier sind Tipps, die die Beschwerden erträglicher machen können:

KRAMPF-LASS-NACH-TEE
30 g Kraut vom Gänsefingerkraut
20 g Frauenmantelkraut
20 g Schafgarbenkraut
20 g angestoßene Fenchelsamen
10 g Kamillenblüten

1 TL der Mischung mit 1 Tasse kochendem Wasser übergießen und 7 Minuten bedeckt ziehen lassen. Abgießen und bei Regelschmerzen mehrere Tassen täglich trinken. Tipp: Am besten beginnen Sie bereits einen Tag vor Einsetzen der Regelblutung mit dem Tee.

KRAMPF-LASS-NACH-BAUCHÖL
1 EL Melissenblätter
1 EL Lavendelblüten
1 EL angestoßene Fenchelsamen
150 ml Bio-Mandelöl

Alle Zutaten in ein Glas geben und 3 Wochen ausziehen, dabei täglich schütteln. Dann durch ein Tuch oder feines Sieb gießen und dunkel und kühl aufbewahren. Hält sich etwa 1 Jahr.
Bei Unterleibskrämpfen auf den Unterbauch auftragen und im Uhrzeigersinn einreiben. Eine aufgelegte Wärmflasche verstärkt die Wirkung.

GÄNSEFINGERKRAUT – DAS KRAMPFKRAUT

In der Teemischung ist es enthalten. Probieren Sie zusätzlich *Potentilla anserina* (so der botanische Name) Urtinktur von Ceres oder DHU. Mehrmals täglich 10 Tropfen einnehmen.

Fragiles Immunsystem

Ist der Körper in Alarmbereitschaft, dann ist das Immunsystem für kurze Zeit gestärkt. So kann es Infektionen schneller abwehren. Doch das Stresshormon Cortisol schwächt die Abwehrkräfte des Immunsystems auf Dauer, denn es unterdrückt Fieber oder Entzündungen – beides Abwehrreaktionen des Körpers auf gefährliche Eindringlinge. Erkältungsviren gelangen so nicht nur leichter in den Körper, sondern halten sich dort auch länger. Krankheiten werden verschleppt und Erkrankte brauchen länger, um wieder gesund zu werden. Die Folge: Sobald der Stress vorbei ist, bricht die Krankheit erst recht aus. Das ist ein Grund, weswegen viele Menschen gerade im Urlaub krank werden.

Sie werden möglicherweise aus eigener Erfahrung kennen, wie es ist, wenn man in stressigen Zeiten auch noch krank wird: Man hat ein weiteres Problem an der Backe, das alles noch komplizierter macht. Nicht umsonst haben Manager und Politikerinnen sehr häufig Personal Trainer, die ein individuelles Fitness- und Ernährungsprogramm zusammenstellen. Bewegung und eine gesunde Ernährung sind auch in Stresszeiten ein Garant dafür, dass Sie fit und gesund bleiben. Auch Entspannungstechniken gehören zu einem solchen Trainingsplan. Als Heilpraktikerin rate ich davon ab, bei Erkältungen oder einer Grippe Medikamente einzusetzen, die kurzfristig die Arbeitsleistung erhalten, indem sie das Fieber senken, Kopf- und Gliederschmerzen wegdrücken und möglicherweise noch aufputschend wirken. Es rechnet sich mittelfristig, wenn Sie sich die Zeit zum Auskurieren nehmen. In Apotheke und Drogerie finden Sie viele zuverlässig wirksame Arzneien auf Pflanzenbasis, die den Körper in der Überwindung der Erkältung unterstützen und nicht vorgaukeln, gesund zu sein. Denn der Bumerang kommt irgendwann zurück und man wird immer anfälliger.

Im Folgenden (ab Seite 110) möchte ich Ihnen Pflanzen vorstellen, die das Immunsystem bei Infektanfälligkeit unterstützen und Infektionen vermeiden.

Beginnen wir mit der ersten Stufe der Infektion, dem Moment, in dem Erreger über die Atemwege in Ihren Körper eindringen. Der Weg zur Arbeit mit öffentlichen Verkehrsmitteln, die Geschäftsreise im Zug oder Flieger, Konferenzen, Schulklassen, Kindergartengruppen, Großraumbüros – das sind die Komfortzonen für Erreger aller Art. Ist das Immunsystem geschwächt, dann muss gehandelt werden, um sich keinen Infekt einzufangen. Ausreichendes Trinken, am besten warme Getränke, und häufiges Lüften sind wichtig. Zusätzlich empfehle ich Lutschtabletten oder Halssprays, die das Anheften von Viren an die Schleimhautzellen des Rachens verhindern. Dieser Vorgang ist der erste Schritt der Infektion, hier vermehren sich die Viren und treten ihre Reise durch den Körper an.

Verhindern kann man dieses Andocken der Viren durch gerbstoffhaltige Heilpflanzen und ätherische Öle.

ZISTROSE

Wenn Sie einmal im Frühjahr die Gelegenheit hatten, durch die mediterrane Macchia zu wandern, dann dürften Ihnen die zartblühenden Zistrosensträucher aufgefallen sein. Weiß bis kräftig rosafarben, ein wenig wie Mohnblüten aussehend, sitzen die Blüten auf grau behaarten mittelhohen Sträuchern, deren Blätter an Salbei erinnern. In den Ländern, in denen sie heimisch ist, spielt die Zistrose eine große Rolle. Seit Langem ist sie bekannt für ihren hohen Gehalt an Polyphenolen. Bei uns ist durch Untersuchungen an der Westfälischen Wilhelms-Universität Münster vor allem eine Zistrosenart bekannt geworden: *Cistus incanus*, die Kretische Zistrose. Arzneilich verwendet wird das Kraut, Cystus herba.

Wie wirkt sie?

Die Polyphenole der Zistrose reagieren mit der Rachenschleimhaut, die sich zusammenzieht. Das Trockenheitsgefühl, das dabei entsteht, ist der Garant dafür, dass das Andocken von Viren an die Schleimhaut verhindert wird.

Folgende Wirkungen sind belegt:

- antiviral
- antibakteriell
- antimykotisch
- entzündungshemmend
- adstringierend

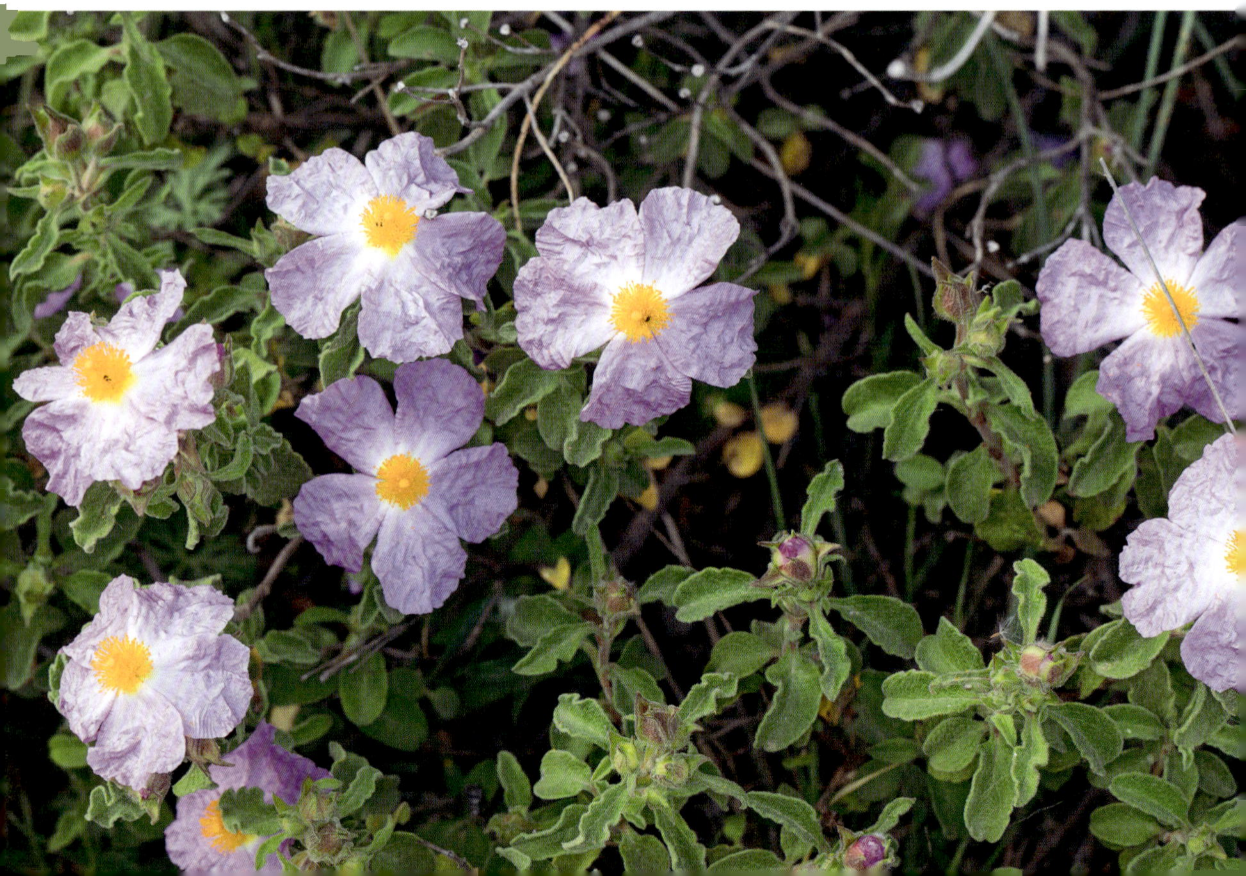

Wie einnehmen?

Zistrose wirkt lokal, das bedeutet, dass zum Schutz vor Infektionen Zistrose in Kontakt mit der Rachenschleimhaut kommen muss. Mit Tee, Lutschtabletten, Gurgellösungen oder Mund-Rachensprays ist das einfach umzusetzen und lässt sich fast immer und überall durchführen, wenn Sie mit größeren Menschenmengen in Kontakt kommen.

TEEZUBEREITUNG 1 TL Zistrosenkraut mit 150 ml kochendem Wasser überbrühen, 7–10 Minuten bedeckt ziehen lassen. In Erkältungszeiten mehrere Tassen täglich trinken.

AUSGEWÄHLTE PRÄPARATE IN APOTHEKE UND DROGERIE Cystus Bio Teekraut, Cystus 052 Infektblocker, Sanct Bernhard Cistus Lutschtabletten, Bio Cistus Tabletten Raab Vitalfood

Gegenanzeigen – und was es sonst noch zu beachten gibt

Gegenanzeigen und Wechselwirkungen mit Medikamenten sind nicht bekannt. Als Nebenwirkung kann Mundtrockenheit auftreten, die jedoch auch die Wirkung ausmacht.

GERBSTOFFE UND ÄTHERISCHE ÖLE

Die in der Zistrose enthaltenen Polyphenole gehören zu den Gerbstoffen, die so heißen, weil sie „gerbende“ Eigenschaften haben. Konkret bedeutet das, dass sie eine adstringierende (zusammenziehende) Wirkung auf Haut und Schleimhaut haben. Wie beschrieben, mögen Viren, Bakterien und Pilze das nicht, weil sie so nicht in Haut- oder Schleimhautzellen eindringen können. Außer der Zistrose gibt es noch zahlreiche andere gerbstoffhaltige Heilpflanzen, die sich zur Prophylaxe eignen. Auch ätherische Öle können vor Infektion schützen, denn sie wirken grundsätzlich antibakteriell. Auch wirken einige ätherische Öle antiviral, beispielsweise das ätherische Öl des Thymians. Äußerst wirksam ist folglich eine Kombination von beidem, Gerbstoffen und ätherischen Ölen.

AUSGEWÄHLTE PRÄPARATE IN APOTHEKE UND DROGERIE Alsiviral Cystus plus Holunder, Cistus-Holunder-Zink Lutschtabletten Schuck, Salviathymol N Madaus, Repha-Os Mundspray, Mundspray Bombastus
Um den Eintritt von Viren durch die Nase zu erschweren hat sich in der Corona-Pandemie das Algovir Nasenpray bewährt, das einen Schutzfilm auf die Nasenschleimhaut legt.

RACHENSPRAY
25 ml Salbeitinktur
2 Tropfen ätherisches Zimtrindenöl
5 Tropfen ätherisches Zitronenöl
2 Tropfen ätherisches Nelkenöl
1 TL Xylit (Birkenzucker)
ca. 75 ml destilliertes oder abgekochtes Wasser

Die Salbeitinktur in eine 100-ml-Sprühflasche füllen und die ätherischen Öle hineintropfen, gut durchschütteln.
Den Birkenzucker hinzufügen und erneut durchschütteln, bis er sich aufgelöst hat.
Mit dem Wasser auffüllen und erneut kräftig schütteln.
Nach Bedarf in Erkältungszeiten mehrmals täglich 1–2 Sprühstöße in den Rachen sprühen. Die ausgewählten ätherischen Öle und die Salbeitinktur wirken antibakteriell und antiviral. 4 Wochen haltbar.
Bitte achten Sie beim Kauf der ätherischen Öle auf gute Qualität. Empfehlungen zum Einkauf finden Sie auf Seite 105 sowie in den Bezugsquellen auf Seite 165.

TAIGAWURZEL

Unter den Adaptogenen ist die Taigawurzel die Pflanze, die am stärksten abwehrsteigernd wirkt. Sie haben Sie bereits auf Seite 39 kennengelernt. Sollten Sie also für Ihre Anti-Stresskur ein Adaptogen wählen und unter stressbedingter Infektanfälligkeit leiden, dann entscheiden Sie sich für eine Kur über 3 Monate mit der Taigawurzel. Hinweise zur Einnahme finden Sie auf Seite 41.

ECHINACEA

Der Purpurrote Sonnenhut, *Echinacea purpurea*, findet sich seit bald 100 Jahren in unserem Arzneischatz. Eigentlich stammt er aus Nordamerika, wo er in der Volksheilkunde einen festen Platz hat. Dass er diesen festen Platz auch bei uns hat, verdanken wir zwei Granden der Naturheilkunde: dem Schweizer Alfred Vogel und dem deutschen Mediziner Gerhard Madaus. Vogel lernte bei einer Reise in die USA in den 1950er-Jahren Ben Black Elk, den Häuptling der Oglala-Lakota kennen, der ihm von der Heilwirkung der Echinacea berichtete. Vogel begann daraufhin mit dem Anbau von Echinacea im Engadin und schaffte es, sie innerhalb von 15 Jahren durch gute Pflege und Anbaumethoden zu akklimatisieren. Der aus dem Griechischen entlehnte Gattungsname *Echinacea* (altgriechisch *echinos*) bedeutet übersetzt „Igel" oder „Seeigel" und bezieht sich auf die braunrote, igelähnliche Blütenmitte, von der die purpurnen Zungenblüten abstehen oder leicht herunterhängen. In der traditionellen Medizin Nordamerikas spielt Echinacea vor allem in der Wundheilung eine wichtige Rolle. Hier soll der Fokus auf der abwehrsteigernden Wirkung des Sonnenhutes liegen.
Arzneilich verwendet wird ausschließlich das frische Kraut, Echinaceae purpureae herba, das dann weiterverarbeitet wird.

Wie wirkt sie?

Man weiß inzwischen viel über die Inhaltsstoffe, deren Wirkungen und Wirkmechanismen. Echinacea aktiviert unser angeborenes, unspezifisches Immunsystem. Das

BITTE NUR DEN ECHTEN VERWENDEN

In Gärtnereien und Baumärkten gibt es zahlreiche Sonnenhut-Arten mit einem attraktiven Farbspiel. Für medizinische Zwecke muss es jedoch *Echinacea purpurea* sein, am besten bekommen Sie die richtigen Pflanzen in auf Heilpflanzen spezialisierten Gärtnereien.

äußert sich in einer vermehrten Bildung von Immunzellen und einer gesteigerten Aktivität der den weißen Blutkörperchen zugehörigen Fresszellen.

Folgende Wirkungen sind belegt:

- abwehrstärkend
- entzündungshemmend
- antibakteriell
- antiviral (Influenza-, Herpes-, Coronaviren)

Wie einnehmen?

Bei Infektanfälligkeit empfehle ich eine Intervallbehandlung über 4–6 Wochen (nicht länger!). Hier wird immer wieder ein Reiz an das Immunsystem gesetzt. Bei der Einnahme halten Sie sich an die in der Packungsbeilage empfohlene Dosierung. Nur nehmen Sie sie nicht durchgehend, sondern von Montag bis Freitag ein und machen am Wochenende Pause. Das verhindert eine Überstimulation des Immunsystems, Studien haben die Wirksamkeit dieser Einnahmeform, die als Intervalltherapie bekannt ist, belegt.

AUSGEWÄHLTE PRÄPARATE IN DER APOTHEKE Echinacea naturreiner Heilpflanzensaft Schoenenberger, Echinacea Urtinktur Ceres, Echinacea Urtinktur Hanosan, Echinacin Madaus, Echinaforce (Schweiz), Esberitox mono

Gegenanzeigen – und was es sonst noch zu beachten gibt

Nicht bei Autoimmunerkrankungen sowie progredienten, also fortschreitenden Systemerkrankungen, wie Tuberkulose, Leukosen, Kollagenosen, Multipler Sklerose, AIDS anwenden. Nicht bei Korbblütlerallergie. Nicht in der Schwangerschaft. Nebenwirkungen und Wechselwirkungen mit anderen Medikamenten sind nicht bekannt.

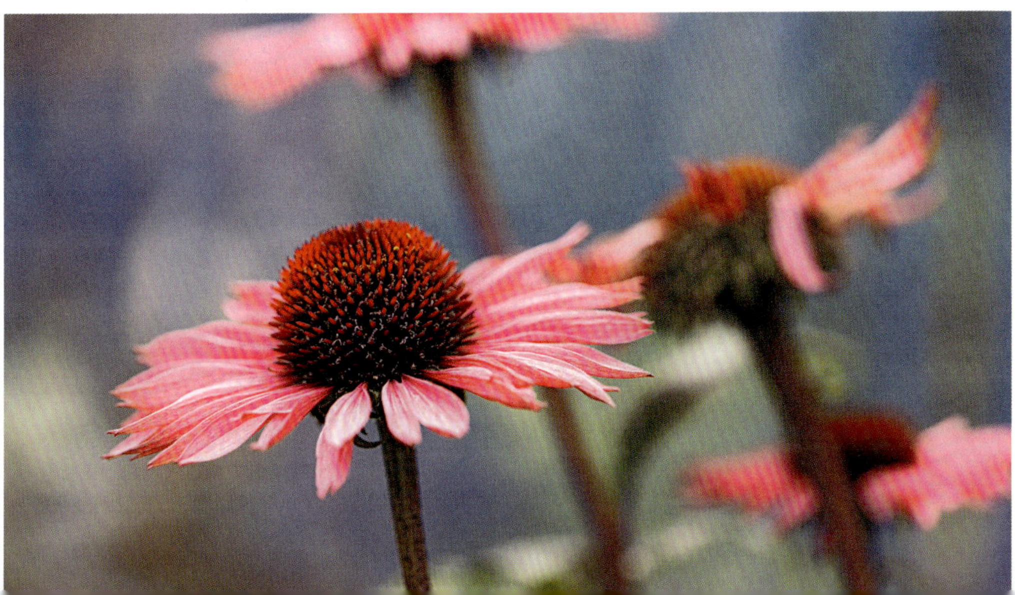

Angegriffenes Verdauungssystem

Bei Stress drosselt der Körper die Durchblutung der Verdauungsorgane und die Bewegung der Magen- und Darmmuskulatur wird eingeschränkt. Speisen verbleiben somit länger als erforderlich im Magen-Darm-Trakt, was zu Verstopfung führen kann. Oder das Gegenteil spielt sich ab: Das Herunterfahren der Verdauung führt zu Durchfall. Durch die vermehrte Anzahl von Stresshormonen produziert der Körper mehr Magensäure, dadurch leiden Betroffene häufiger unter unangenehmem Sodbrennen. Zudem besteht ein höheres Risiko für Magengeschwüre.

Weitere Stressfolgen im Magen-Darm-Bereich sind chronische Verdauungsprobleme. Neben der mangelnden Durchblutung der Verdauungsorgane ist auch die Bildung von Verdauungssäften gestört, sodass die verzehrten Nahrungsmittel nicht mehr ordentlich verdaut werden können. Der bei Stress träge Magen mischt die Speisen nicht ausreichend, die Leber bildet nicht ausreichend Galle und die Bauchspeicheldrüse bildet ungenügende Mengen an Bauchspeichel. Diese Gemengelage führt zu Beschwerden, die nicht einem einzelnen Verdauungsorgan zuzuschreiben sind.

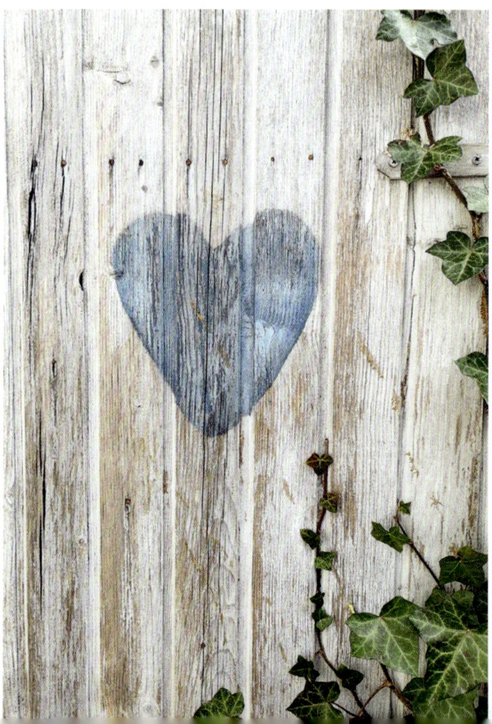

Dazu gehören: Völlegefühl, Appetitlosigkeit, Blähungen, Sodbrennen, Übelkeit, Unwohlsein, Bauchschmerzen, Krämpfe und Stuhlunregelmäßigkeiten. Typisch für diese Beschwerden ist, dass bei einer gastroenterologischen Untersuchung (Ultraschall, Magen- und Darmspiegelung, Untersuchung auf Nahrungsmittelunverträglichkeiten und Zöliakie) keine pathologischen Befunde erhoben werden. Es handelt sich um sogenannte funktionelle Störungen, das bedeutet, dass Störungen im funktionellen Ablauf vorliegen. Schulmedizinisch fallen darunter die Diagnosen Reizmagen und Reizdarm. Typisch für nervöse Verdauungsstörungen ist, dass sie häufig mit Unruhe, Nervosität und Schlafstörungen einhergehen.

Auch die Leber reagiert sensibel auf Stress: Ist das Stresshormon Cortisol dauerhaft erhöht, wird mehr Fett in die Leber eingelagert – langfristig kann Stress somit die Entwicklung einer Fettleber fördern. Grund dafür sind gestörte Stoffwechselprozesse und eine Drosselung des Fettabbaus (mehr dazu bei Diabetes auf Seite 96).

Bei funktionellen Verdauungsbeschwerden setze ich gerne Bitterstoffdrogen ein. Bei der Erschöpfung auf Seite 89 habe ich auf die tonisierende, das heißt kräftigende, stärkende Wirkung der Bitterstoffe hingewiesen. Hier geht es nun um die Wirkung von Bitterstoffen auf die Verdauung.

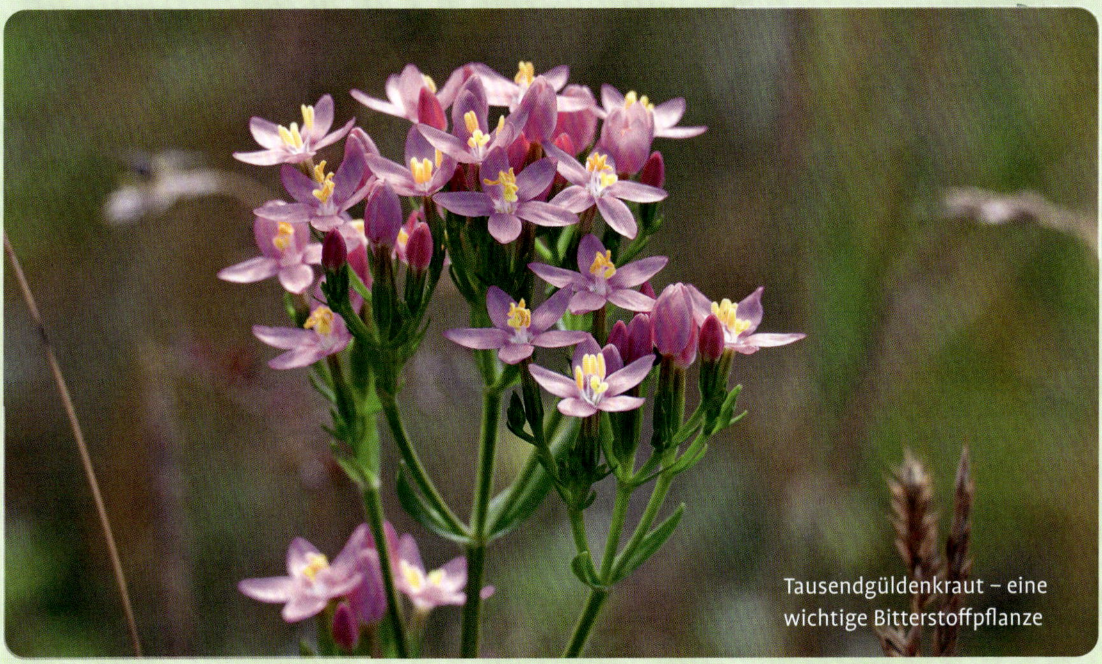

Tausendgüldenkraut – eine wichtige Bitterstoffpflanze

WAS SIND BITTERSTOFFE UND WIE WIRKEN SIE?

Als Bitterstoffe werden sekundäre Pflanzenstoffe bezeichnet, die einen bitteren Geschmack haben. Dazu gehören giftige Alkaloide genauso wie Gerbstoffe, Pflanzensäuren oder aromatische Verbindungen. Bitterstoffe reagieren mit Bitterstoff-Rezeptoren, die sich im ganzen Körper verteilt finden: vor allem im Verdauungstrakt, aber auch in der Lunge und auf der Haut. Bitterstoffe lösen jeweils unterschiedliche Reaktionen aus. Im hinteren Bereich der Zunge, dem Zungengrund, finden sich besonders viele dieser Rezeptoren. Reagieren Rezeptor und Bitterstoff dort miteinander, wird eine ganze Kaskade an Wirkungen ausgelöst: Erst wird vermehrt Speichel gebildet, dann die Bildung der anderen Verdauungssäfte (Magensaft, Galle und Bauchspeichel) angeregt. Das unterstützt die Aufspaltung unserer Nahrung. Die Schleimhäute werden besser durchblutet, das wiederum unterstützt die Aufnahme von Nährstoffen im Dünndarm. Die Bewegung von Magen und Darm wird angeregt, sodass der Mageninhalt besser vermischt und später durch den Darm transportiert wird.

Aber Bitterstoffe wirken nicht nur im Bereich der Verdauung, sie regen auch die Durchblutung an, stärken das Herz, machen wach und aufmerksam. Das trifft vor allem auf starke Bitterstoffdrogen wie Enzian und Wermut zu. Die tonisierende, kräftigende Wirkung nutzen wir, um bei Erschöpfung wieder mehr Elan zu bekommen. Und sie stärken das Immunsystem. Die folgenden Bitterstoffdrogen haben alle einen Bezug zu nervösen, funktionellen Verdauungsbeschwerden. Sie unterstützen mit ihren Bitterstoffen nicht nur die Verdauung, die so wieder ins Gleichgewicht gerät, sondern enthalten zudem nervenstärkende Wirkstoffe, meist ätherische Öle.

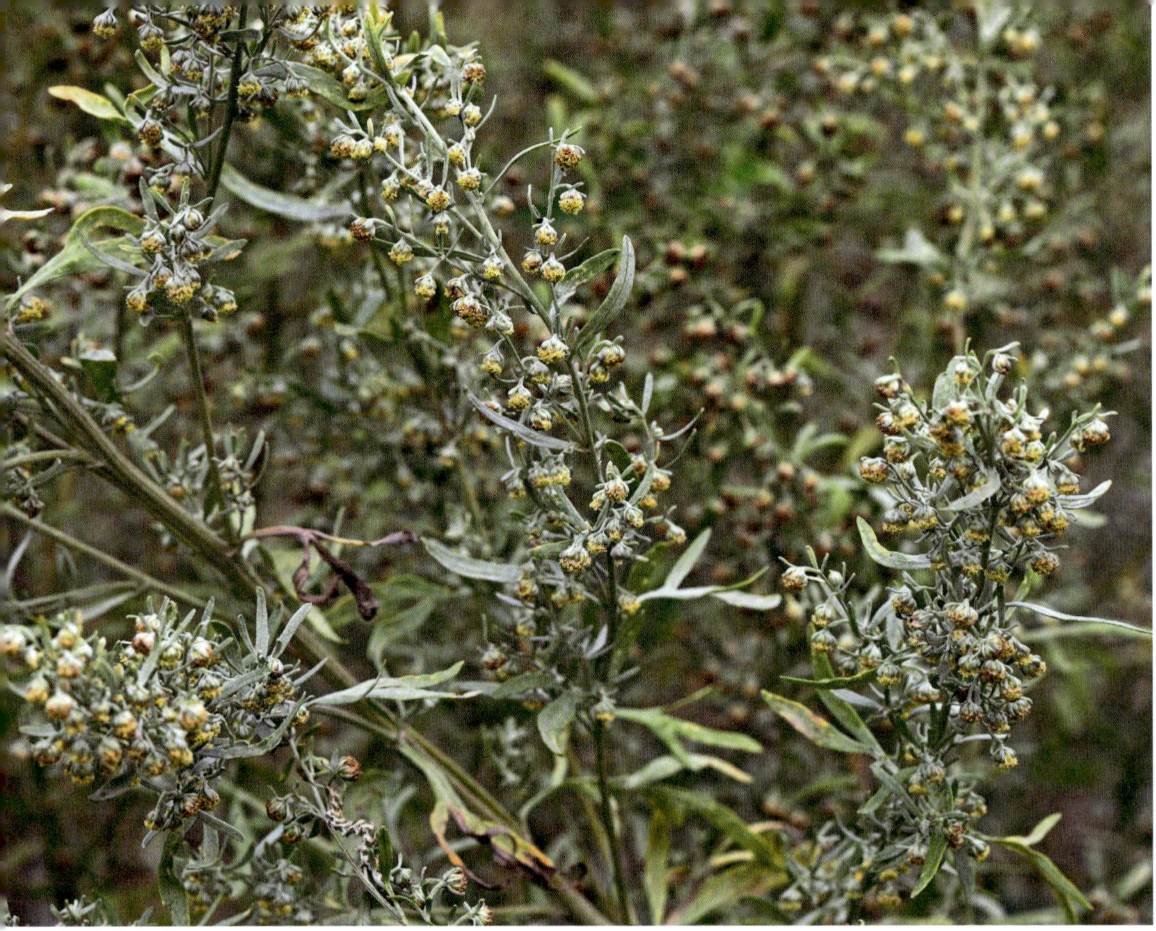

WERMUT

Artemisia absinthium, so der botanische Name, trägt in der Artbezeichnung das griechische Wort *absinthos*, was laut Dioskurides so viel wie „unerfreulich" oder „untrinkbar" bedeutet. Mit Sicherheit bezieht sich das auf den sehr bitteren Geschmack der Pflanze, sie gehört zum Bittersten, was bei uns wächst. Umso mehr überrascht, dass Apotheker immer wieder berichten, Wermuttee sei einer der am besten verkauften Kräutertees. Und wer ihn einmal probiert hat, kann es bestätigen: Der Bauch wird nach ein paar Schlückchen Tee wohlig warm und fühlt sich gut an.
Wermut ist das Bitterste unter den *Artemisia*-Gewächsen, zu denen auch Beifuß, Eberraute und Estragon gehören. Allesamt gehören sie zur Familie der Korbblütler. Wir finden Wermut vor allem in warmen Gegenden, wo er auf nährstoffreichen Böden an Zäunen, Wegrändern und auf Schuttplätzen zu finden ist. Sein Erscheinungsbild ist unauffällig: ein mehrjähriger Halbstrauch, der bis zu 1 m hoch werden kann und graugrüne, filzige Blätter hat. Auch die kleinen gelben Blütenstände des Wermuts wirken eher unscheinbar. Sie öffnen sich zwischen Ende Juli und Ende September in rispenartigen Ansammlungen entlang des oberen Stängelabschnitts. Die einzelnen Blütenkörbchen sind rundlich und hängen leicht herab.
Bereits in der Antike kannte man den Wermut als Heilpflanze, er war der Göttin Arte-

mis geweiht. Dioskurides schildert ihn als erwärmend, adstringierend und verdauungsfördernd. In der Volksmedizin des Mittelalters spielte die aromatische Staude eine wichtige Rolle. In Mitteleuropa fehlte sie selten in den Kräuterbüscheln, die an Mariä Himmelfahrt in der Kirche geweiht wurden. „Wenn Maria in den Himmel fährt, musst du Wermut aus dem Garten holen“, heißt es in Westfalen. Und Hildegard von Bingen schreibt über ihn: „wärmt den Magen, reinigt die Eingeweide und bringt gute Verdauung.“
Für die Wirkung des Wermuts auf das zentrale Nervensystem müssen wir eine Zeitreise in ein Pariser Café Ende des 19. Jahrhunderts antreten. Dort treffen wir möglicherweise auf Baudelaire, Van Gogh oder andere Künstler, die zur nachmittäglichen „grünen Stunde“ vor einem Glas Absinth sitzen. Der günstige Preis wird den Konsum des Likörs in der notorisch unter Geldmangel leidenden Künstler- und Schriftstellergemeinde befördert haben. Auch das Trinkritual, das vielfach als Initiationsritus in das Künstlerleben zelebriert wurde, mag eine besondere Anziehung ausgeübt haben, ebenso natürlich die Annahme, Absinth habe halluzinogene Wirkungen. Die Mythen, die die „grüne Fee“, wie er aufgrund der Farbe auch genannt wird, umranken, wurden von Legenden genährt, wonach Absinth ein starkes Gift enthalte, das Halluzinationen hervorrufe, Menschen verrückt werden lasse, epileptische Anfälle auslöse und van Gogh dazu gebracht habe, sein Ohr abzuschneiden. Ausgangspunkt des Mythos ist eine Thujon genannte Substanz, die ein natürlicher Bestandteil des Wermutkrauts ist. Thujon wurden halluzinogene und gesundheitsschädliche Wirkungen nachgesagt, die zu einem eigenen Krankheitsbild, dem sogenannten Absinthismus geführt hätten. Das führte dazu, dass Absinth von 1923 bis 1991 in Deutschland verboten war. Heute weiß man, dass der Thujongehalt des Absinths keinesfalls so hoch war, dass dieser den Absinthismus erklären könnte; es scheint eher der hochprozentige Alkohol gewesen zu sein, der beim Absinth immerhin bis zu 70%ig war!
Arzneilich verwendet wird das Kraut, Absinthii herba.

Wie wirkt er?

Durch den Gehalt an sehr bitteren Verbindungen wirkt Wermut ohnehin schon kräftigend und stärkend. So schrieb der Schweizer Pfarrer Künzle über ihn: „Ist einer grün wie ein Laubfrosch, mager wie eine Pappel, nimmt täglich ab an Gewicht und Humor und wirft keinen Schatten mehr, der probiere es mit einem Teelöffel voll Wermuttee alle 2 Stunden.“ Unterstützt wird diese Wirkung durch das im ätherischen Öl des Wermuts enthaltene Thujon, das nur in hohen Dosen neurotoxisch wirkt. In normaler Dosierung wirkt Thujon erregend auf das zentrale Nervensystem. Wermut hilft folglich bei stressbedingten Verdauungsbeschwerden mit Antriebslosigkeit.

Folgende Wirkungen sind belegt:

- verdauungsfördernd
- appetitanregend
- blähungswidrig
- krampflösend
- entzündungshemmend
- bakteriostatisch
- tonisierend

Wie einnehmen?

Ich empfehle eine vierwöchige Wermutkur. Wahlweise können Sie hier Tee oder eine Tinktur einsetzen. Ich persönlich verwende sehr gerne die Absinthium Urtinktur von Ceres.

TEEZUBEREITUNG ½–1 TL Wermutkraut mit 150 ml heißem Wasser überbrühen, 7–10 Minuten bedeckt ziehen lassen. 2–3 Tassen täglich trinken.

AUSGEWÄHLTE PRÄPARATE IN APOTHEKE UND DROGERIE Ceres Absinthium Urtinktur, Naturreiner Heilpflanzensaft Wermut Schoenenberger, Wermut-Trank nach Hildegard von Bingen Jura Pharm; außerdem ist Wermut in verschiedenen Bittermitteln enthalten: Bitterelixier Wala, Gastritol liquid Dr. Klein.

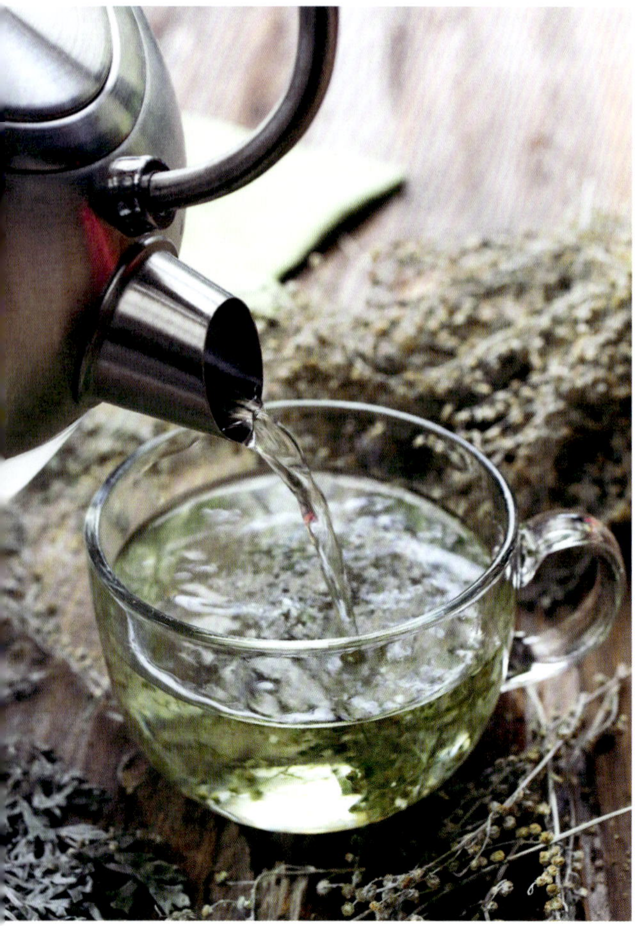

WERMUT-KUR NACH HILDEGARD VON BINGEN

Jeden 2. Tag vor dem Frühstück 40 ml Wermut-Trank nach Hildegard von Bingen Jura Pharm (aus der Apotheke) als Kur von Mai bis Oktober nach Packungsanweisung einnehmen. Der Wermut-Trank enthält Weißwein, Wermutsaft und Honig.

Zusätzliche Anwendungsgebiete

Wermut kann bei chronisch entzündlichen Darmerkrankungen (Colitis ulcerosa, Morbus Crohn) begleitend zur Entzündungshemmung eingesetzt werden. Bei Patienten mit Morbus Crohn wurde nach dreiwöchiger Gabe von dreimal 500 mg Wermutkraut/Tag ein steroidsparender Effekt beobachtet.

Gegenanzeigen – und was es sonst noch zu beachten gibt

Nicht in der Schwangerschaft, bei Magen- und Zwölffingerdarmgeschwüren, bekannten Gallensteinen und Korbblütlerallergie. Nebenwirkungen und Wechselwirkungen mit anderen Medikamenten sind nicht bekannt.

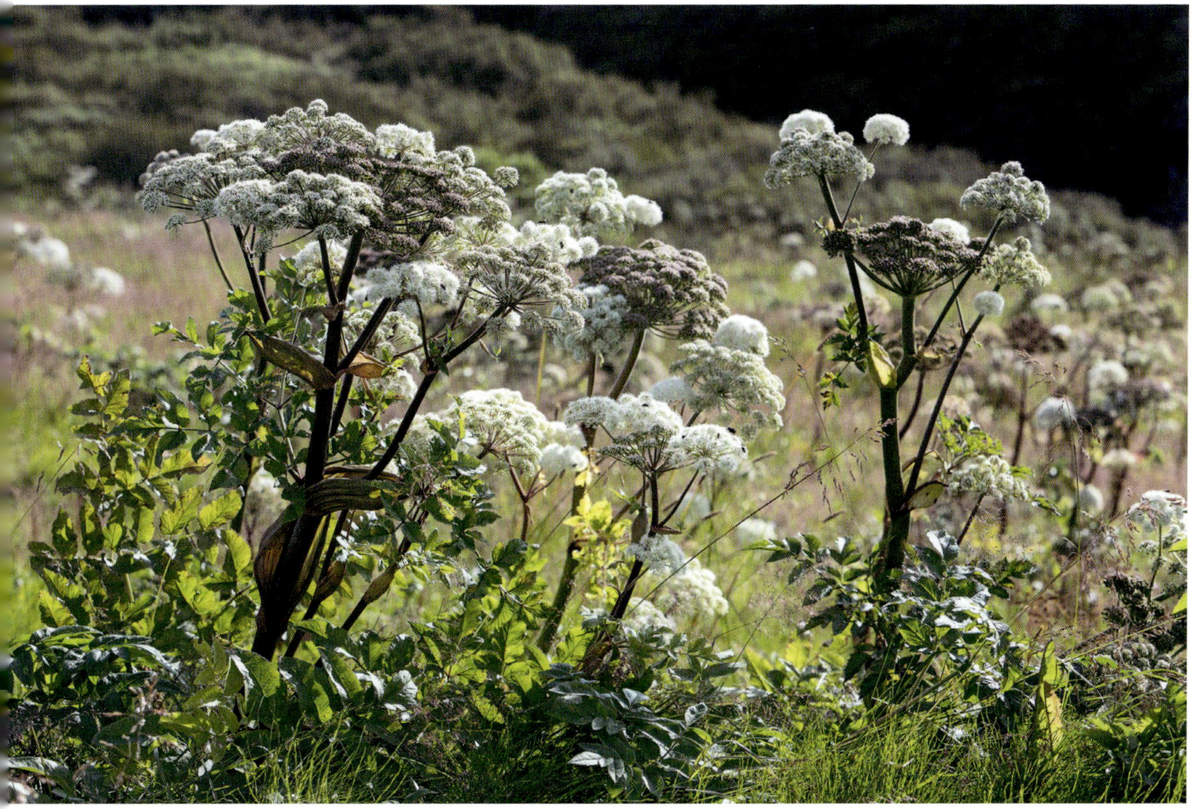

ENGELWURZ

Zwei Arten von Engelwurzen sind bei uns heimisch: die Waldengelwurz (*Angelica sylvestris*) und die Erzengelwurz (*A. archangelica*). Medizinisch wird vor allem die Erzengelwurz verwendet, die auch schlicht Engelwurz oder Angelica genannt wird. Während im Mittelalter die meisten Heilpflanzen aus dem Süden kamen, schaffte es mit der Engelwurz eine Pflanze aus dem Norden in die europäischen Klostergärten. Auch wenn man sie in allen gemäßigten Zonen Europas und Asiens findet, fühlt sie sich im hohen Norden besonders wohl. Bei uns findet man sie häufig in Norddeutschland, in Mittel- und Süddeutschland ist die deutlich kleinere Waldengelwurz heimisch.

Zu übersehen ist die Engelwurz mit einer Größe von bis zu 3 m und armdickem Stängel nicht. Sie ist mit dem Riesenbärenklau, auch Herkulesstaude genannt, zu verwechseln. Beide gehören zur Pflanzenfamilie der Doldenblütler. Während der Riesenbärenklau einen rauen und kantigen Stängel hat, ist dieser bei der Engelwurz glatt und bräunlich. Zur Unterscheidung der beiden lohnt sich der Blick in ein Pflanzenbestimmungsbuch. Engelwurz wächst an Flussläufen, auf feuchten Wiesen und in Schluchten höherer Gebirge in Nordeuropa und Nordasien.
Engelwurz gehört zu den aromatischen Bitterstoffdrogen, wie auch beim Wermut

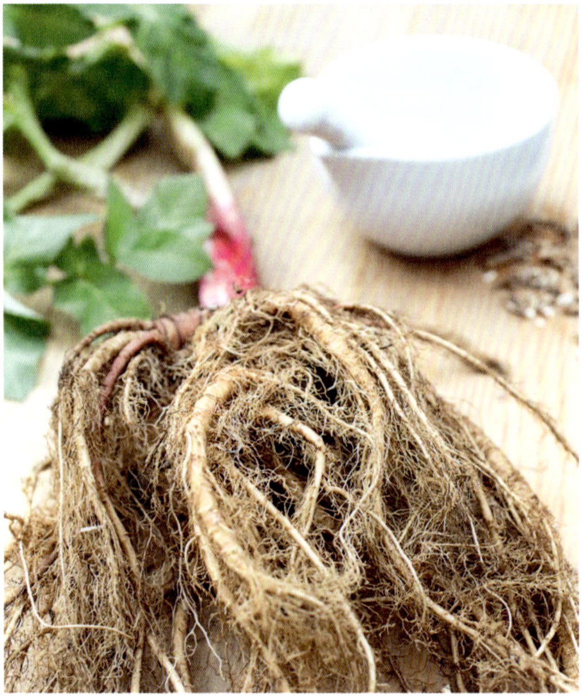

Engelwurz-Wurzel

treffen sich hier Bitterstoffe und ätherisches Öl. In den alten Kräuterbüchern wird sie als Pestwurz und Theriakkraut bezeichnet. Es galt als sicher, dass man sich mit ihr vor Ansteckung mit der Pest schützen konnte. Dafür trug man ein Wurzelstück als Amulett mit sich, kaute es oder nahm sie als Elixier ein. Der Theriak war nur eines von zahlreichen Allheilmitteln, mit denen man sich in Zeiten von Pest und Cholera zu schützen versuchte. Auch heute noch ist Angelica in vielen aromatischen Kräuterlikören, wie etwa dem französischen Chatreuse oder im Boonekamp enthalten.
In der alten Literatur taucht ein weiterer alter Name auf: Angstwurz. Die Wirkung der Engelwurz wird oft als stärkend und mutmachend beschrieben. Es ist überliefert, dass sich die alten nordischen Sänger mit den Blüten der Angelica vor ihren Auftritten bekränzt haben, um die Angst vor dem Auftritt zu nehmen und Inspiration zu empfangen. In den nordischen Ländern hatte die Engelwurz den Status einer heiligen Pflanze. Arzneilich verwendet wird die Wurzel, Angelicae radix. Die offizielle Drogen-Bezeichnung ist Angelikawurzel.

Wie wirkt sie?

Auch hier steht zunächst einmal die Bitterstoffwirkung im Vordergrund. Das Wirkspektrum wird durch die beruhigende, angstlösende und antidepressive Wirkung des ätherischen Öls erweitert.

Folgende Wirkungen sind belegt:

- verdauungsfördernd
- appetitanregend
- blähungswidrig
- krampflösend
- entzündungshemmend
- antibakteriell
- abwehrstärkend
- beruhigend
- mild angstlösend
- mild antidepressiv

Wie einnehmen?

TEEZUBEREITUNG 1 TL Angelikawurzel mit 150 ml Wasser zum Kochen bringen, 2 Minuten bedeckt ziehen lassen. 2–3 Tassen täglich trinken.
Ausgewählte Präparate in der Apotheke und Drogerie: Ceres Angelica Urtiktur, DHU Angelica Urtinktur; außerdem enthalten in verschiedenen Bittermitteln: Bitterselect Dreluso, Gastritol liquid Dr. Klein, Iberogast

Gegenanzeigen – und was es sonst noch zu beachten gibt

Gegenanzeigen, Nebenwirkungen und Wechselwirkungen mit anderen Medikamenten sind nicht bekannt.

KALMUS

Die Verwendung des Kalmus reicht nachweislich bis in das 7. vorchristliche Jahrhundert. *Acorus calamus*, so sein botanischer Name, wurde zu jener Zeit schon gebraucht; das belegen altpersische Schriften. Nicht nur in Persien, sondern auch in China und Indien kannte man ihn als hervorragendes Magenmittel schon lange vor unserer Zeitrechnung. Einen hohen Stellenwert besitzt die Pflanze in der Volksmedizin der Russen und Letten und sie ist fester Bestandteil der TCM und des Ayurveda. Kein Wunder, denn heimisch ist der Kalmus ursprünglich in Indien. Im Mittelalter machte man keinen Unterschied zwischen asiatischem und europäischem Kalmus, später wurden Handelssorten verschiedener Länder unterschieden. In Polen soll Kalmus schon im 13. Jahrhundert gepflanzt worden sein. Dass der Kalmus im Mittelalter nicht in Deutschland vorkam, geht daraus hervor, dass er in den aus dieser Zeit stammenden Schriften nirgends genannt wird. Auch die Kräuterbücher aus der ersten Hälfte des 16. Jahrhunderts kennen ihn nur als ausländische Droge. In Mitteleuropa scheint sich die Pflanze sehr schnell auf vegetativem Wege verbreitet zu haben. Jedenfalls darf man sie im 17. Jahrhundert bereits als völlig eingebürgert ansehen.
Bei uns wächst Kalmus wild in Gräben, an Teichrändern, Flussufern und in Sümpfen. Dort ist er mit seinem verzweigten, dicken Wurzelstock fest verankert. Aus dem Wurzelstock treibt die Staude schwertförmige Blätter, die über 1 m lang werden können. Der Blütenstängel ist den Laubblättern sehr ähnlich, an seiner Seite bricht im Juni

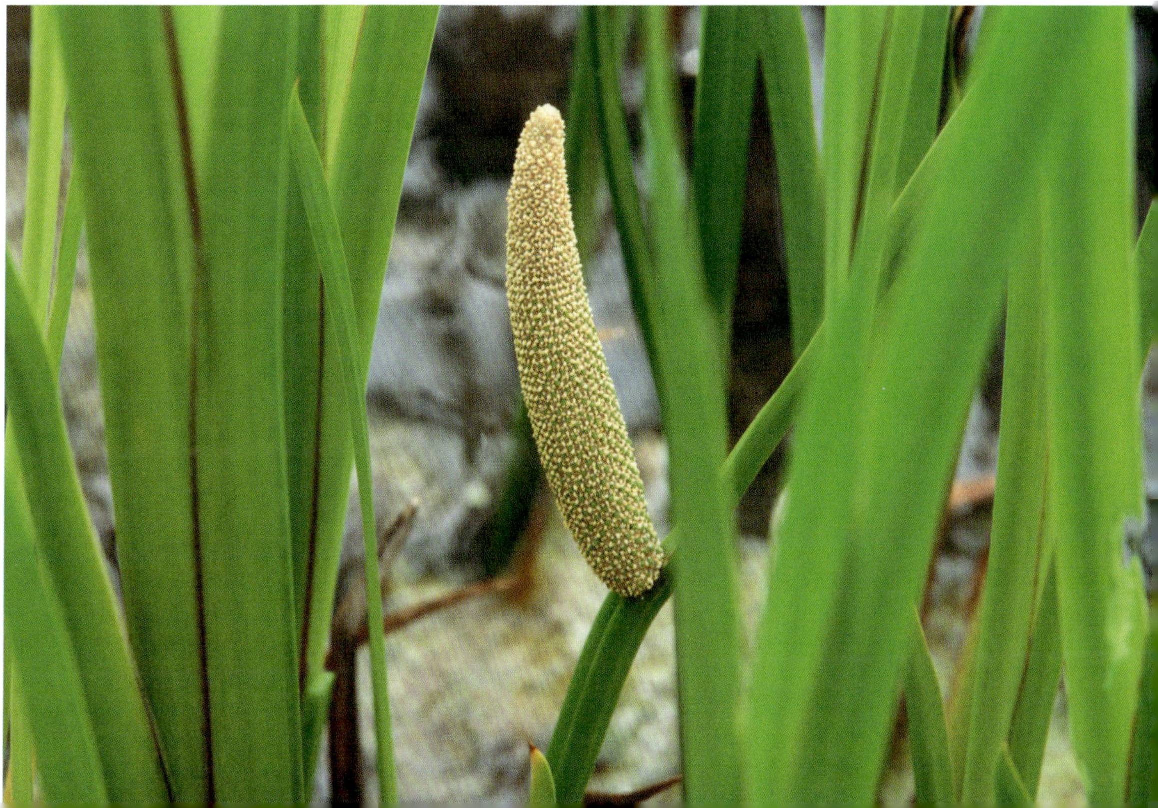

oder Juli ein Kolben mit kleinen unscheinbaren, grünlichen Blüten hervor.
Allgemein wurde er zur Förderung der Verdauung und bei Zahnschmerzen verwendet. Bei uns ist das Kauen von Kalmuswurzel bei der Raucherentwöhnung bekannt. Arzneilich verwendet wird der Wurzelstock, Calami rhizoma.

Wie wirkt er?

Wie bei Wermut und Engelwurz haben wir es mit einer aromatischen Bitterstoffdroge zu tun, das ätherische Öl wirkt krampflösend, beruhigend und schmerzlindernd. Früher hat man zahnenden Kindern Kalmuswurzel zum Kauen gegeben.

Folgende Wirkungen sind belegt:

- verdauungsfördernd
- appetitanregend
- blähungswidrig
- blutfettsenkend
- krampflösend
- antibakteriell
- kräftig tonisierend
- beruhigend
- schmerzlindernd

Wie einnehmen?

TEEZUBEREITUNG 2 TL Kalmuswurzel mit 150 ml Wasser zum Kochen bringen oder mit kochendem Wasser übergießen, 3–5 Minuten bedeckt ziehen lassen. 2–3 Tassen täglich trinken.

AUSGEWÄHLTE PRÄPARATE IN APOTHEKE UND DROGERIE Kalmus Tropfen nach Pater Severin (Österreich), Phytopharma Kalmus Tinktur (Österreich); außerdem in verschiedenen Bittermitteln enthalten: Bitterelixier Wala, Bolus alba comp. Pulver Wala

Zusätzliche Anwendungsgebiete

Kalmus wird traditionell bei Asthma, Krampfhusten und Magen-Darm-Krämpfen eingesetzt.

Gegenanzeigen – und was es sonst noch zu beachten gibt

Nicht in der Schwangerschaft, bei Magen- und Zwölffingerdarmgeschwüren und bekannten Gallensteinen anwenden. Nebenwirkungen und Wechselwirkungen mit anderen Medikamenten sind nicht bekannt.

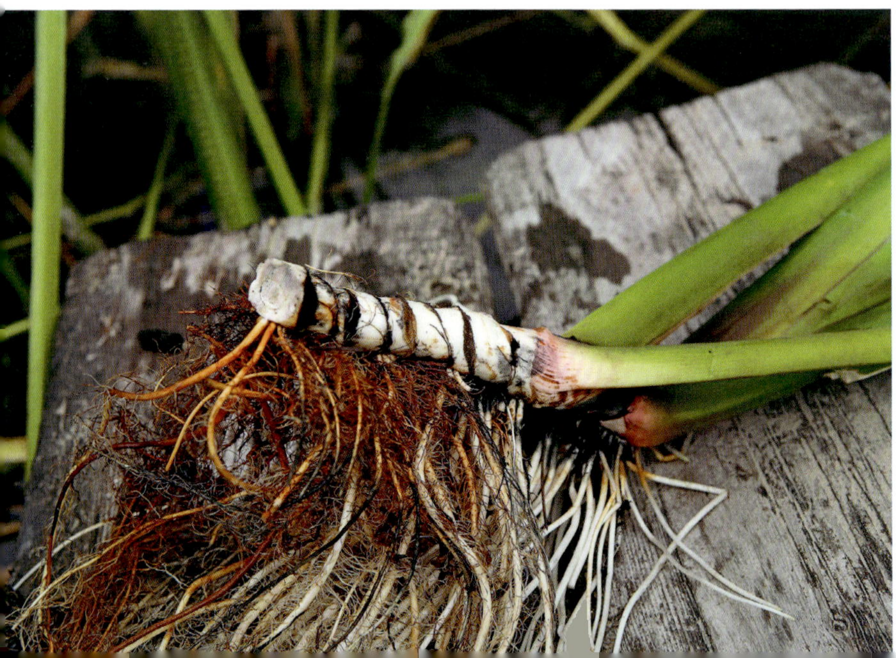

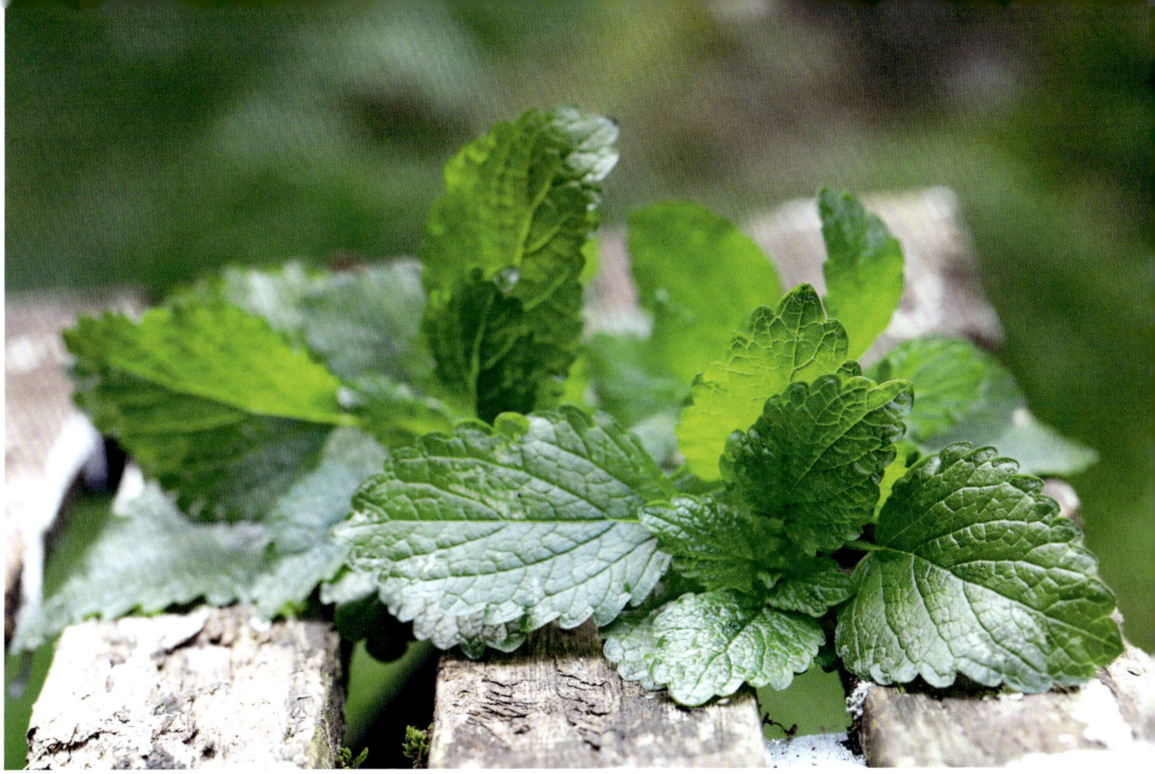

MELISSE

Lassen wir die Bitterstoffe zurück und kommen zu aromatischen Heilpflanzen mit verdauungsfördernder und nervenstärkender Wirkung – wie die Melisse. Die Zitronenmelisse habe ich bereits auf Seite 70 als beruhigende Heilpflanze ausführlich vorgestellt; sie ist (häufig zusammen mit Engelwurz) Hauptbestandteil verschiedener Kräuterschnäpse und Liköre, wie dem beruhigenden Melissengeist der Karmeliternonnen. In den alten Kräuterbüchern wird immer wieder die wohltuende Wirkung auf Verdauung und Herz beschrieben. So schreibt der deutsche Arzt Jakob Dietrich aus Bad Bergzabern alias Tabernaemontanus 1664: „erhitzigen den magen und fürdern die dauung ... vertreibet alle traurigkeit und macht fröhliche träume ... wider die schwachheiten und ohnmachten des hertzens“. Bei den nervösen Herzbeschwerden auf Seite 131 werde ich auf diese spezielle Wirkung noch ausführlicher eingehen.

Eine besondere Rolle spielt in unserer Volksmedizin der Melissengeist, der seinen festen Platz in der Behandlung nervöser Störungen hat. Ursprünglich ein Klosterrezept, trat „Klosterfrau Melissengeist“ Anfang des 19. Jahrhunderts mit einer guten Marketingstrategie seinen Siegeszug an. Die belgische Ordensschwester Maria Clementine Martin war für ihre großen Dienste bei der Schlacht von Waterloo 1815 vom preußischen König mit einer lebenslangen Leibrente belohnt worden. 1826, schon über 50 Jahre alt, gründete sie in Köln ein Unternehmen und begann mit der Herstellung des ihr aus dem Kloster bekannten und von ihr weiterentwickelten Melissengeistes. Der preußische König gestattete ihr, sein Wappen auf ihren Produkten als Zeichen der Echtheit zu führen, und schon bald konnte sie öffentlich die hohe Wirksamkeit ihres Melissengeistes mit dem Gutachten angesehener Ärzte belegen. Die „Klosterfrau", wie sie allgemein genannt wurde, war eine hoch angesehene Persönlichkeit in Köln. Als sie 1843 stirbt, trauerte die ganze Stadt um sie.

Wie wirkt sie?

In Bezug auf nervöse Verdauungsstörungen interessiert uns an dieser Stelle vor allem die beruhigende, blähungswidrige und krampflösende Wirkung der Melisse.

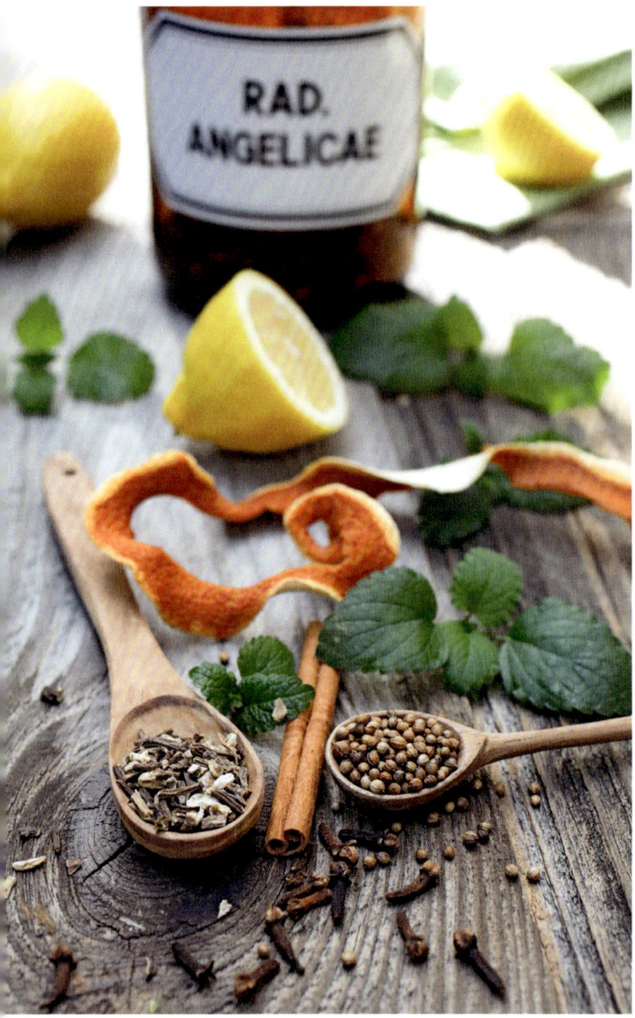

Wie einnehmen?

Zur Teezubereitung und Dosierung von Tinkturen finden Sie Informationen auf Seite 72.

AUSGEWÄHLTE PRÄPARATE IN APOTHEKE UND DROGERIE Ceres Melissa Urtinktur, Gastrovegetalin.
Melisse ist auch in Mischungen zur Behandlung funktioneller Verdauungsstörungen enthalten: Balsamischer Melissengeist Weleda, Klosterfrau Melissengeist, Gastritol liquid Dr. Klein, Iberogast.
Für die äußerliche Anwendung bei „Stressbauchweh" oder dem Gefühl, der Bauch habe „zugemacht", verwende ich gerne das Melissenöl von Wala. Es enthält neben Melissenblättern Fenchel, Kümmel und Oregano und wirkt krampflindernd.

MELISSENGEIST

1 EL Melissenblätter
1 TL Pomeranzenschale
½ TL Angelikawurzel
5 Gewürznelken
½ TL Koriandersamen
¼ Stange Zimt
½ TL abgeriebene Zitronenschale
200 ml 50%iger Alkohol

Pomeranzenschale, Angelikawurzel, Nelken und Koriander im Mörser anstoßen, Zimt auseinanderbröseln. Mit der abgeriebenen Zitronenschale und der klein geschnittenen Melisse in ein Glas füllen, den Alkohol darübergießen.
3 Wochen stehen lassen, dabei täglich schütteln. Dann durch ein Tuch oder sehr feines Sieb in Braunglasflaschen mit Tropfaufsatz füllen. Hält sich 2–3 Jahre.
Bei nervösen Verdauungsstörungen dreimal täglich 20–30 Tropfen in etwas Wasser nach dem Essen einnehmen. Ich empfehle eine Kur über 4–6 Wochen.

LAVENDEL

Die Wirkung des Lavendel auf unser Nervensystem habe ich bereits auf Seite 68 ausführlich beschrieben. Eher unbekannt ist, dass Lavendel auch einen Bezug zu unserem Verdauungssystem hat und sich daher gut zur Linderung nervöser Verdauungsbeschwerden eignet. Er ist traditionell Bestandteil der Kräuter der Provence, einer Gewürzmischung, die Sie vermutlich auch gerne zum Kochen verwenden.
Bezogen auf die Verdauung regen Lavendelblüten die Bildung von Galle und die Entleerung der Gallenblase an; sie wirken blähungswidrig und krampflösend. Alles Weitere zur Einnahme finden Sie auf Seite 69.

KAMILLE

Auch die Kamille habe ich Ihnen bereits als Heilpflanze mit nervenstärkenden Eigenschaften vorgestellt (Seite 73). Hier sollen die Wirkungen auf das Verdauungssystem im Vordergrund stehen. Kamillenblüten wirken krampflösend und blähungswidrig. Das, in Kombination mit ihrer beruhigenden und leicht angstlösenden Wirkung, macht sie zu einer interessanten Heilpflanze bei nervösen Verdauungsbeschwerden mit Neigung zu Krämpfen. Alles Weitere zur Einnahme finden Sie auf Seite 75.

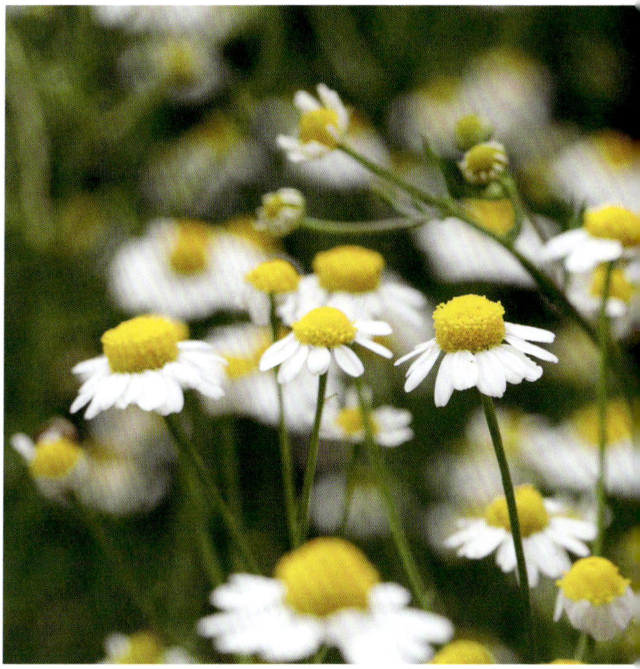

ENTSPANNTE-VERDAUUNG-TEE

30 g Angelikawurzel
20 g Melissenblätter
20 g Kamillenblüten
10 g Lavendelblüten
10 g Kalmuswurzel
10 g Wermutkraut

1 TL der Mischung mit 150 ml kochendem Wasser überbrühen, 7 Minuten bedeckt ziehen lassen. 2–3 Tassen täglich trinken.

Probleme des Herz-Kreislauf-Systems

Das Herz-Kreislauf-System wird durch chronischen Stress geschwächt. Forscher haben herausgefunden, dass Dauergestresste etwa doppelt so häufig unter Herz-Kreislauf-Erkrankungen leiden wie wenig Gestresste. Bei Stress leistet unser Herz Hochleistung, um die Muskulatur gut mit sauerstoffreichem Blut zu versorgen. Sie erinnern sich, dabei geht es um das Thema Flucht. Das erfordert eine vermehrte Pumpleistung des Herzmuskels, die zu einem Anstieg des Blutdrucks in den Arterien führt. Bluthochdruck kann, neben anderen Ursachen, durch Stress ausgelöst werden. Parallel steigen stressbedingt die Blutfette, die sich mit der Zeit an den Gefäßwänden absetzen. Das schadet den Arterien und führt zu einem erhöhten Risiko für Herzinfarkt oder Schlaganfall. Die Auswirkungen von Stress auf das Gehirn habe ich bereits auf Seite 76 beschrieben, hervorheben möchte ich nochmal das gesteigerte Risiko für Demenz unter Dauerstress.

Mindestens 12 Millionen Bundesbürger leiden unter Bluthochdruck. Die Volkskrankheit gehört zu den häufigsten Todesursachen, unbehandelt verursacht sie gefährliche Folgeschäden an Herz, Nieren oder Gehirn. Fatal an Bluthochdruck ist nicht nur seine Häufigkeit, sondern dass sein schädliches Treiben lange unbemerkt bleibt. Denn die Erkrankung gibt sich anfangs kaum zu erkennen. Da die anfänglichen Symptome unspezifisch und kaum spürbar sind, tickt die Zeitbombe Bluthochdruck lange leise vor sich hin. Entdeckt wird sie oftmals erst dann, wenn der dauerhaft erhöhte Blutdruck bereits erste gesundheitliche Schäden angerichtet hat. Folgende Symptome können zu Beginn auf einen zu hohen Blutdruck hinweisen:

- leichte Kopfschmerzen (häufig morgens)
- Schwindel, Sehstörungen
- Ohrensausen
- Schweißausbrüche
- fehlende Belastbarkeit, Luftnot
- Nasenbluten
- Herzklopfen

Diagnostisch ist die Ursache für Bluthochdruck nicht immer eindeutig zu ermitteln, Stress ist nur eine von vielen. Sollte ihre behandelnde Ärztin Stress als Ursache feststellen, dann sind Sie mit Adaptogenen und stressreduzierenden Veränderungen in Ihrem Alltag gut versorgt. Mit beruhigenden Pflanzen und dem herzunterstützenden Weißdorn können Sie zusätzlich die Senkung des Blutdrucks fördern.

Weitere Veränderungen im Herz-Kreislauf-System sind Störungen im Herzrhythmus und ein Gefühl von Herzenge oder Herzdruck. Bestehen die Beschwerden über einen längeren Zeitraum dauerhaft oder treten immer wieder auf, dann lassen Sie diese bitte kardiologisch abklären. Sehr oft liegen für die Beschwerden keine organischen Ursachen vor, das heißt Herz und Reizleitungssystem arbeiten ordnungsgemäß und geraten nur bei Stress aus dem Takt. Das kommt häufig vor. Man spricht dann von nervösen oder funktionellen Herzbeschwerden. Das war bereits bei den Verdauungsbeschwerden Thema (Seite 114).

Ich möchte Ihnen nun zwei Pflanzen vorstellen, die das gestresste Herz schützen und stärken: Weißdorn und Herzgespann.

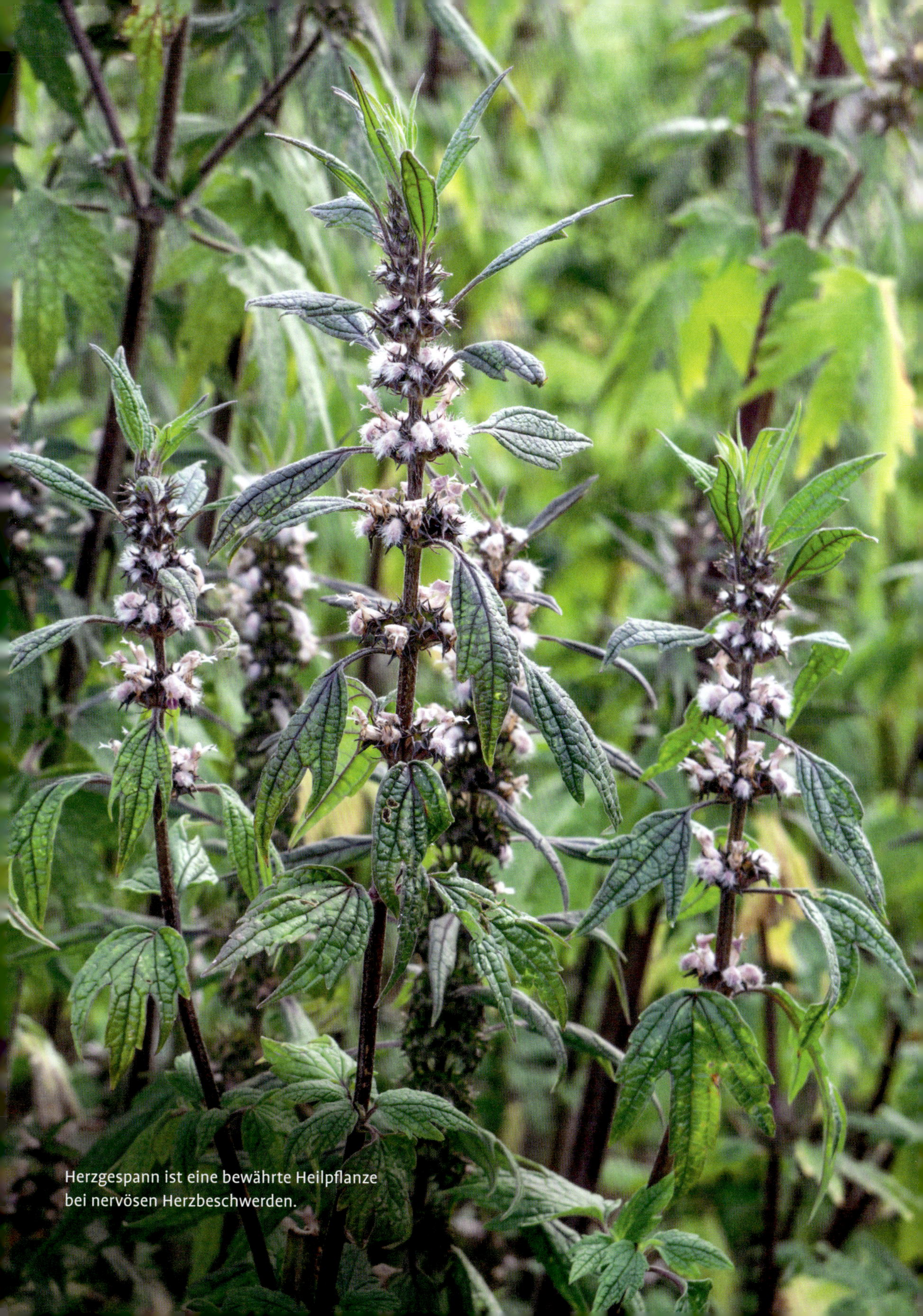

Herzgespann ist eine bewährte Heilpflanze bei nervösen Herzbeschwerden.

WEISSDORN

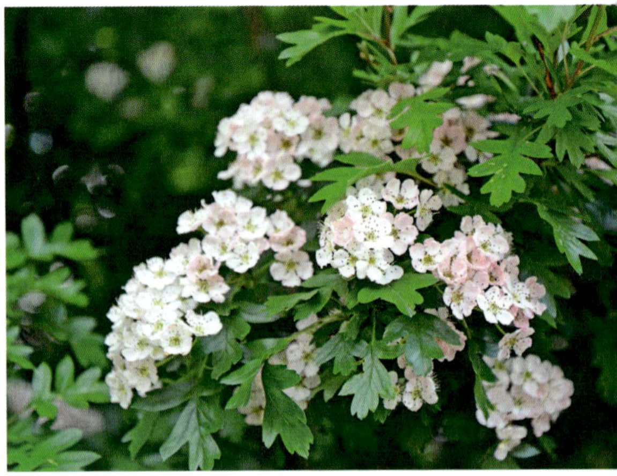

Nachdem die Schlehe verblüht ist, hat der Weißdorn seinen Auftritt. Im späten Frühjahr sieht man ihn mit seinen weißen Blüten aus Hecken herausleuchten. Hagedorn ist einer seiner vielen weiteren Namen, übrigens kein seltener Nachname in Deutschland. Hag ist die alte Bezeichnung für Hecke und die Bewohnerin des Hags, die Hagezusse, Namensgeberin für die Hexe. Hecken waren in der alten Vorstellung weit mehr als Umfriedungen. Der Weißdorn sollte mit seinen stacheligen Ästen eine undurchdringliche Hecke zum Schutz der Felder bilden. Dieser lebende Zaun hielt nicht nur unerwünschte Menschen und besonders Tiere ab, sondern auch den Wind, der ungehindert über die Ebene fegt und den Boden austrocknet. Die Hecke bot Schutz und Futterquelle für die verschiedensten Vogelarten, die ihrerseits schädliche Insekten vom Getreide fernhielten. Schützen sollte der Hag jedoch auch vor Dämonen und Geistern. Nach alten Glaubensvorstellungen war der Weißdorn der Baum der weißen Magie und besaß die Kraft, Zauberei abzuwehren. Zum Schutz gegen Hexen war es in ländlichen Gebieten üblich, für jedes Stück Vieh einen Weißdornzweig an die Stalltür zu nageln. In alten Keltenländern wie Irland holte man Weißdornstämme sogar als Maibaum auf den Marktplatz.

Der Weißdorn gehört zur Familie der Rosengewächse. Charakteristisch für die Familienmitglieder, in der sich auch zahlreiche Obstbäume befinden, sind die fünf Blütenblätter. Weißdornblüten erinnern an Birnen- oder Ebereschenblüten und haben einen intensiven, unangenehmen Geruch, den die Menschen früher mit der Pest in Verbindung gebracht haben. In der Literatur wird der Geruch als „nach Heringslake riechend“ beschrieben. Die Gattung *Crataegus* umfasst etwa 200 bis 300 Arten, die auf der nördlichen Halbkugel in den gemäßigten Zonen verbreitet sind. In Mitteleuropa kommt neben dem Zweigriffligen Weißdorn (*Crataegus laevigata*, Syn. *C. oxyacantha*) auch der 2 Wochen später blühende Eingrifflige Weißdorn (*C. monogyna*) vor, der nur einen Griffel und einen Steinkern besitzt. Seine Blätter sind zudem tiefer gelappt. Bastardisierungen sind häufig und erschweren die Bestimmung.

Die im Spätsommer reifen fingernagelgroßen, sehr trockenen scharlachroten Früchte werden auch als Mehlfässchen bezeichnet und wurden in Notzeiten als Getreideersatz zu Mehl vermahlen. Der tiefwurzelnde, sehr anspruchslose Weißdorn besitzt eine Vorliebe für kalkigen Untergrund und besiedelt Gebüsche, Felsen und Waldränder.

Arzneilich verwendet werden Blätter und Blüten, Crataegi folium cum flore, sowie (seltener) die Früchte, Crataegi fructus.

Wie wirkt er?

Weißdorn ist die große Heilpflanze für das Herz. Er unterstützt den Herzmuskel in seiner Arbeit, schützt ihn vor schädlichen Einflüssen und wirkt ausgleichend auf Herzrhythmus und Blutdruck. In Frankreich und der Schweiz ist Weißdorn außerdem für seine beruhigende und angstlösende Wirkung bekannt.
Hauptwirkstoffe in den Blättern und Blüten sind Flavonoide, Procyanidine, biogene Amine, Triterpensäuren, Phenolcarbonsäuren und Polycsaccharide.

Folgende Wirkungen sind belegt:

- Zunahme der Durchblutung der Herzkranzgefäße und der Herzmuskulatur
- herzrhythmusausgleichend
- pulssenkend
- blutdruckausgleichend
- antioxidativ
- herzschützend

Wie einnehmen?

TEEZUBEREITUNG 1 TL Weißdornblätter mit -blüten mit 150 ml kochendem Wasser überbrühen, 15 Minuten bedeckt ziehen lassen. 2–3 Tassen täglich trinken.

AUSGEWÄHLTE PRÄPARATE IN APOTHEKE UND DROGERIE Ceres Crataegus Urtinktur, DHU Crataegus Urtinktur, Crataegus Tropfen Weleda, Crataegutt, Esbericard novo, Faros 300 mg, Natucor 450 und 600 mg, Oxacant mono, Salus Weißdorn Kräutertropfen
Kombinationspräparate: Oxacant sedativ (Weißdorn, Herzgespann, Melisse, Baldrian), Calmalaif (Weißdorn, Baldrian, Passionsblume, Schwarznessel)

Gegenanzeigen – und was es sonst noch zu beachten gibt

Gegenanzeigen, Nebenwirkungen und Wechselwirkungen mit anderen Medikamenten sind nicht bekannt.

Weißdorntee

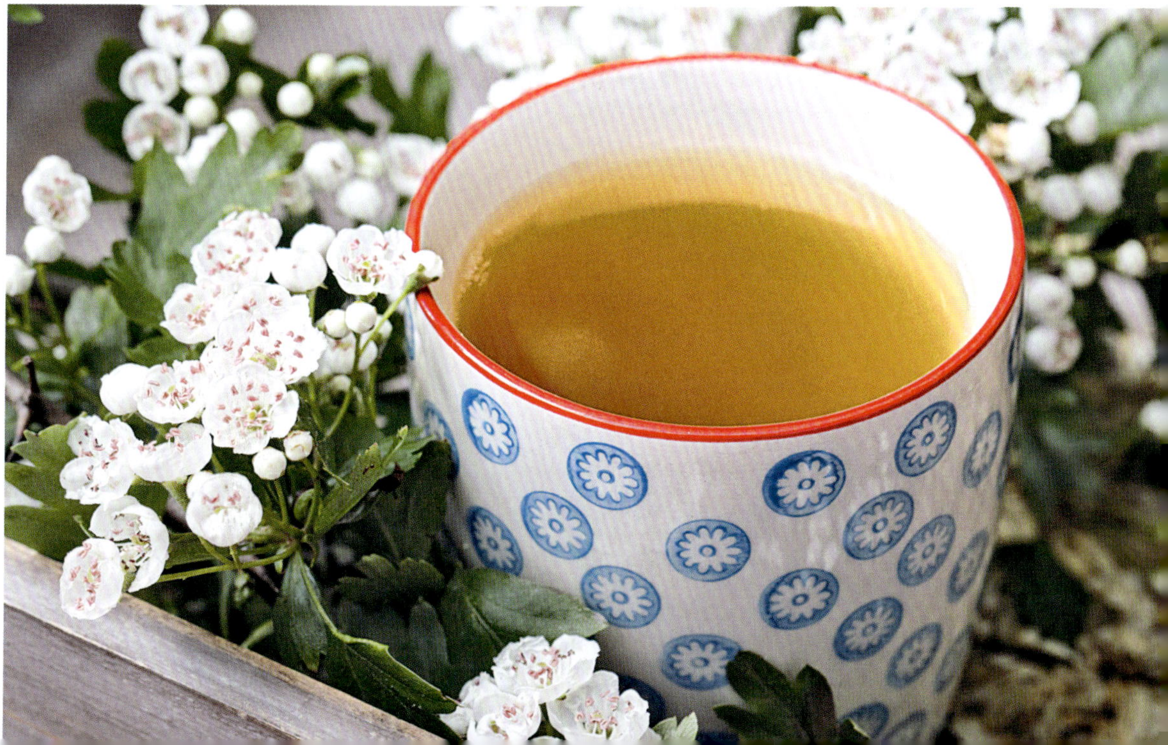

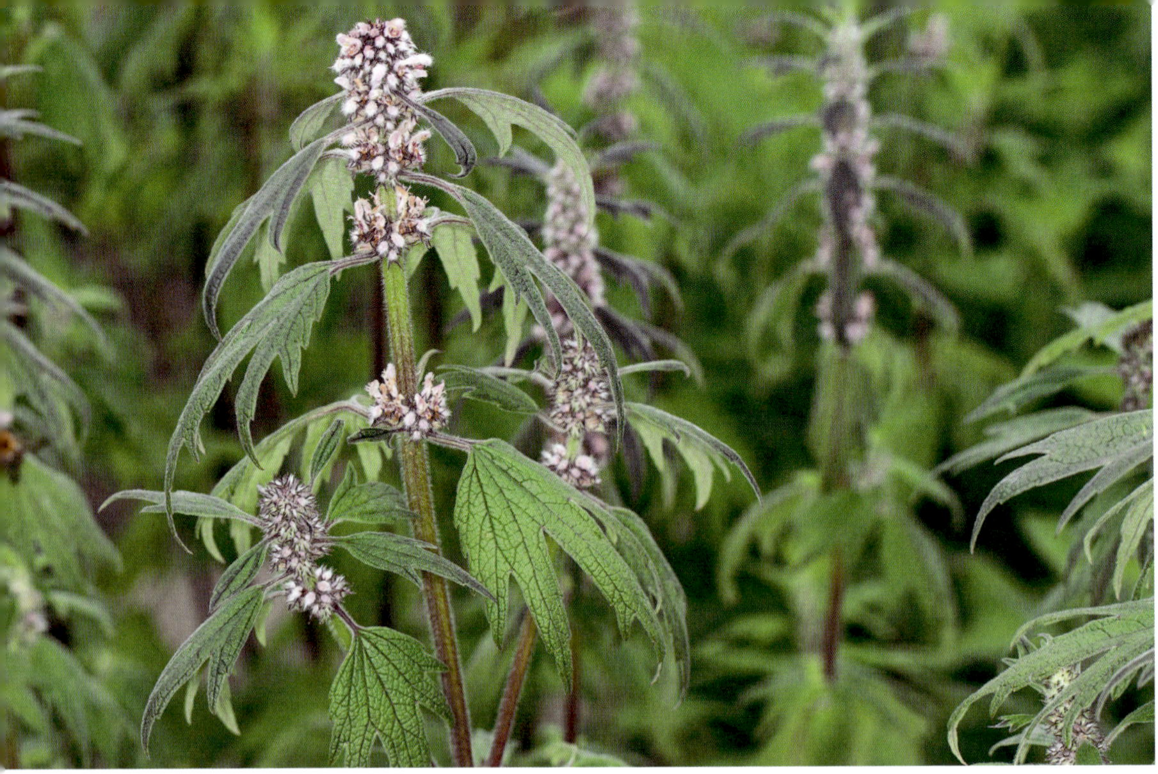

HERZGESPANN

Der Anbau und die Verwendung des Echten Herzgespannes (*Leonurus cardiaca*) hat in Mitteleuropa eine lange Tradition; die Anfänge reichen bis ins Mittelalter zurück. Der Gattungsname *Leonurus* hat seinen Ursprung im altgriechischen Wort für Löwenschwanz und bezieht sich auf die Form der Laubblätter. Die lateinische Artbezeichnung *cardiaca* heißt „Herz".

Durch den Anbau in Kloster- und Bauerngärten wurde es im frühen Mittelalter vermutlich aus Westasien und Südosteuropa nach Mitteleuropa gebracht. Die Nachkommen der ehemaligen Gartenpflanzen leben seit vielen Generationen in der freien Wildbahn, sodass die Art seit Jahrhunderten bei uns eingebürgert ist. Man findet das Echte Herzgespann vor allem auf lockeren und frischen, humus- und nährstoffreichen Lehmböden, entlang von unkrautreichen Randstreifen, an Mauern oder Zäunen in ländlichen Regionen. Seit den 1950er-Jahren ist der Bestand stark zurückgegangen und mittlerweile gilt es als gefährdet. Die Gründe dafür liegen in einer intensivierten Landnutzung und der zunehmenden Bebauung dörflicher Strukturen.

Der Name Herzgespann deutet bereits auf das Anwendungsgebiet: gespanntes, also verkrampftes Herz. Ob die Pflanze bereits in der Antike verwendet wurde, lässt sich nicht mit Sicherheit nachweisen, aber bereits im ersten in deutscher Sprache verfassten Kräuterbuch, dem Gart der Gesundheit (1485) wird es gegen Magendrücken, Herzkrämpfe, bei Engbrüstigkeit und lahmen Gliedern empfohlen. Petrus Andreas Matthiolus, Leibarzt von Kaiser Ferdinand I., bemerkte 1548, es sei „nützlich bei starkem Pulsschlag und Herzklopfen, Krämpfen und Lähmungen ... (es) verdünne dicke und zähe Körpersäfte, stimuliere Harnproduktion und Periodenblutung und führe Steine aus den Nieren ab." Nicholas Culpeper schrieb 1652,

dass „es kein besseres Kraut gibt zum Vertreiben melancholischer Nebel aus dem Herzen, zum Stärken desselben und zum Aufheitern des Sinns."
Arzneilich verwendet wird das Kraut, Leonuri cardiacae herba.

Wie wirkt es?

Herzgespann wirkt ähnlich wie Weißdorn, es verbessert die Durchblutung der Herzkranzgefäße und stärkt das Herz, außerdem senkt es den beschleunigten Puls und erhöhten Blutdruck. In den alten Kräuterbüchern wird seine Wirkung als „baldrianähnlich beruhigend" beschrieben. Hauptwirkstoffe des Herzgespanns sind Bitterstoffe, Flavonoide und Triterpene.

Folgende Wirkungen sind belegt:

- Zunahme der Durchblutung der Herzkranzgefäße und der Herzmuskulatur
- pulssenkend
- (schwach) blutdrucksenkend
- herzschützend
- beruhigend
- angstlösend

Wie einnehmen?

TEEZUBEREITUNG 1 TL Herzgespannkraut mit 150 ml kochendem Wasser überbrühen, 10 Minuten bedeckt ziehen lassen. 2–3 Tassen täglich trinken.

AUSGEWÄHLTE PRÄPARATE IN APOTHEKE UND DROGERIE Leonurus cardiaca Urtinktur DHU, Oxacant sedativ (Weißdorn, Herzgespann, Melisse, Baldrian), Herzgespann Tropfen nach Pater Severin (Österreich), Herzgespann Tinktur Phytopharma (Österreich), Lapidar 6 Kräutertabletten (Herzgespann, Weißdorn, Melisse – Schweiz, Leonurus cardiaca Urtinktur Herbamed (Schweiz)

NOCH STÄRKER IN KOMBINATION

In einigen der von mir empfohlenen Präparaten finden sich neben der Kombination aus Herzgespann und/oder Weißdorn auch beruhigend wirkende Heilpflanzen wie Baldrian, Passionsblume und Melisse – nehmen wir den Lavendel ruhig noch mit dazu. Schauen wir uns deren Wirkung bei stressbedingten Beschwerden im Herz-Kreislauf-System an:

	BALDRIAN	PASSIONSBLUME	MELISSE	LAVENDEL
blutdrucksenkend	x	x		x
herzrhythmusausgleichend			x	
pulssenkend			x	

Bei der Melisse waren sich die Altvorderen einig: Hildegard von Bingen erzählt von der Melisse, dass man gern lacht, wenn man sie isst, da sie das Herz freudig erregt, weshalb die Melisse auch Herztrost genannt wird. Immer wieder heißt es in alten Kräuterbüchern, dass sie das Herz stärkt und die Melancholie vertreibt. Paracelsus berichtete: „Melissa ist von allen Dingen, die die Erde hervorbringt, die beste Pflanze für das Herz."

RUHIGES-HERZ-TEE
40 g Weißdornblätter mit -blüten
30 g Herzgespannkraut
30 g Melissenblätter

1 TL der Mischung mit 150 ml kochendem Wasser überbrühen, 10 Minuten bedeckt ziehen lassen.
Der Tee kann nach Bedarf oder bei länger andauernden nervösen Herzbeschwerden auch als Kur mit 2–3 Tassen täglich über 4–6 Wochen getrunken werden.
Bei nervösen Herzbeschwerden setze ich diese Teemischung sehr häufig ein. Und auch der Herzwein erfreut sich sehr großer Beliebtheit.

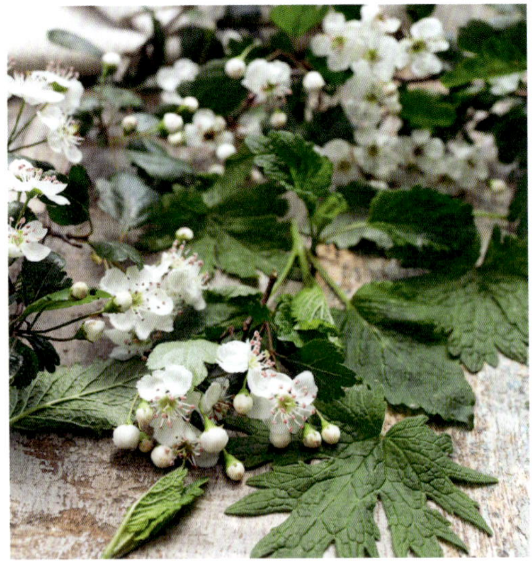
Ruhiges-Herz-Tee

HERZWEIN
1 Bio-Orange
20 g Weißdornblätter mit -blüten
10 g Rosmarinblätter
10 g Melissenblätter
5 g Rosenblütenblätter
5 g Lavendelblüten
0,7 l süßer Portwein

Die Schale von der Orange abreiben und zusammen mit den anderen Zutaten in ein großes Glas geben. 2 Wochen lang bei Raumtemperatur ausziehen und täglich schütteln.
Dann durch ein feines Sieb abgießen. Etwa 3 Monate haltbar.
Nach Bedarf oder als Kur über 4–6 Wochen ein- bis dreimal täglich ein Likörglas zur Herzstärkung und Herzberuhigung trinken.

Gegenanzeigen – und was es sonst noch zu beachten gibt

Gegenanzeigen, Nebenwirkungen und Wechselwirkungen mit anderen Medikamenten sind nicht bekannt.

TINNITUS UND HÖRSTURZ

Im Zusammenhang mit Stress möchte ich auf ein weiteres Thema eingehen, bei dem die Durchblutung eine Rolle spielen kann. Auch die Sinnesorgane reagieren auf Stress. An den Ohren sind dabei Tinnitus oder sogar ein Hörsturz typische Stresssymptome. Bei einem Tinnitus hören Betroffenen Töne, ohne dass eine äußere Schallquelle vorhanden ist. Das kann das Leben je nach Empfindung stark beeinflussen. 26 % der Menschen mit chronischem Tinnitus berichten, dass sie viel Stress hatten oder haben. Die Ohrgeräusche sind demnach eine Art Messstation der aktuellen Befindlichkeit.
Bei einem Hörsturz kommt es zu einem einseitigen Hörverlust. Vermutlich wird er durch eine Durchblutungsstörung im Ohr ausgelöst, die unter anderem stressbedingt sein kann.
Bitte lassen Sie solche Beschwerden immer ärztlich abklären. Sollte Stress als Auslöser infrage kommen, dann empfehle ich eine Kur mit Adaptogenen über 2–3 Monate.

Haut – der Spiegel der Seele

Der Volksmund sagt: Die Haut ist der Spiegel der Seele. Und wissenschaftliche Untersuchungen bestätigen den Zusammenhang zwischen Nervensystem und Hauterkrankungen. Dass sich das allgemeine Hautbild bei Stress verschlechtert – darunter leiden viele. Leistungssportler können ein Lied davon singen, sie leiden häufig unter unschönen Pickeln im Gesicht. Der Hormonhaushalt kommt bei Stress durcheinander, häufig steigt dann auch das Testosteron, bei Männern wie Frauen, und das zeigt sich gerne in unreiner Haut. Aber noch ärger trifft es Menschen mit chronischen Hauterkrankungen wie Neurodermitis und Schuppenflechte (Psoriasis). Beide Erkrankungen verlaufen schubweise, das heißt, dass die Haut oft jahrelang ruhig ist und sich plötzlich wieder meldet.

Gerade bei der Neurodermitis ist Stress der Hauptauslöser für einen Schub. Nach jüngeren Untersuchungen finden sich bei Menschen mit Neurodermitis auch in schubfreien Zeiten vermehrt Entzündungsbotenstoffe in der Haut. Bei Stress werden sie dann noch vermehrt gebildet. Bei Stress werden außerdem die Mastzellen aktiviert, was den quälenden Juckreiz auslöst. Nun ist der beste Ratschlag in solchen Fällen: Ruhe bewahren, runterfahren, Stress reduzieren. Da helfen wieder unsere Adaptogene und das teilweise schon innerhalb kurzer Zeit. Aber unsere Haut braucht etwas länger zum Reagieren. Innerhalb von 4 Wochen hat sich die Haut einmal erneuert und das ist realistischerweise auch der Zeitraum, indem mit einer Verbesserung der Hautsituation zu rechnen ist. Es gibt eine Vielzahl von Heilpflanzen, die juckreizlindernd und entzündungshemmend wirken. Einige können es mit cortisonhaltigen Salben aufnehmen. Auf Seite 135 empfehle ich bewährte Arzneimittel zur Symptomlinderung. Grundsätzlich zeigt die Erfahrung jedoch, dass ein ganzheitliches natur-

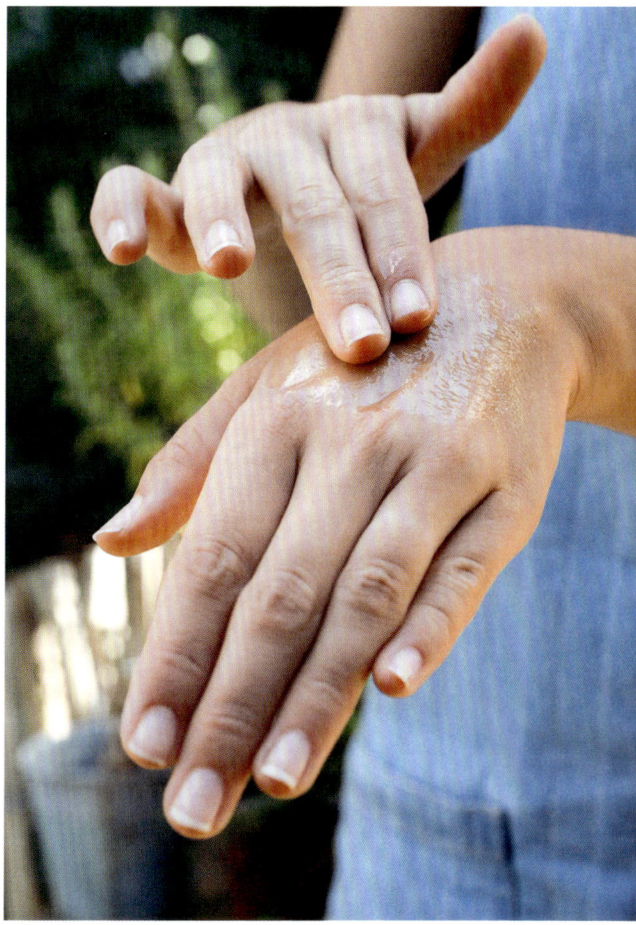

Stress kann sich stark auf die Haut auswirken.

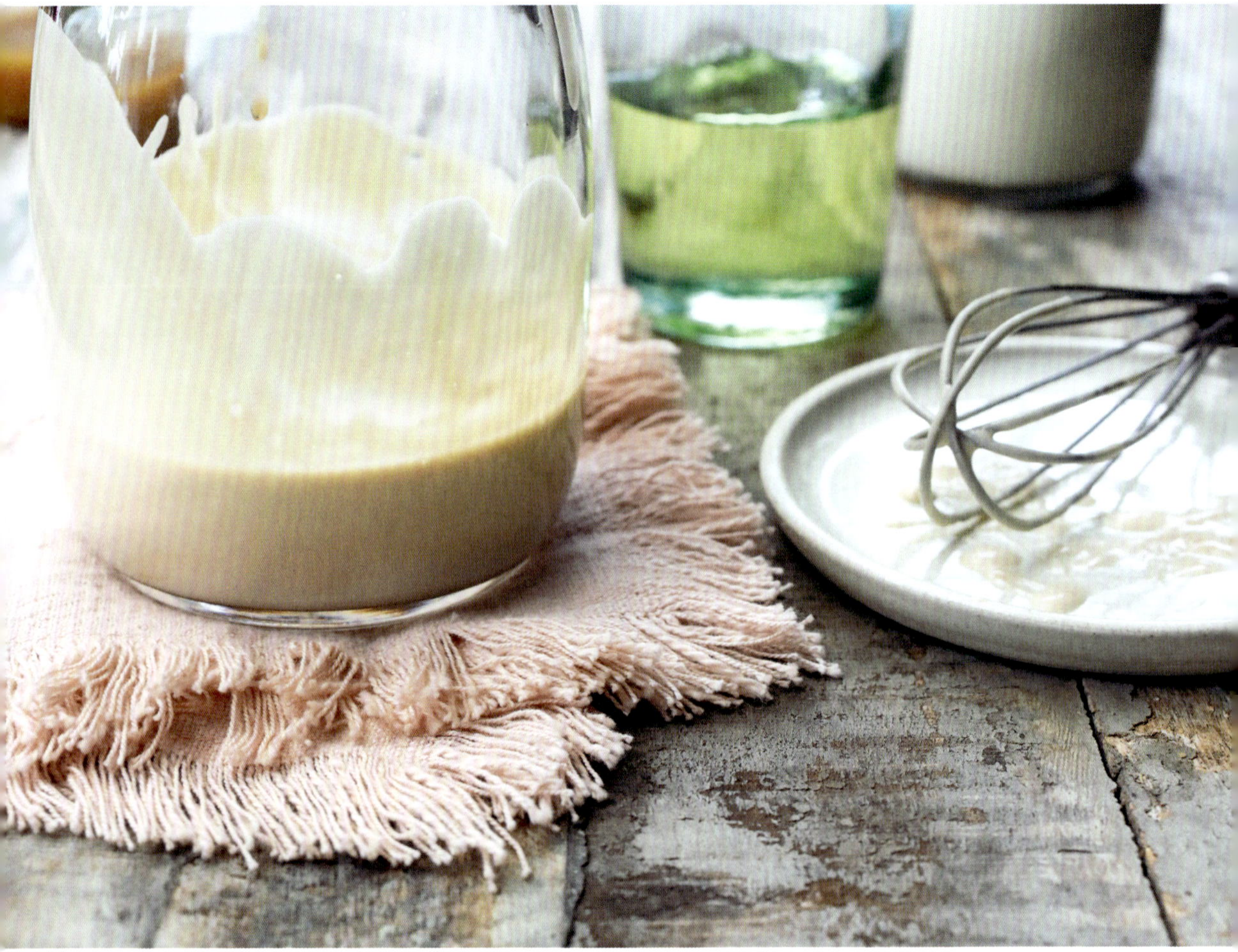

Kleopatra-Bad

heilkundliches Therapiekonzept bei chronischen Hauterkrankungen unerlässlich ist.
In den letzten Jahren hat sich in der Therapie von Hauterkrankungen die Erkenntnis durchgesetzt, dass zur Vermeidung von Schüben und zur Reduzierung der Symptome eine gute Hautpflege entscheidend ist. Es geht dabei darum, die Hautbarriere zu stärken. So wird die oberste Hautschicht genannt, die den Körper nach außen abschließt und uns vor schädlichen Einflüssen von außen schützt. Diese Barriere ist wie eine Ziegelsteinmauer aufgebaut: Hornzellen bilden die „Ziegel" des Mauerwerks. Der zwischen den Hornzellen liegende „Mörtel" ist sehr komplex zusammengesetzt, er besteht aus Fetten und Eiweißen, die von Hautzellen gebildet werden. Sie halten die Hornzellen zusammen und dichten die Barriere ab. So verliert die Haut nicht zu viel Feuchtigkeit und reizende Stoffe können abgehalten werden. Zur Pflege der Hautbarriere eignen sich

Pflanzenöle besonders gut, weil sie den hauteigenen Fetten ähnlich sind und die Poren nicht verschließen, wie das bei paraffin- oder vaselinehaltigen Produkten der Fall ist. Synthetische Duft- und Farbstoffe, Emulgatoren und Konservierungsstoffe haben auf der entzündeten Haut nichts zu suchen, sie wirken oft zusätzlich reizend. Im Handel gibt es mittlerweile sehr viele naturkosmetische Pflegeprodukte, die keine synthetischen Zusätze haben. Selbst mit naturreinen ätherischen Ölen bin ich sehr zurückhaltend, am liebsten setze ich sanft wirkende Hydrolate ein (dazu gleich mehr). Wichtig ist in jedem Fall, die Haut auch in schubfreien Zeiten täglich einzucremen. So wird sie widerstandsfähiger und verliert nicht zu viel Feuchtigkeit.

AUSGEWÄHLTE PRÄPARATE IN APOTHEKE UND DROGERIE Bei Juckreiz und Entzündung können zur Linderung folgende Produkte und Arzneimittel helfen: Velan Calm & Repair Körperbalsam und Gesichtscreme, Bitterstern Velan Schnelle Hilfe, Ekzevowen derma, Dr. Hauschka Med Intensiv Creme Mittagsblume, Weleda Baby Derma Weiße Malve Pflegelotion (auch für Erwachsene geeignet!), Dr. Pandalis Cystus Creme, Halicar Creme und Salbe, Weleda Skin Food, Hamamelis comp. Salbe Weleda, Hamamelis Salbe Nestmann, Viola Creme Phytomed (Schweiz), Ceres Viola Spezialpflege.

KLEOPATRA-BAD
Für 1 Vollbad
125 ml Olivenöl
250 ml Schlagsahne
3 EL flüssiger Honig
2 l Milch

Öl und Schlagsahne so lange mit dem Schneebesen rühren, bis sich eine glatte Masse bildet, danach den Honig einrühren. Diese Masse gemeinsam mit der Milch ins 37–38 °C warme Badewasser geben und 15–20 Minuten darin baden.
Auch wenn Kleopatra in Eselsmilch gebadet hat – dieses abgewandelte Rezept tut der Haut sehr gut. Gönnen Sie sich in Haut-Stress-Zeiten ein- bis zweimal in der Woche ein solches Bad. Achten Sie darauf, dass das Badewasser etwa Körpertemperatur hat, sie brauchen nicht zu frieren, aber es sollte nicht zu heiß sein. Das tut der gereizten Haut nicht gut. Und baden Sie wirklich nicht länger als 15–20 Minuten. Anschließend die Haut vorsichtig trocken tupfen. Wegen Infektionsgefahr nicht bei nässenden Ekzemen durchführen.

HYDROLATE

Ich bin ein großer Fan von Hydrolaten, die auch als „Pflanzenwasser" bekannt sind. Sie entstehen durch Wasserdampfdestillation und enthalten zahlreiche Wirkstoffe, darunter auch meist geringe Mengen ätherischen Öls. Zur akuten Juckreizlinderung empfehle ich in meiner Praxis sehr häufig Hamamelishydrolat (Hamameliswasser). Es wirkt juckreizlindernd und entzündungshemmend und kann mehrmals täglich auf die betroffenen Hautpartien aufgesprüht werden. Sollte das Ekzem nässen, dann achten Sie bitte darauf, dass das Hydrolat bei Verwendung nicht länger als 2 Wochen angebrochen ist und bewahren Sie es im Kühlschrank auf. Sehr angenehm, weil kühlend und juckreizlindernd, ist auch das Pfefferminzhydrolat.

Bitte achten Sie beim Kauf von Hydrolaten darauf, dass keine Konservierungsstoffe enthalten sind. Folgende Hersteller erfüllen diesen Anspruch: Primavera, Farfalla (Schweiz), Feeling (Österreich).

Zur täglichen Pflege der Hautbarriere empfehle ich außerdem diese einfache Lotion, die sie vor der Verwendung immer kräftig durchschütteln müssen. Hamameliswasser wirkt, wie auch das Nachtkerzenöl, entzündungshemmend und sehr hautpflegend. Mandelöl ist als Fettlieferant für die empfindliche Haut gut geeignet. Tipp: Bewahren Sie das Nachtkerzenöl nach Anbruch im Kühlschrank auf und kaufen Sie nur kleine Mengen. Durch die vielen ungesättigten Fettsäuren wird es schnell ranzig.

GEPFLEGTE-HAUT-LOTION

- 30 ml Bio-Mandelöl
- 20 ml Bio-Nachtkerzenöl
- 50 ml Bio-Hamamelishydrolat (Hamameliswasser)

Geben Sie die Flüssigkeiten mit einem Trichter in eine 100-ml-Braunglasflasche mit Sprühaufsatz. Schütteln Sie sie vor dem Aufsprühen kräftig durch, damit sich Wasser und Öl gut vermischen (sie trennen sich im Anschluss wieder). Sprühen Sie die Lotion auf die Haut und reiben Sie sie ein. Durch den hohen Wasseranteil wird die Lotion gut aufgenommen und gelangt in tiefere Hautschichten. Etwa 1 Monat haltbar.

WILDES STIEFMÜTTERCHEN

Die Pflanze, die ich Ihnen nun vorstellen möchte, kann zu einer wirklichen Freundin werden und Ihnen bei Hautkrisen beistehen. Wir kennen das Stiefmütterchen hauptsächlich aus dem Blumenkasten, wo es im Winter und Frühjahr allen Witterungen trotzt und mit seinen fröhlichen Blüten Farbe ins Grau bringt. Sie werden nicht überrascht sein, dass wir dieses Stiefmütterchen, genauso wie das kleinere Hornveilchen, medizinisch nicht verwenden. Stiefmütterchen gehören zur Familie der Veilchengewächse, Violaceae, in der auch unser Wohlduftendes Veilchen, *Viola odorata*, zu Hause ist. Englische Gärtner verstanden es schon früh, aus den wilden Stiefmütterchen prächtige und sehr farbreiche Pflanzen zur Dekoration zu züchten.

Es ist nicht selten und recht artenreich. Das Ackerstiefmütterchen, *Viola arvensis*, wächst auf Feldern und an Wegrändern. Mit seinen kleinen cremefarbenen Blüten übersieht man es gerne, denn im Unterschied zu seinen gezüchteten Kolleginnen sind die Blüten klein und der Anteil an Kraut hoch. Das dreifarbige Wilde Stiefmütterchen, *Viola tricolor*, wächst ebenfalls auf Feldern. Früher war es ein Begleiter des Roggens, heute finden wir es auf Roggenfeldern nur noch selten. Weitere Standorte sind Wiesen und Triften, es wächst bis auf einer Höhe von 2700 m. Im Gebirge ist es häufig den ganzen Sommer hindurch zu bewundern. Die Blüte ist ein wirklicher Hingucker: Auffällig sind die Saftmale, eine dunkle, strichförmige Aderung zum Blütenzentrum hin. Sie dienen den Insekten, vor allem Hummeln und Bienen, als Orientierungshilfe bei der Nektarsuche.

Ob das Stiefmütterchen in der Antike als Heilpflanze verwendet wurde, kann nicht mit Sicherheit gesagt werden. In den meisten Kräuterbüchern des Mittelalters wird es als Arznei für Kinderkrankheiten erwähnt. „Freissamkraut (so ein alter Name) heilet die reude und das jucken", heißt es bei Hieronymus Bock, ein Hinweis auf die äußerliche Anwendung bei Hautausschlägen und „bey Kindern Kopfgrind". Arzneilich verwendet wird das Kraut von beiden wildwachsenden Arten: *Viola arvensis* und *Viola tricolor*, Violae herba cum flore.

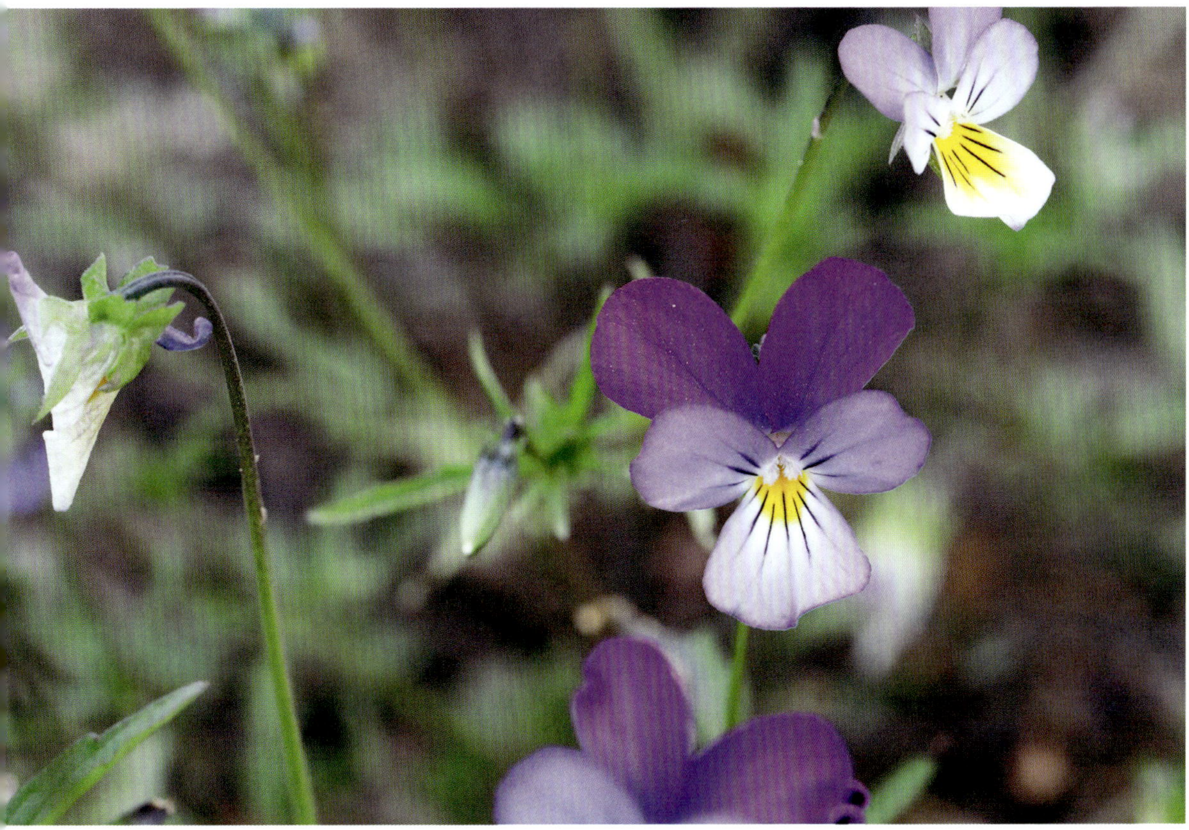

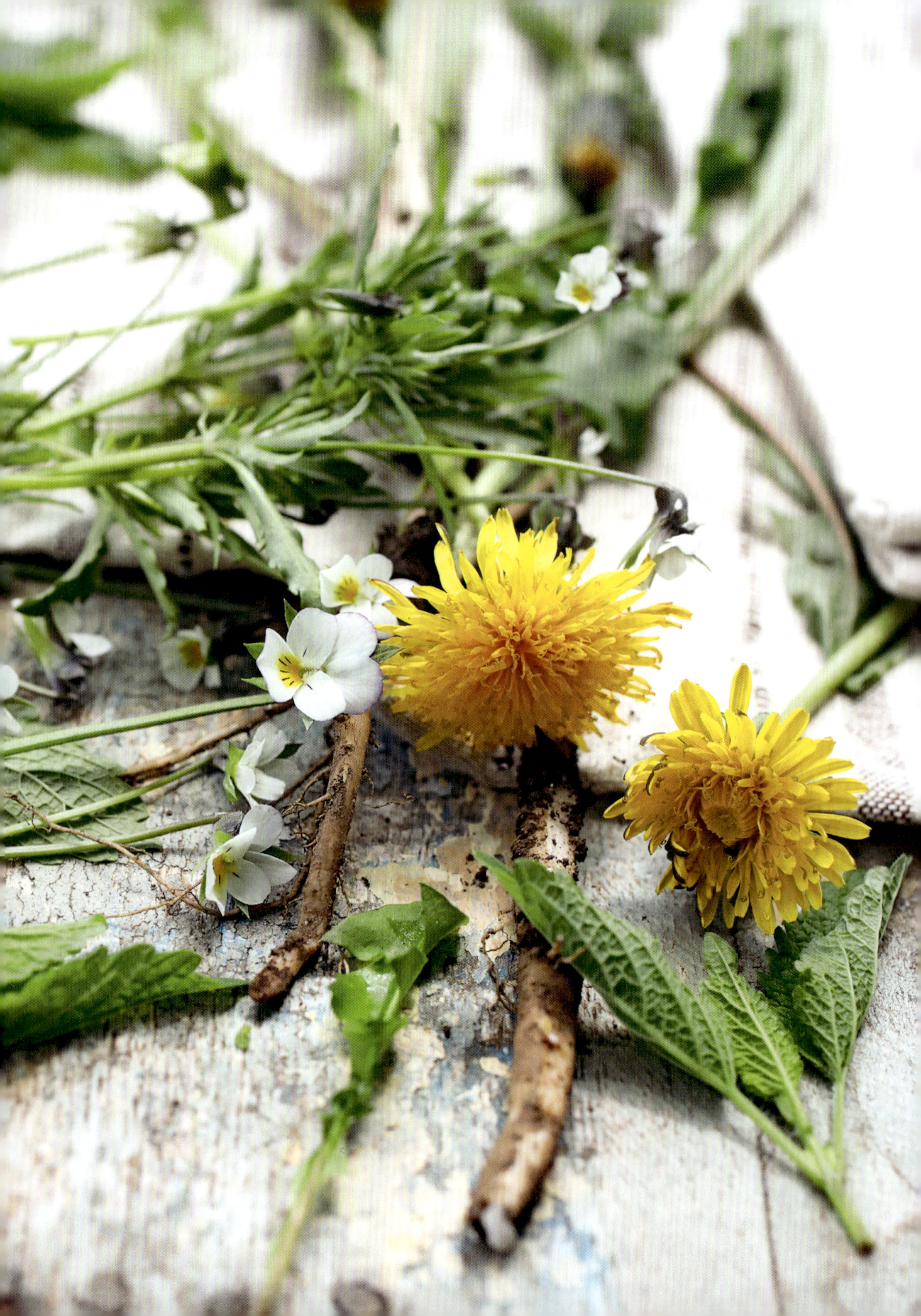

Wie wirkt es?

Stiefmütterchen wirkt äußerlich angewendet erweichend auf Hornzellen, entzündungshemmend und juckreizlindernd. In seiner Wirkung wird es oft als cortisonartig beschrieben. Innerlich eingenommen wirkt es harntreibend und schweißtreibend. Hauptwirkstoffe sind Salicylsäure, Flavonoide, Cyclotide, Schleimstoffe, Gerbstoffe, Cumarine, Vitamin C und E.

Folgende Wirkungen sind belegt:

- cortisonähnlich: entzündungshemmend und juckreizlindernd
- antioxidativ
- harntreibend
- schweißtreibend

Wie einnehmen?

TEEZUBEREITUNG 1 TL Stiefmütterchenkraut mit 150 ml kochendem Wasser überbrühen, 5 Minuten bedeckt ziehen lassen. 2–3 Tassen täglich trinken.

Für Auflagen und Waschungen: 1 EL Stiefmütterchenkraut mit 150 ml kochendem Wasser übergießen, nach 5 Minuten abgießen. Mehrmals täglich die betroffene Hautpartie mit dem lauwarmen Tee waschen und vorsichtig trocken tupfen oder ein sauberes Tuch mit dem Tee tränken, auflegen und 10–15 Minuten liegen lassen. Nicht auf nässende Ekzeme oder offene Hautstellen.

Ich kombiniere die äußerliche Anwendung mit der innerlichen Einnahme als Tee oder Tinktur.

HAUT-BERUHIG-DICH-TEE

50 g Stiefmütterchenkraut
30 g Melissenblätter
20 g Löwenzahnkraut mit Wurzel

Dieser Tee kann Sie gut durch einen Schub begleiten: 1 TL der Mischung mit 150 ml kochendem Wasser überbrühen, 10 Minuten bedeckt ziehen lassen. Den Tee trinken Sie am besten kurmäßig: 2–3 Tassen täglich über 4–6 Wochen.

AUSGEWÄHLTE PRÄPARATE IN APOTHEKE UND DROGERIE Ceres Viola tricolor Urtinktur, Ceres Viola Spezialpflege; Kombinationspräparate: Ekzevowen derma, Stiefmütterchen Creme Maienfelser Naturkosmetik, Weleda Baby Derma Weiße Malve Pflegelotion, Weleda Skin Food, Viola Creme Phytomed (Schweiz), Viola Mandelölsalbe (Schweiz)

Gegenanzeigen – und was es sonst noch zu beachten gibt

Gegenanzeigen, Nebenwirkungen und Wechselwirkungen mit anderen Medikamenten sind nicht bekannt.

Haut-beruhig-dich-Tee

Stress und Schmerzen

Bei Rückenschmerzen denkt man normalerweise erst einmal an orthopädische Ursachen wie Wirbelfehlstellungen, Blockaden oder Arthrose. Klinische Untersuchungen ergeben jedoch oft keinen pathologischen Befund. Auch hier kann in solchen Fällen Stress eine Ursache sein, denn in einer Stresssituation spannen sich die Muskeln automatisch an. Hält der Stressreiz an, kommt es zu einer chronischen Verspannung. Die Folge sind Haltungsschäden sowie Rücken- oder Nackenschmerzen. Außerdem verbrennen Muskeln unter Stress die Eiweiße, aus denen sie aufgebaut sind (zur Erinnerung: Es geht um Energiegewinnung!). Dauerhafte psychische Belastung schwächt somit auch die Muskulatur. Das wiederum bewirkt, dass Wirbelsäule, Bandscheiben und Gelenke stärker beansprucht werden – und schneller verschleißen.

Stress ist auch eine der Hauptursachen für chronische Kopfschmerzen. Für Migräne kann er als Auslöser fungieren, für Spannungskopfschmerzen ist er häufig die Ursache. In meiner Praxis sehe ich oft Patientinnen mit chronischem Spannungskopfschmerz, die entweder im pflegerischen oder im Erziehungsbereich tätig sind: Lehrerinnen, Erzieherinnen, Krankenschwestern und Altenpflegerinnen. Sie klagen stets über einen starken Arbeitsdruck, verspannte Nackenmuskulatur und Kopfschmerzen. Einige haben bereits Bandscheibenvorfälle an der Halswirbelsäule hinter sich. Auch hier ist guter Rat oft teuer, denn ändern lässt sich an der Arbeitsbelastung kurzfristig nichts. Adaptogene helfen in solchen Situationen sehr gut, begleitet von Massagen und Osteopathie.

Bei stressbedingten chronischen Spannungskopfschmerzen und Migräne geht es zum einen darum, die Schmerzintensität zu lindern und im besten Fall Schmerzfreiheit zu erzielen, und zum anderen die Häufigkeit des Auftretens zu reduzieren. Hierfür ist ein Herangehen von verschiedenen Seiten sinnvoll, da sich häufig bereits ein Schmerzgedächtnis ausgebildet hat und möglicherweise durch den häufigen Einsatz von Schmerzmitteln eine ärztlich begleitete Entgiftung notwendig ist. Wenn es möglich ist, empfehle ich, eine Kur in einer darauf spezialisierten Reha-Klinik durchzuführen. Ihre Hausärztin kann Sie dazu beraten.

Kopfentspannungs-Tee (Seite 142)

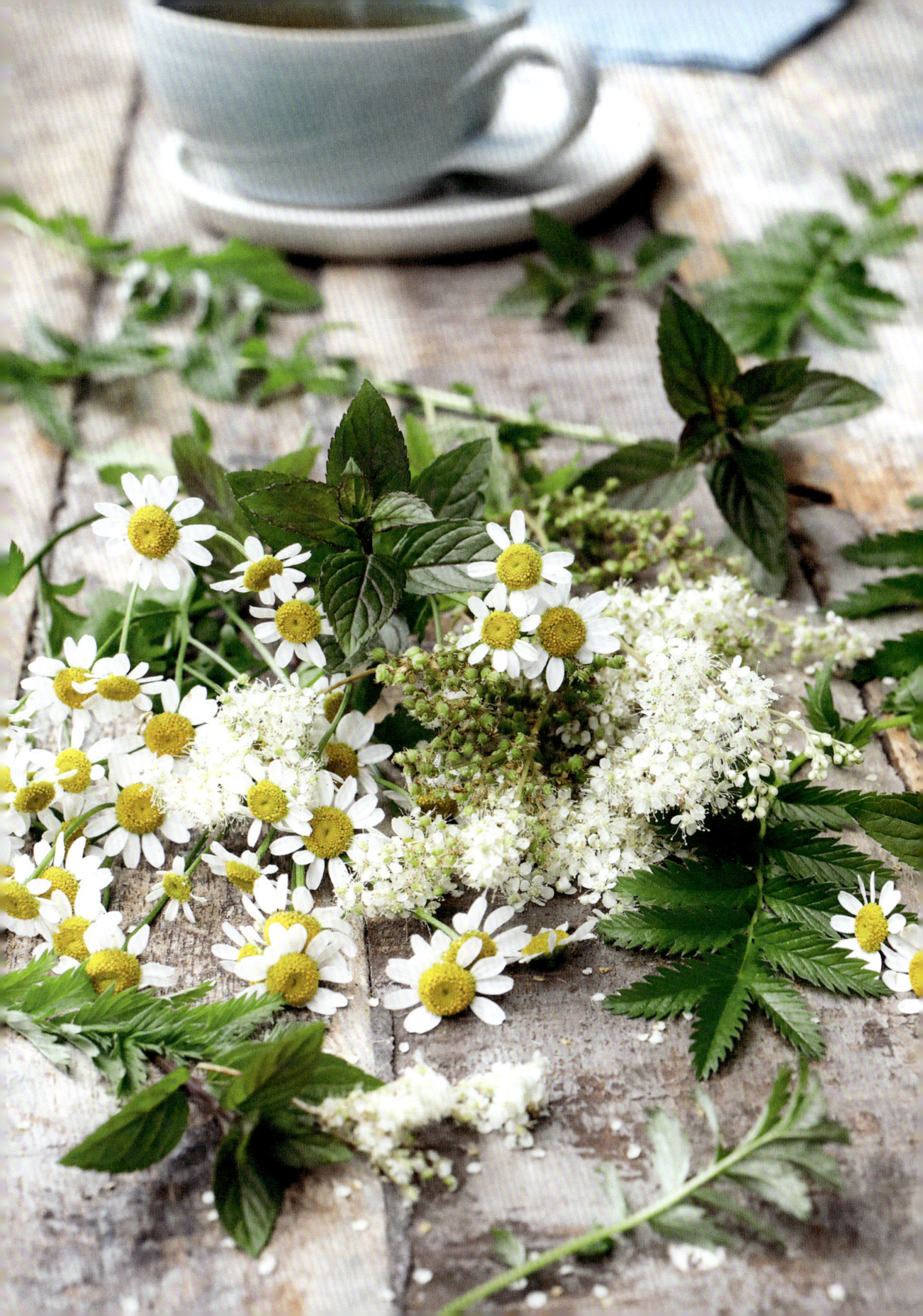

ÄTHERISCHES PFEFFERMINZÖL

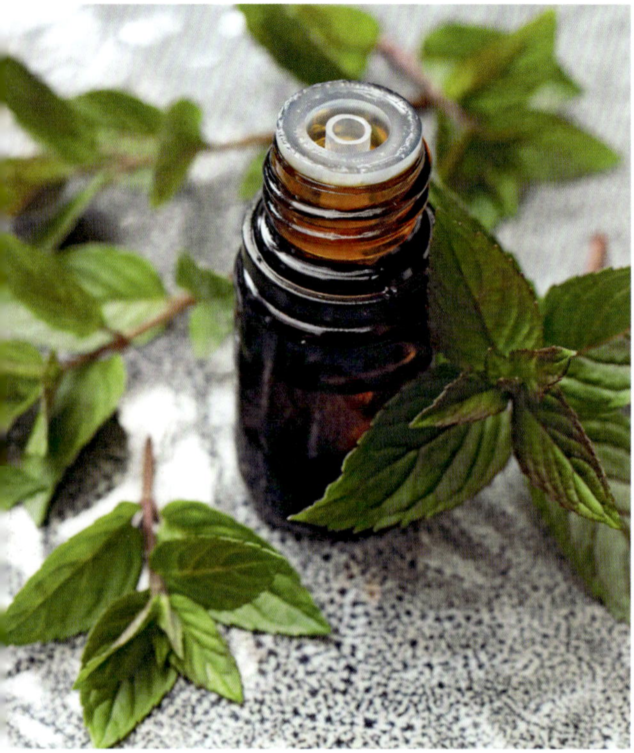

Dieser kleine Ausflug in die Aromatherapie lohnt sich. Bereits 1996 konnte in einer Studie, die an der Schmerzklinik Kiel und Klinik für Neurologie der Christian-Albrechts-Universität durchgeführt wurde, gezeigt werden, dass ätherisches Pfefferminzöl bei Spannungskopfschmerzen gleich wirksam ist wie Paracetamol. Hierfür wurde ein 10%iges Pfefferminzöl auf Stirn und Schläfen aufgetragen. Bereits nach 15 Minuten wurde die gleiche Wirkung wie bei der Einnahme von 1000 mg Paracetamol erzielt. Wichtig für eine gute Wirkung ist, dass Sie möglichst früh mit der Anwendung beginnen, am besten bereits, wenn sich die Kopfschmerzen ankündigen. Tragen Sie das Öl auf Stirn, Schläfen und Nacken auf und wiederholen Sie die Anwendung nach 5–10 Minuten.
Sie können sich das Öl selber mischen oder bereits fertig gemischt kaufen: Euminz, Primavera Roll-On Kopfwohl, Dolofresh (Schweiz)

SCHNELLE-HILFE-KOPFSCHMERZ-ROLLER

25 Tropfen ätherisches Pfefferminzöl (entspricht 1 ml)
9 ml Wodka

Das ätherische Pfefferminzöl in ein Roll-on-Glas (Fassungsvermögen 10 ml) geben und mit dem Wodka auffüllen. Gut durchschütteln. Die Flüssigkeit sieht etwas trüb aus, das ist normal. Bei empfindlicher Haut können Sie den Wodka durch Jojobaöl ersetzen. Die Mischung ist 1 Jahr haltbar. Bitte achten Sie beim Kauf des Pfefferminzöls auf gute Qualität. Empfehlungen zum Einkauf finden Sie auf Seite 105 sowie in den Bezugsquellen auf Seite 165.

KOPFENTSPANNUNGS-TEE

30 g Pfefferminzblätter
30 g Kraut vom Mutterkraut
20 g Kraut vom Gänsefingerkraut
20 g Mädesüßkraut

1 TL der Mischung mit 150 ml kochendem Wasser überbrühen, 10 Minuten bedeckt ziehen lassen.
Der Tee wirkt schmerzlindernd und krampflösend. Trinken Sie bei den ersten Anzeichen und dann alle 3 Stunden 1 Tasse, die Sie bitte immer frisch zubereiten.

JOHANNISKRAUT

Ich möchte Ihnen unabhängig davon das Johanniskraut ans Herz legen, es hat sich bei chronischem Spannungskopfschmerz sehr bewährt. Ich empfehle ein Fertigarzneimittel in einer Stärke von 600 mg Johanniskrautextrakt über 2–3 Monate. Informationen zu Einnahme und Präparaten finden Sie auf Seite 85.

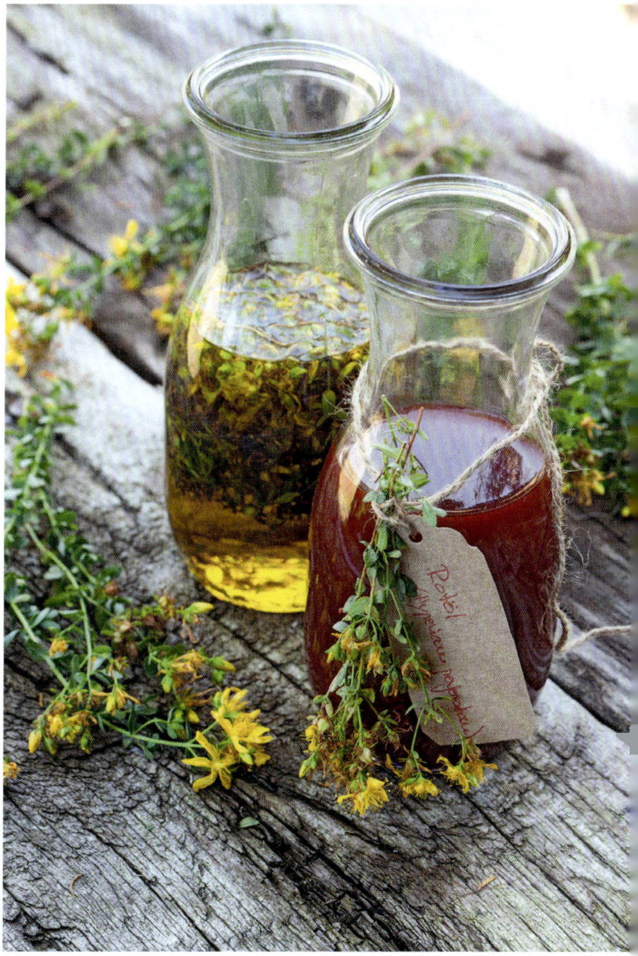

TIPPS ZUR MUSKELENTSPANNUNG

Johanniskrautöl (wegen seiner Farbe auch Rotöl genannt) wirkt entspannend auf die Muskulatur und kann für Einreibungen und Massagen verwendet werden. Sie bekommen es in der Apotheke und in der Schweiz auch in Drogerien. Gut geeignete Massageöle auf Pflanzenölbasis sind außerdem: Weleda Arnika Massageöl, Primavera Gelenkwohl Akut, Dolo-cyl Öl. Zur Schmerzlinderung bei Rückenschmerzen eignen sich Wärmesalben: Die Durchwärmung wird durch Cayennepfeffer ausgelöst und entspannt die Muskeln. Folgende Salben kann ich empfehlen: Kneipp Intensiv Wärmebalsam mit Arnika, ABC Wärmecreme Capsicum, Pinofit Wärmebalsam.

BALDRIAN

Zur Linderung von Muskelverspannungen hat sich neben den Adaptogenen auch Baldrian sehr bewährt. Wie beim Johanniskraut empfehle ich hier ein ausreichend hoch dosiertes Fertigarzneimittel und eine Einnahme über 2–3 Monate. Informationen zu Einnahme und Präparaten finden Sie auf den Seiten 58 und 59.

PESTWURZ

Eine Sonderrolle bei der Behandlung chronischer Kopfschmerzen und Migräne nimmt die Pestwurz, *Petasites hybridus*, ein. Der Name deutet es an: Im Mittelalter wurde die Wurzel zur Behandlung der Pest eingesetzt. Der Gattungsname stammt aus dem Griechischen: *petasos*, großer, breitkrempiger Hut, und nimmt Bezug auf die rhabarberähnlich großen Blätter, die sich als Kopfbedeckung eignen. Sicher ist Ihnen die Pestwurz mit ihren bis zu 60 cm breiten Blättern auch schon aufgefallen. Man findet sie bis in einer Höhe von 2000 m, wo sie sich bei guten Wachstumsbedingungen – und das heißt für die Pestwurz feuchte, nährstoffreiche, oft überschwemmte Wiesen, Flussufer und Gräben – üppig ausbreitet.
Sie gehört zur Familie der Korbblütler und ist in fast ganz Europa, in Nord- und Westasien zu Hause. Inzwischen wurde sie auch nach Nordamerika eingeschleppt. Bei uns gibt es mehrere Arten: Die medizinisch verwendete rot blühende Rote Pestwurz (*Petasites hybridus*, Synonym *P. officinalis*), die weiß blühende Weiße Pestwurz (*P. albus*) und die Alpenpestwurz (*P. paradoxus*). Weiße und Rote Pestwurz auseinanderzuhalten ist zur Blütezeit im Frühjahr recht einfach, wenn sie verblüht sind, aber sehr schwierig.

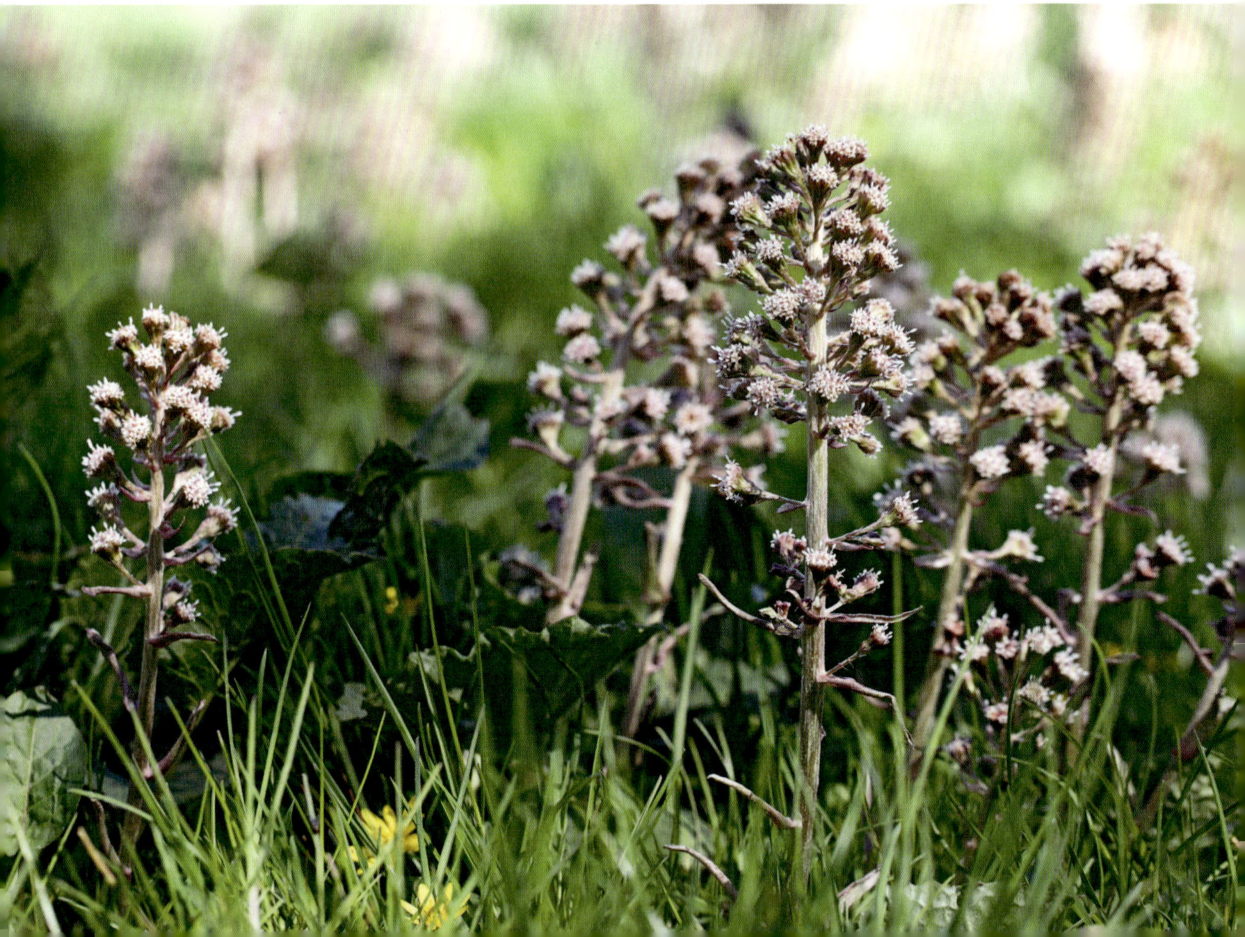

Arzneilich verwendet werden der Wurzelstock, Petasitidis rhizoma, und das Kraut, Petasitidis folium.

Wie wirkt sie?

Die Pestwurz wurde bereits in der Volksheilkunde wegen ihrer schleimlösenden Eigenschaften bei Husten und Asthma sowie wegen ihrer krampflösenden Wirkung bei Gallenkoliken und Darmkrämpfen therapeutisch verwendet.
In den 1950er-Jahren wurde durch Prof. Dr. Bucher in Basel der krampflösende Stoff Petasin in der Wurzel nachgewiesen. Weitere Wirkstoffe sind: Schleim, ätherisches Öl, Inulin, Cholin, Bitterstoff und Pyrrolizidinalkaloide. Nach Bucher wirkt die Pestwurz ähnlich krampflösend wie Papaverin, der Hauptwirkstoff des Schlafmohns. Ähnlich wie Papaverin wirkt die Pestwurz auch vegetativ ausgleichend und beruhigend, sie wird auch als „pflanzlicher Tranquilizer" bezeichnet. Das passt gut zum Thema Stress und Kopfschmerzen.

Folgende Wirkungen sind belegt:

- krampflösend
- entzündungshemmend
- schmerzlindernd
- antiallergisch

Wie einnehmen?

Von der Einnahme als Tee oder Tinktur muss ich in dem Fall abraten, da die in der ganzen Pflanze enthaltenen Pyrrolizidinalkaloide giftig sind. Und gerade bei der zur Behandlung chronischer Kopfschmerzen notwendigen langfristigen Einnahme kann die Leber dadurch massiv geschädigt werden.

AUSGEWÄHLTE PRÄPARATE IN APOTHEKE UND DROGERIE Leider gibt es aus technischen Zulassungsgründen mittlerweile kein reines Pestwurzarzneimittel mehr auf dem Markt. In den folgenden Arzneimitteln ist es in niedriger Potenz homöopathisch enthalten: Ceres Petasites D6, Ceres Valeriana comp. In diesem Schweizer Präparat ist sie als Pflanze zusammen mit Melisse, Baldrian und Passionsblume enthalten: Zeller Entspannung. Über das Internet erhältlich ist immer noch der Originalextrakt des seit den 1960er-Jahren bewährten Petadolex, mit dem einige Studien durchgeführt wurden: Nature's Way Petadolex Pro-Active 50 mg.

Gegenanzeigen – und was es sonst noch zu beachten gibt

Reine Pestwurzpräparate nicht in der Schwangerschaft und Stillzeit einnehmen. Für homöopathische Pestwurzpräparate gilt die Einschränkung nicht.
Nebenwirkungen: Bei Einnahme von Arzneimitteln keine bekannt. Auf selbst gemachte Heilpflanzenzubereitungen sollte aufgrund des Pyrrolizidinalkaloidgehalts verzichtet werden. Wechselwirkungen mit anderen Medikamenten sind nicht bekannt.

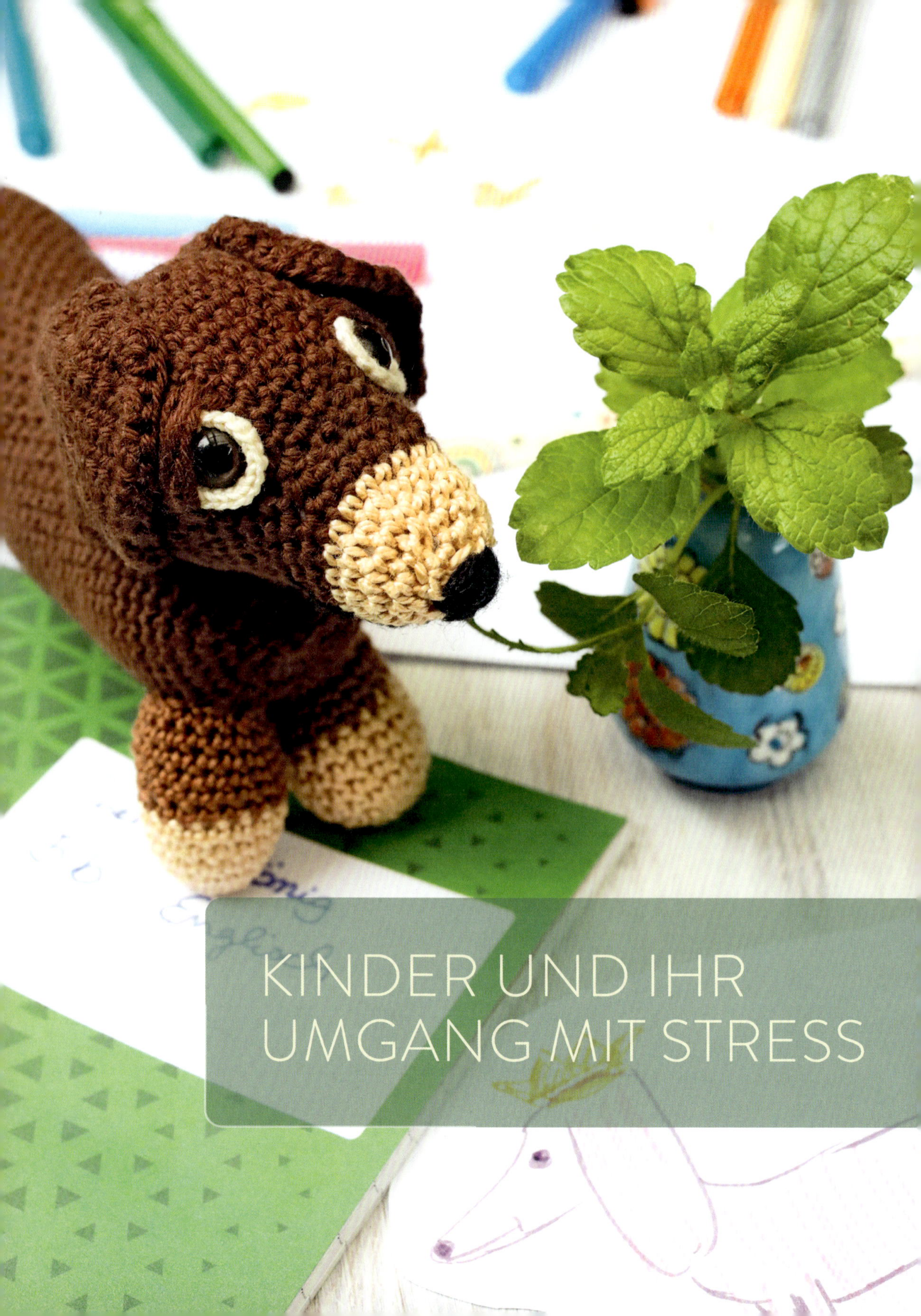

KINDER UND IHR UMGANG MIT STRESS

Kinder und Stress – das scheint auf den ersten Blick nicht zusammenzupassen. Wer eigene Kinder hat oder mit Kindern zu tun hat, weiß, dass das sehr wohl der Fall ist. Die Terminkalender vieler Kinder sind prall gefüllt, häufig ist auch die freie Zeit komplett durchgetaktet und bietet wenig Raum zur freien Entfaltung. Die Beweggründe dafür sind sehr unterschiedlich, meist aber gut gemeint, denn wer möchte seinem Kind nicht möglichst alles bieten und es in der Entwicklung bestmöglich fördern. Häufig wird dabei über das Ziel hinausgeschossen, denn weniger wäre für viele Kinder mit Sicherheit mehr. Oft herrscht jedoch unter Eltern ein starkes Vergleichsdenken und die, die nicht alle Möglichkeiten der Freizeitgestaltung ausschöpfen, gelten als nicht engagiert und bequem. Wer möchte das schon auf sich sitzen lassen? Das führt zu Stress und der bestimmt schließlich den Alltag vieler Familien. Wer auf dem Land wohnt, weiß, was das für Eltern bedeutet. Ich selber wohne auf dem Land und Aufkleber wie „Taxi Mama“ oder „Mutterschiff“ zieren nicht gerade wenige Autos. Viele Freizeitaktivitäten sind nur mit mobiler Unterstützung durch die Eltern machbar. In der Stadt sind die Kinder mit öffentlichen Verkehrsmitteln unterwegs, auch hier verschlingen die Fahrten viel Zeit, die zur Erholung fehlt.

Schon Grundschulkinder leiden unter Stresssymptomen wie Nervosität, Unkonzentriertheit, Bauch- und Kopfschmerzen oder Schlafstörungen. Stress ist zudem ein Risikofaktor bei der Entstehung von psychischen Erkrankungen. Ergebnisse der vom Robert-Koch-Institut in Berlin durchgeführten Kinder- und Jugendgesundheits-Langzeitstudie KIGGs zeigen: Fast jedes fünfte Kind zwischen 7 und 13 Jahren leidet unter emotionalen Problemen. Bei

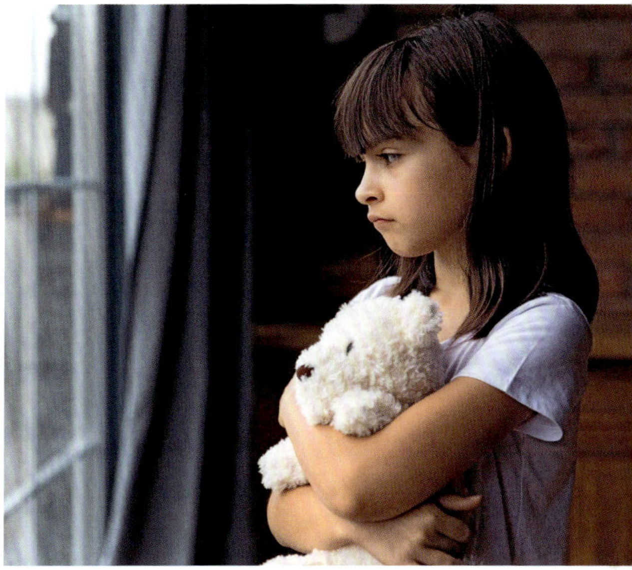

Jugendlichen zwischen 14 und 17 sind es immer noch über 15 %. Auch eine Untersuchung des Entwicklungspsychologen Professor Dr. Arnold Lohaus kommt zu beunruhigenden Ergebnissen: Unter den von ihm befragten 2000 Schülerinnen und Schülern gaben 20 % an, in der letzten Woche mehrmals Kopfschmerzen gehabt zu haben. Auch Unkonzentriertheit, Schlaflosigkeit und Unruhe sind unter Jugendlichen weit verbreitet. Mehr als 40 % der Jugendlichen fühlten sich mehrmals in der Woche erschöpft, 10 % klagten über Einsamkeit. Diese Fakten hat die Techniker Krankenkasse 2022 zusammengetragen. Hier hat die Pandemie sicher ihren Teil zu den Zahlen beigetragen.

Wenn Sie zum Thema Kinder und Stress recherchieren, fällt auf, wie viele Ratgeber es mittlerweile zu dem Thema gibt. Bei meiner Recherche im März 2023 waren es auf Anhieb 23 – die vielen Traumreise-, Meditations- und Entspannungsbücher nicht eingeschlossen.

Wie äußert sich Stress bei Kindern und Jugendlichen?

Hier muss klar differenziert werden, denn je nach Alter ist der Umgang mit Stress und die Beschwerden, die durch Stress ausgelöst werden, sehr unterschiedlich. Und nicht nur das Alter, auch die Persönlichkeit spielt eine Rolle. Viele Kinder fühlen sich unter Stress einfach unwohl, sind nervös oder ängstlich. Andere ziehen sich zurück, sitzen gelangweilt und teilnahmslos herum, leiden unter Appetit-, Schlaf- und allgemeiner Lustlosigkeit sowie Kopf- und Bauchschmerzen oder Übelkeit.
Häufige Anzeichen für unangenehme Belastungen sind: Reizbarkeit, Unruhe und Aggressivität. Solche Stressreaktionen treten bei etwa 20 % der Kinder auf. Als kurzzeitige Reaktion auf aktuelle Ereignisse, wie beispielsweise eine schwere Klassenarbeit, ist das völlig normal. Problematisch wird es erst, wenn die Symptome länger anhalten.
Laut dem Berufsverband der Kinder- und Jugendärzte entsteht Stress vor allem dann, wenn Termine mit Ängsten und Sorgen – etwa durch zu hohe Anforderungen – zu tun haben. Bei Kindern lassen sich drei Quellen als Hauptursache für Stress nennen:

- „Entwicklungsaufgaben“ (zum Beispiel die Anpassung von der weitgehend unbeschwerten Zeit im Kindergarten an die Schule)
- einschneidende Lebensereignisse (zum Beispiel eine Scheidung der Eltern)
- alltägliche Belastungen durch ständige Überforderung (zum Beispiel in der Schule)

DIE BLEIB-LOCKER-REGEL

Der Berufsverband der Kinder- und Jugendärzte gibt folgende Empfehlungen im Umgang mit Stress: Nicht jeder Tag sollte verplant werden. Lassen Sie dem Kind mindestens zwei freie Nachmittage in der Woche, an denen es sich an einen ruhigen Ort zurückziehen kann, Zeit zum Spielen hat oder Verabredungen in eigener Regie treffen kann. Viele Kinder entspannen sich besonders gut nach ausgiebigem Toben und bei einer schönen Gute-Nacht-Geschichte. Eltern sollten als Vorbild dienen, um ihrem Kind zu zeigen, wie man Ruhe und Erholung einsetzt, um mit Anforderungen besser zurechtzukommen. Generell gilt:

B – bewusst Stress wahrnehmen
L – Lösung von Problemen unterstützen
E – eigene Prioritäten setzen
I – „Ich kann das!“ – positiv denken
B – bei anderen Unterstützung holen
L – loben und Selbstbewusstsein stärken
O – offen kommunizieren
C – Chaos beseitigen, Zeitplanung mit Freiräumen
K – keine falschen Erwartungen
E – entspannen und bewegen
R – richtig zusammen Spaß haben

Auch spezielle Entspannungsübungen wie autogenes Training, Yoga oder das Ausmalen von Mandalas können helfen – aber nur ohne Zwang.

Nervosität, Unruhe und Schlafstörungen

Wie beschrieben leiden gestresste Kinder häufig unter allgemeinem Unwohlsein, Unruhe, Nervosität, Gereiztheit und Schlafstörungen. Da geht es ihnen nicht anders als den Erwachsenen. Entsprechend werden Pflanzen eingesetzt, die eine beruhigende, angstlösende und schlaffördernde Wirkung haben. Für Kinder eignen sich folgende Heilpflanzen besonders gut.

ADAPTOGENE FÜR KINDER?

Adaptogene eignen sich nicht für den Einsatz bei Kindern unter 12 Jahren. Zum einen liegen hierzu keine Untersuchungen vor, zum anderen ist die Wirkung auf den Hormonhaushalt so umfassend, dass ich davon abrate. Es gibt gute Alternativen für Kinder. Jugendliche können Adaptogene wie Erwachsene einnehmen.

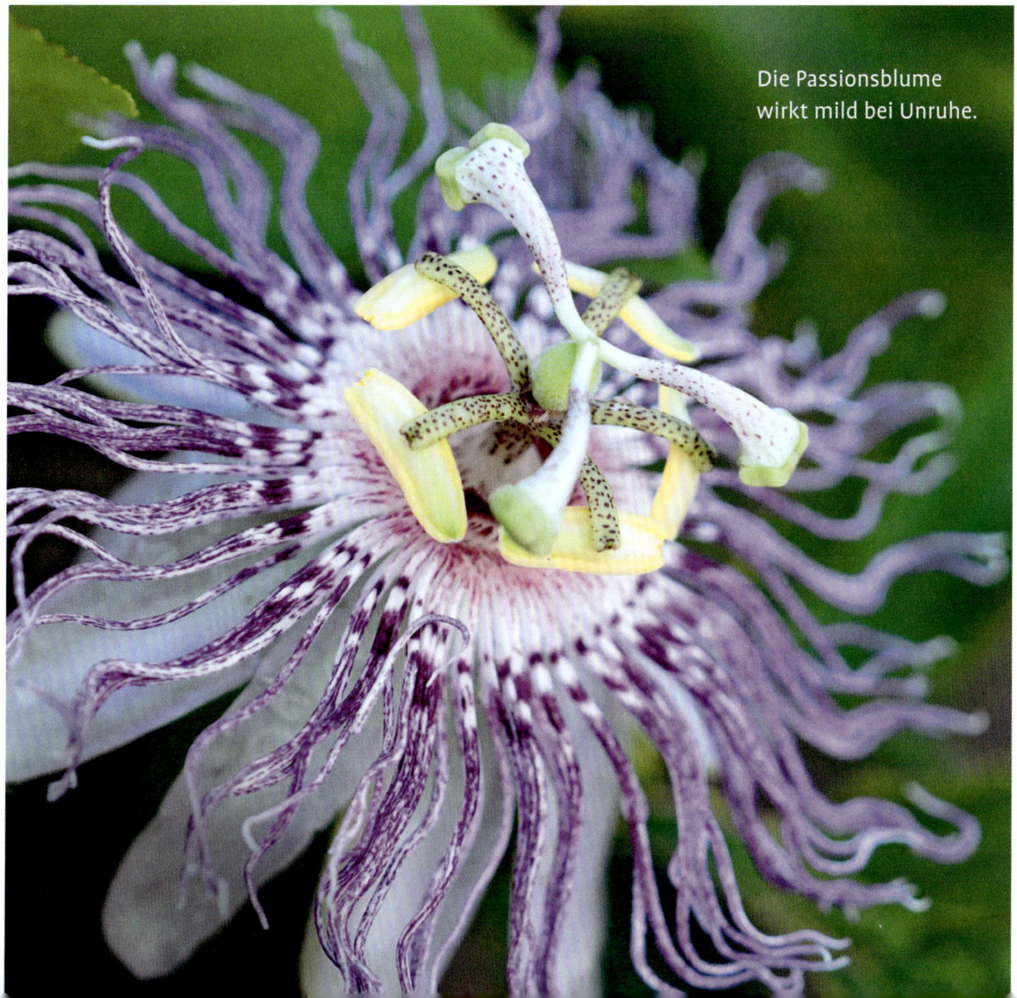

Die Passionsblume wirkt mild bei Unruhe.

PASSIONSBLUME

Die ausgleichende Wirkung der Passionsblume wurde bereits auf Seite 65 beschrieben. Ich möchte hier einige speziell für Kinder gut geeignete Arzneimittel vorstellen: Pascoflair (ab 12 Jahre), Passiflora comp. Wala (mit Crataegus laevigata/monogyna D2, Passiflora D2, Salix alba Dil. D2; bereits für Säuglinge), Passiflora Kinderzäpfchen Wala (mit Avena sativa Urtinktur, Humulus lupulus Urtinktur, Passiflora Urtinktur, Valeriana officinalis Urtinktur; für Säuglinge und Kinder unter 7 Jahren), Ceres Passiflora Urtinktur (ab 1 Jahr), Passiflora Curarina (ab 12 Jahren). Kinder im Kleinkindalter können den auf Seite 151 vorgestellten Tee bereits trinken. Laut Empfehlung der Kooperation Phytopharmaka, die 1993 das wissenschaftlich basierte Buch „Empfehlungen zu Kinderdosierungen von monografierten Arzneidrogen und ihren Zubereitungen" herausbrachten, ist Passionsblume bereits für Kinder ab 1 Jahr geeignet.

KINDER-DOSIERUNGEN

Den Teerezepten auf den folgenden Seiten liegt immer die Dosis für Erwachsene zugrunde. Davon leitet sich die Dosierungsempfehlung für Ihr Kind nach Alter gestaffelt ab. Um es möglichst einfach zu machen, bereiten Sie dreimal täglich, am besten frisch, 1 Tasse Tee nach dem Grundrezept zu und geben davon:

- Ihrem Säugling: dreimal täglich 50 ml
- Ihrem Kind ab 1 Jahr: dreimal täglich 75 ml
- Ihrem Kind ab 4 Jahre: dreimal täglich 100 ml
- Ihrem Kind ab 10 Jahre: dreimal täglich 150 ml

Es kann helfen, den Tee mit etwas Fruchtsaft schmackhafter zu machen, das erleichtert das Trinken.

BALDRIAN

Gerade bei innerer Anspannung und Unruhe in Verbindung mit Angst ist Baldrian eine gute Stütze. Folgende Arzneimittel haben sich bewährt: Avena sativa comp. Wala (mit Avena sativa D2, Conchae D6, Phosphorus D24, Sulfur D24, Valeriana officinalis D2; bereits für Säuglinge geeignet), Ceres Valeriana Urtinktur (ab 1 Jahr), Euvegal balance (ab 12 Jahre), Sandrin (Baldrian und Melisse).

KINDER-RELAX-TEE

40 g Melissenblätter
30 g Passionsblumenkraut
20 g Kamillenblüten
10 g Orangenblüten

Zunächst den Tee nach folgender Erwachsenen-Dosierung zubereiten. Ihrem Kind anschließend nur eine dem Alter entsprechend große Menge zu trinken geben – die Kinder-Dosierungen habe ich nebenstehend (links), nach Alter gestaffelt, zusammengefasst.
1 TL der Mischung mit 150 ml kochendem Wasser überbrühen, 10 Minuten bedeckt ziehen lassen. Der Tee kann gerne mit Honig gesüßt werden.

SCHLAFKISSEN

zu gleichen Teilen Kamillenblüten, Hopfenzapfen, Lavendelblüten, Melissenblätter, Orangenblüten

Besonders schön bei Einschlafproblemen und schlechten Träumen ist ein Schlafkissen, Kinder lieben es. Die Drogen mischen und in ein 15 x 15 cm großes Kissen füllen. Sie können es entweder selber schneidern oder, wenn es schnell gehen muss, einen aussortierten Socken nehmen, der ungefähr der Größe entspricht. Das Kissen sollte locker gefüllt sein. Nehmen Sie das Kissen mit ins Bett und legen es in die Nähe des Kopfkissens. Nach einem Jahr sind die Inhaltsstoffe weitgehend verduftet. Das Kissen ist bereits für Kinder ab 1 Jahr geeignet, für kleine Kinder darf es auch etwas kleiner sein.

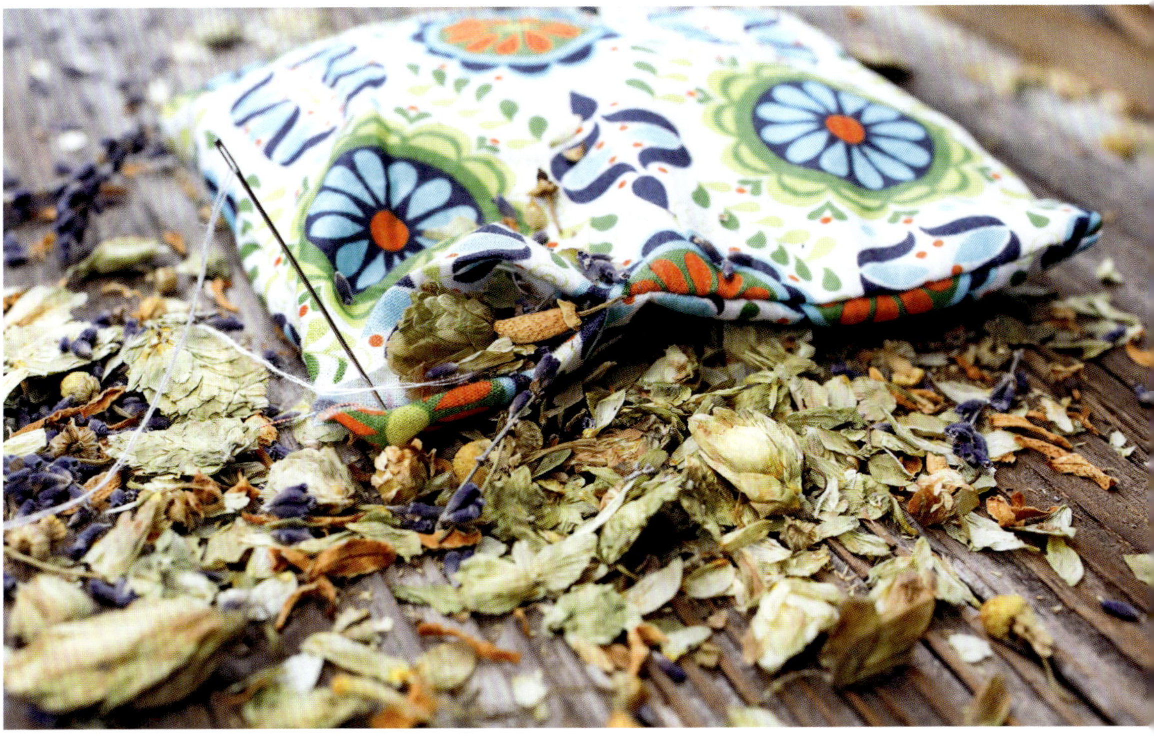

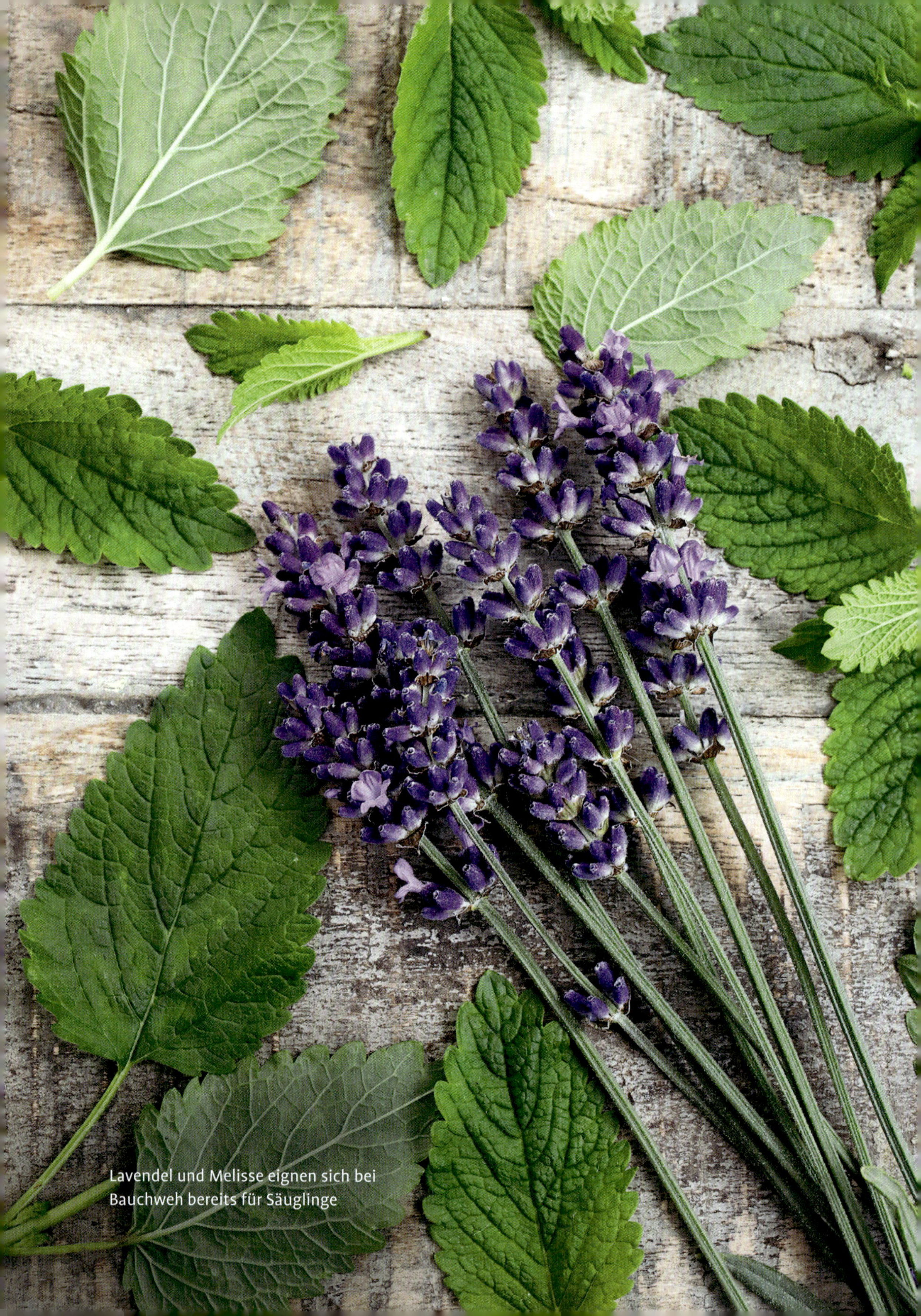

Lavendel und Melisse eignen sich bei Bauchweh bereits für Säuglinge

Bauchweh

Gerade bei kleineren Kindern und Grundschulkindern äußert sich Stress häufig als Bauchweh. Grundsätzlich eignen sich daher die Pflanzen, die ich bei den nervösen Verdauungsbeschwerden auf Seite 114 beschrieben habe, auch für Kinder. Ich ergänze an dieser Stelle lediglich die Angaben, ab welchem Alter welche Pflanzen eingenommen werden können (siehe rechts) und empfehle einige Spezialitäten, die sich für Kinder besonders gut eignen.
In der Liste sind auch Bitterstoffdrogen aufgeführt. Für Kinder besonders gut geeignet ist die Pomeranze, auch Bitterorange genannt, die ich Ihnen jetzt gerne vorstellen möchte.

PFLANZE	ALTER
Kamille	bereits für Säuglinge
Lavendel	bereits für Säuglinge
Melisse	bereits für Säuglinge
Pomeranze	für Kinder ab 1 Jahr
Engelwurz	für Kinder ab 4 Jahre
Wermut	für Kinder ab 4 Jahre
Kalmus	nicht untersucht

POMERANZE (BITTERORANGE)

Unter den zahlreichen verschiedenen Zitrusfrüchten ist sie die bitterste. Alle Zitrusfrüchte enthalten in der Schale mehr oder weniger Bitterstoffe, Pampelmuse und Grapefruit auch im Fruchtfleisch. Die Geschmackswahrnehmung ist bei Kindern noch wesentlich intensiver als bei Erwachsenen, daher reichen für eine „Bitterstoffwirkung" sanfte Bitterreize. Wer den Namen Pomeranze hört, denkt vielleicht an eine Land-Pomeranze, ein junges, schüchternes unbedarftes Mädchen, das schnell errötet und deren Wangenfarbe an die Farbe von Pomeranzen erinnert. Na ja. Der botanische Name ist *Citrus × aurantium*. Das × im Namen zeigt, dass es sich um eine Kreuzung handelt, gekreuzt wurde hier vermutlich die Pampelmuse mit der Mandarine. Herausgekommen ist eine kleine, schrumpelige Frucht mit dicker Schale, vielen Kernen, wenig Fruchtfleisch und einem fantastischen Aroma! Das ist vermutlich auch der Grund, warum die Pomeranze nachweislich seit über 4000 Jahren im Himalaya und in China kultiviert wird. Auch wenn Sie die Frucht noch nicht gekostet haben, der Duft der Schale dürfte Ihnen bekannt sein. Ein anderer Name der Pomeranze ist Bitterorange.
Aus der Fruchtschale der Pomeranze wird durch Wasserdampfdestillation ein ätherisches Öl extrahiert, das den Namen Petit grain trägt. Und dieser Duft ist der dominante Duft des 4711 Original Kölnisch Wasser. Mich erinnert er immer an meine Oma,

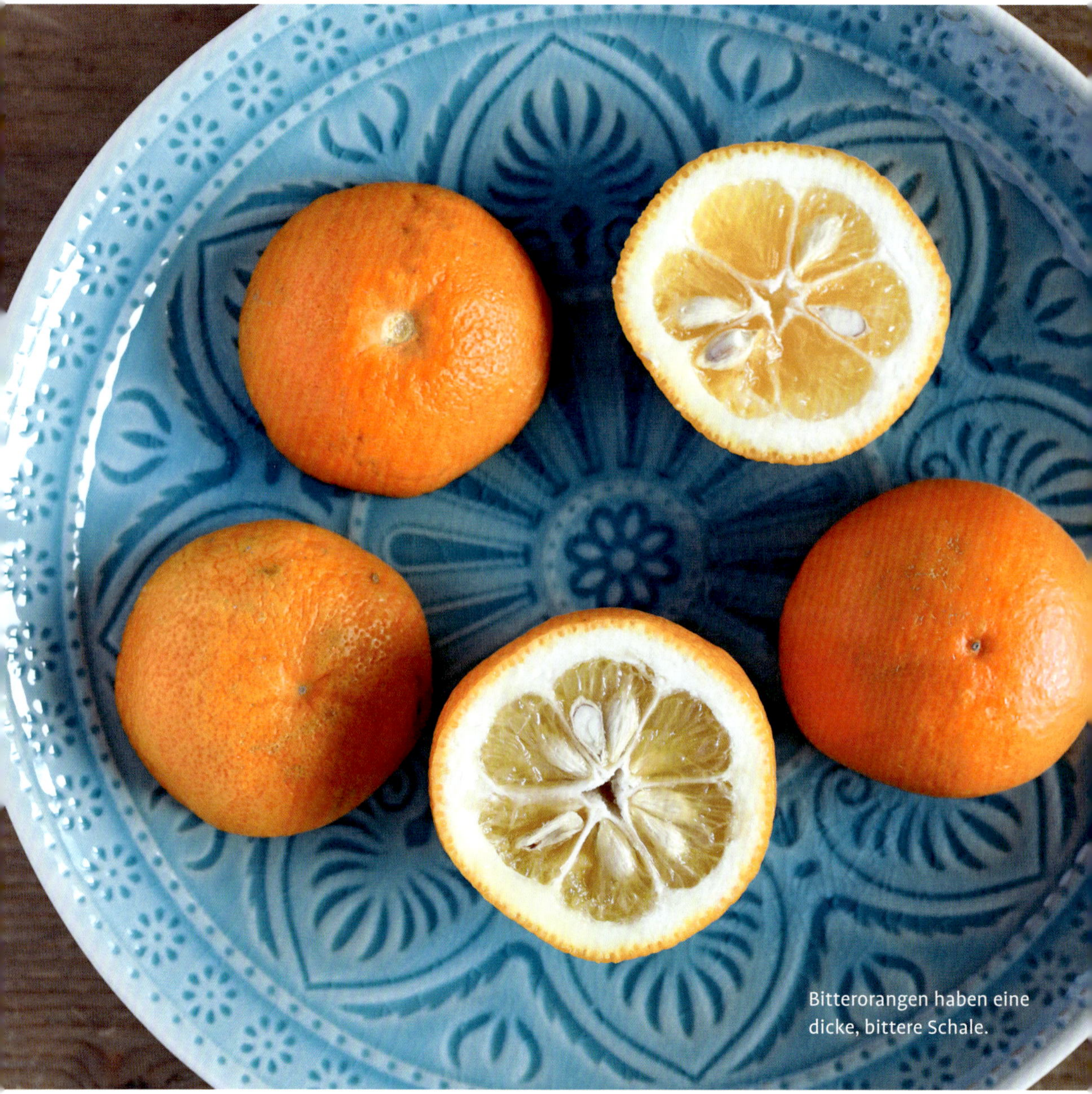

Bitterorangen haben eine dicke, bittere Schale.

die es häufig auftrug. Auch die Blüten werden destilliert, daraus entsteht ein sehr hochwertiges und teures ätherisches Öl, dass in der Parfümindustrie eine wichtige Rolle spielt: Neroli. Als Nebenprodukt fällt bei der Gewinnung Orangenblütenwasser an, das Sie vielleicht aus der orientalischen Küche kennen. Hier wird es vor allem Gebäck zugesetzt. Das Orangenblütenwasser, auch Orangenblütenhydrolat oder Neroliwasser genannt, kann außerdem zur Hautpflege als Gesichtswasser verwendet werden. Und nicht zuletzt werden aus der dicken Schale Orangeat und Marmelade hergestellt.

Arzneilich werden also die Schale der Pomeranzen, Aurantii pericarpium, und die Blüten, Aurantii flos, verwendet.

POMERANZENSCHALE

Wie wirkt sie?

In der Fruchtschale finden sich neben Bitterstoffen ätherisches Öl mit einer beruhigenden Wirkung.

Folgende Wirkungen sind belegt:

- appetitanregend
- magensaftsekretionsanregend
- mild krampflösend
- leicht beruhigend

Wie einnehmen?

TEEZUBEREITUNG Zunächst den Tee nach folgender Erwachsenen-Dosierung zubereiten. Ihrem Kind anschließend nur eine dem Alter entsprechend große Menge zu trinken geben – die Kinder-Dosierungen habe ich auf Seite 150, nach Alter gestaffelt, zusammengefasst.

1 TL Pomeranzenschale mit 150 ml heißem Wasser überbrühen, 10 Minuten bedeckt ziehen lassen. 2–3 Tassen täglich vor den Mahlzeiten trinken.

TINKTUR Eine sehr schmackhafte Form der Einnahme ist die Pomeranzentinktur. Sie wird nach dem Europäischen Arzneibuch hergestellt und ist unter der Bezeichnung Tinctura aurantii amari in der Apotheke erhältlich. Es werden je nach Alter dreimal 10 bis dreimal 20 Tropfen auf 50 ml Wasser gegeben und vor den Mahlzeiten getrunken.

AUSGEWÄHLTE PRÄPARATE IN APOTHEKE UND DROGERIE Tinctura aurantii amari Ph. Eur., Amara Pascoe (Pomeranze, Chinarinde, Emzian und Zimt), Carminativum Hetterich Balance (Pomeranze, Kümmel, Fenchel, Pfefferminze, Kamille)

Gegenanzeigen – und was es sonst noch zu beachten gibt

Gegenanzeigen, Nebenwirkungen und Wechselwirkungen mit anderen Medikamenten sind nicht bekannt.

BITTERORANGENBLÜTEN

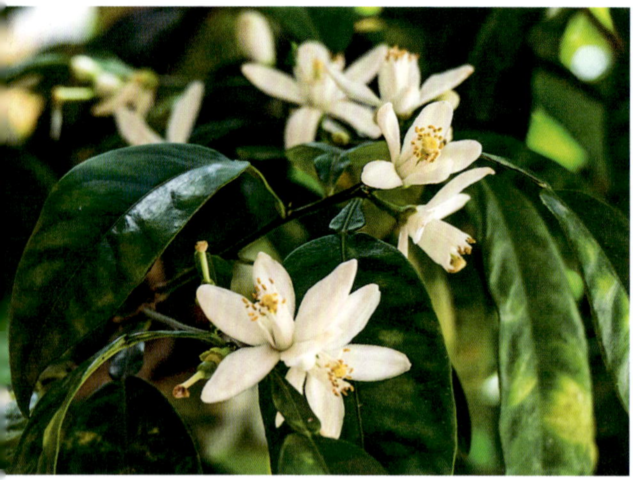

Auch die Blüten der Bitterorange lassen sich verwenden. In der Schweiz ist das sehr verbreitet, es gibt in allen Supermärkten Orangenblütentee, wenn auch nicht in Arzneibuchqualität. Die gibt es in Drogerien und Apotheken. In Deutschland sind sie in Apotheken erhältlich. Bitterorangenblüten werden oft vereinfacht Orangenblüten genannt – das ist das Gleiche.
Orangenblüten habe ich, wie Ihnen möglicherweise aufgefallen ist, bereits in einigen Tees aufgeführt, ich mag sie sehr. Auch in ein Schlafkissen passen sie gut mit ihrem blumigen, fast betörenden Duft.

WIE WIRKEN SIE?

In den Blüten sind vor allem Flavonoide, ätherisches Öl und wenig Bitterstoffe enthalten. Die verdauungsfördernde Wirkung ist schwächer als die der Pomeranzenschale, dafür ist die Wirkung auf unser Nervenkostüm stärker. Orangenblüten sind ein mildes Sedativum.

Folgende Wirkungen sind belegt:
- beruhigend
- leicht angstlösend

Wie einnehmen?

TEEZUBEREITUNG 1 TL Orangenblüten mit 150 ml heißem Wasser überbrühen, 5 Minuten bedeckt ziehen lassen. Zur Förderung des Einschlafens vor dem Zubettgehen 2 Tassen trinken. Der Tee kann gerne mit Honig gesüßt werden.

KINDER-BAUCHWEH-TEE

30 g Pomeranzenschale (Bitterorangenschale)
20 g Angelikawurzel
20 g Melissenblätter
10 g Kamillenblüten
10 g Orangenblüten
10 g Lavendelblüten

Zunächst den Tee nach folgender Erwachsenen-Dosierung zubereiten. Ihrem Kind anschließend nur eine dem Alter entsprechend große Menge zu trinken geben – die Kinder-Dosierungen habe ich auf Seite 150, nach Alter gestaffelt, zusammengefasst.
1 TL der Mischung mit 150 ml kochendem Wasser überbrühen, 10 Minuten bedeckt ziehen lassen.
Bitte mischen Sie die Teemischung immer wieder durch, die schweren Drogenanteile (Wurzel und Schale) setzen sich sonst am Boden des Aufbewahrungsgefäßes ab.

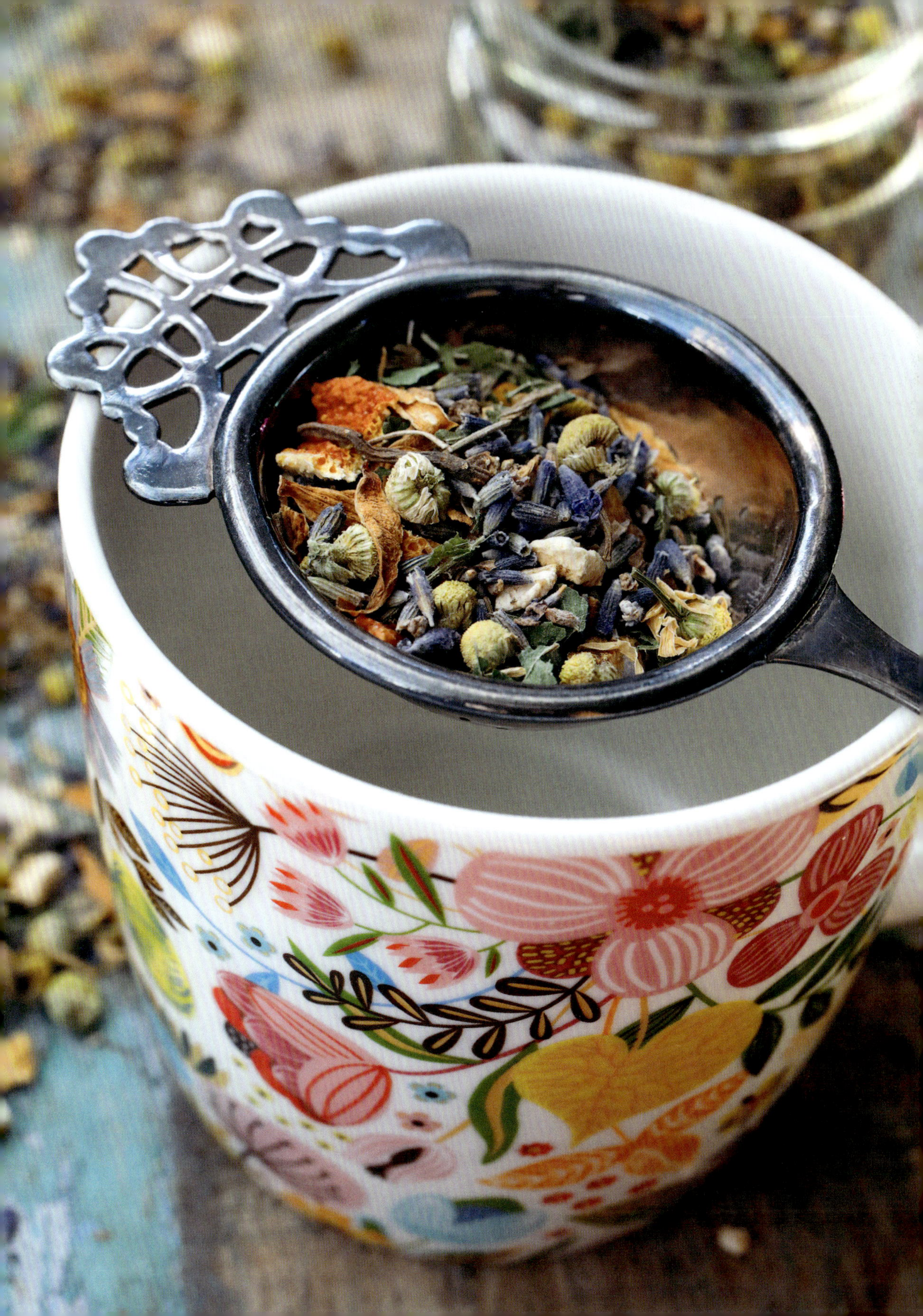

BAUCHÖLE UND BAUCHWICKEL

Bei Bauchweh braucht es zusätzlich schnelle Hilfe. Dafür eignen sich Öle zum Einreiben und Bauchwickel. Diese Öle empfehle ich in meiner Praxis häufig, sie wirken krampflösend und entspannend: Melissenöl Wala (mit ätherischen Ölen von Melisse, Majoran, Kümmel und Fenchel), Weleda Baby-Bäuchleinöl (mit ätherischen Ölen von Majoran, Römischer Kamille und Kardamom), Entspannendes Pflegeöl Weleda (mit ätherischem Lavendelöl), Dr. Hauschka Moor Lavendel Pflegeöl (mit ätherischem Lavendelöl, Moorextrakt, Schachtelhalm und Rosskastanie).

KAMILLEN-BAUCHWICKEL
4 EL Kamillenblüten

Die Kamillenblüten mit ½ l heißem Wasser übergießen und zugedeckt 10 Minuten ziehen lassen, dann abgießen.

Ein Leinen- oder Baumwolltuch auf die gewünschte Größe falten (es sollte den ganzen Bauch bedecken), sodass es vier Lagen hat, und in einer Schüssel mit dem heißen Tee übergießen.
Auswringen, bis es nicht mehr tropft, und dann direkt auf den Bauch Ihres Kindes legen. Zuvor die Temperatur prüfen, damit es nicht zu heiß – aber so heiß wie möglich – ist. Das Tuch mit einem Frotteehandtuch und anschließend mit einem Wolltuch abdecken. Darauf achten, dass die Tücher fest am Körper anliegen. Zur Unterstützung kann eine Wärmflasche, nur leicht gefüllt und entlüftet (damit sie beweglich ist und sich an den Körper anschmiegt), aufgelegt werden. Dauer: Der Wickel kann 20–30 Minuten liegen bleiben. Er kann auch mit Schafgarbenblüten in gleicher Dosierung durchgeführt werden.

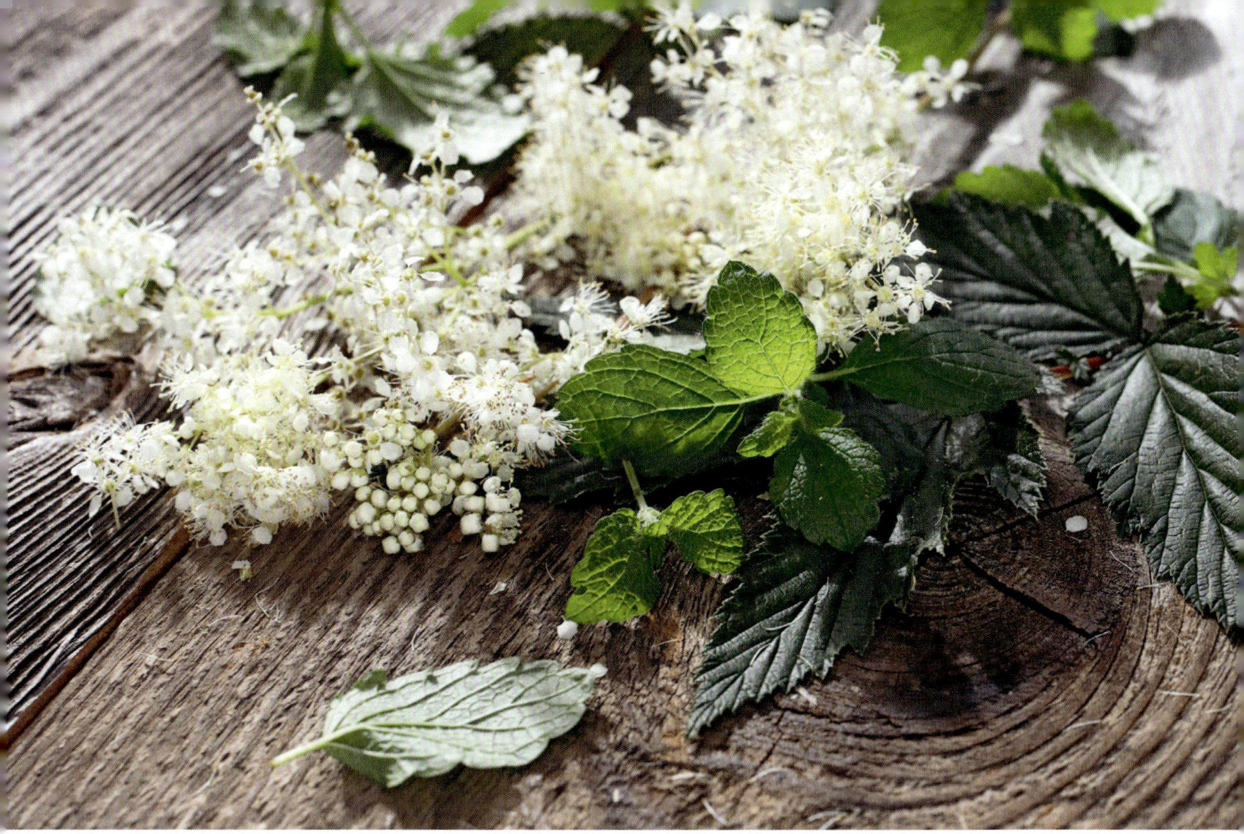

Kopfweh

Bei Belastung neigen manche Kinder bereits früh zu Kopfschmerzen. Sollte das häufiger vorkommen, dann rate ich zu einer fachärztlichen Abklärung. Häufig ist das Auftreten von Kopfschmerzen eine Veranlagung. Als allgemeine Maßnahmen sind unbedingt regelmäßige Bewegung, Entspannung, ein geregelter Tagesrhythmus und ausreichend Schlaf zu nennen. Die Heilpflanzen, die ich auf den Seiten 142 und 144 zur Behandlung immer wiederkehrender Kopfschmerzen beschrieben habe, eignen sich – bis auf das Kopfschmerz-Roll-on – nicht für Kinder unter 12 Jahren. Für Kinder ab 4 Jahre kann der Kopfschmerztee versucht werden, den ich Ihnen gleich vorstelle. Darin enthalten ist auch Mädesüß, *Filipendula ulmaria*, das mit seinen Salicylverbindungen schmerzlindernd wirkt.

KINDER-KOPFSCHMERZTEE
50 g Mädesüßkraut
30 g Passionsblumenkraut
20 g Melissenblätter

Zunächst den Tee nach folgender Erwachsenen-Dosierung zubereiten. Ihrem Kind anschließend nur eine dem Alter entsprechend große Menge zu trinken geben – die Kinder-Dosierungen habe ich auf Seite 150, nach Alter gestaffelt, zusammengefasst.
1 TL der Mischung mit 150 ml kochendem Wasser überbrühen, 10 Minuten bedeckt ziehen lassen.
Bei Kopfschmerzen 1–2 Tassen trinken. Der Tee kann mit Honig gesüßt werden.

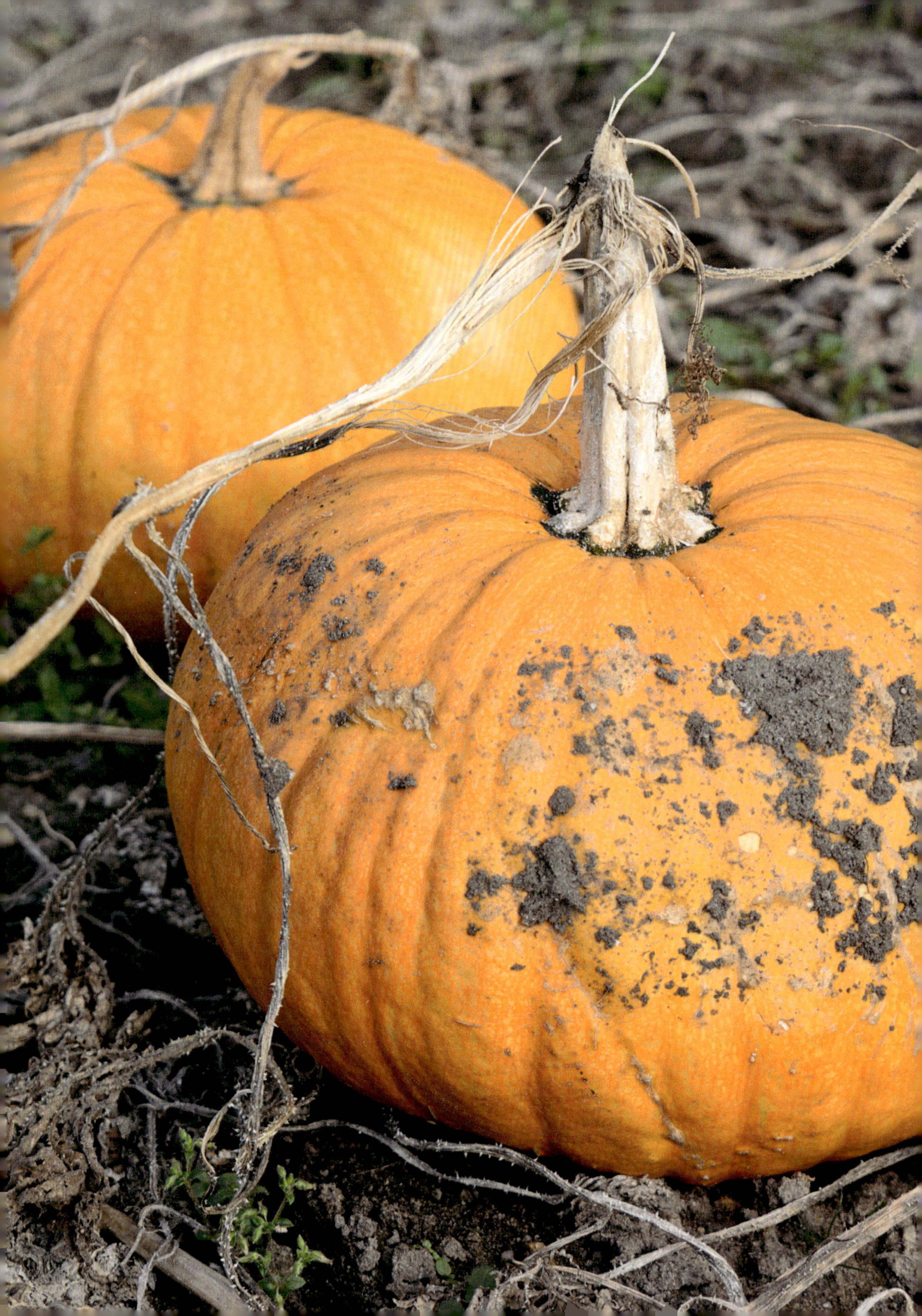

Bettnässen

Ja, auch das kommt vor. Kinder, die bereits – wie man so schön sagt – „trocken" waren, fangen wieder an, nachts ins Bett zu pieseln. Ich habe das immer wieder bei Grundschulkindern erlebt, die in der Weise auf den zunehmenden Leistungsdruck in der dritten, vierten Klasse reagiert haben. Meist handelt es sich um die nächtliche Form des Bettnässens, Enuresis nocturna. Bitte nehmen Sie sich Zeit, die Ursache für eine solche Veränderung herauszufinden. Dazu gehört auch die urologische Untersuchung. Es kann sich hinter einem Bettnässen nicht nur erhöhter Leistungsdruck, sondern möglicherweise Mobbing verbergen. Ohne den Teufel an die Wand malen zu wollen, möchte ich darauf hinweisen, dass sich hinter einem Bettnässen auch eine Missbrauchserfahrung verbergen kann.

Die Blase nicht unter Kontrolle zu haben, ist für Kinder furchtbar. Jede Übernachtung bei Freunden, Pyjama-Partys oder Klassenfahrten sind angstbesetzt und stellen eine große Belastung dar.

Grundsätzlich gelten auch hier wieder alle Empfehlungen, die der Entspannung dienen. Zusätzlich möchte ich Ihnen Kürbiskerne empfehlen, die den Blasenschließmuskel stärken. Oft ist es für Kinder hilfreich, wenn sie selbst etwas ganz Konkretes für ihre Beschwerden unternehmen können und ihnen nicht hilflos ausgesetzt sind.

STEIRISCHER ÖLKÜRBIS

Achten Sie beim Kauf von Kürbiskernen darauf, dass Sie die richtigen erwischen: Verwendet werden Kürbiskerne vom sogenannten Medizinalkürbis, dem Steirischen Ölkürbis. Das ist wichtig, denn nur diese enthalten ausreichend Wirkstoffe zur Blasenkräftigung. Sie bekommen sie als Kürbiskerngranulat von der Firma Lihn im Reformaus oder von GranuFink. Die Dosierung für Kinder bis 12 Jahre ist 2–3 TL am Tag. Sie sollten regelmäßig und über mehrere Wochen eingenommen werden.

Steirischer Ölkürbis – nur dieser enthält ausreichend Wirkstoffe.

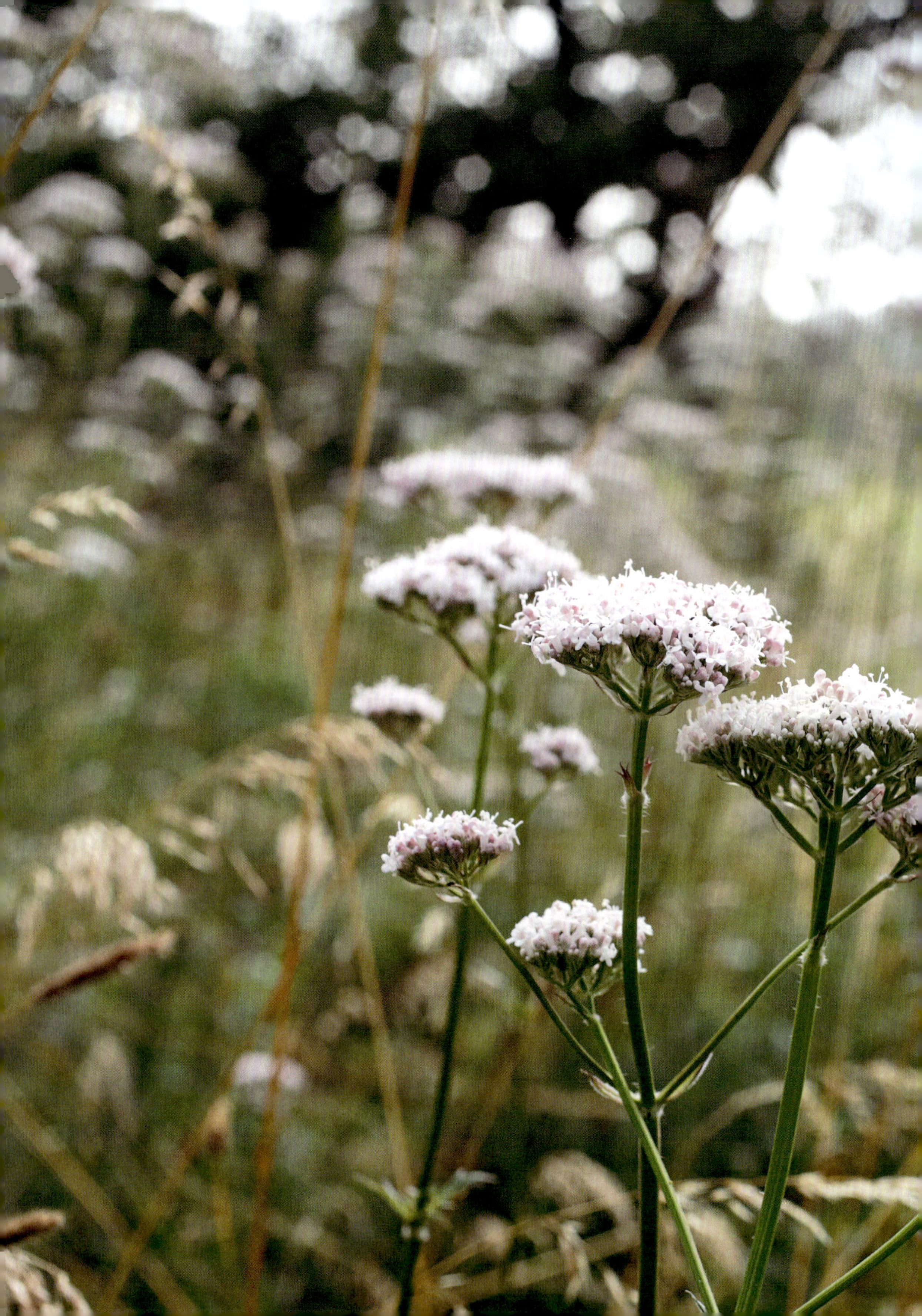

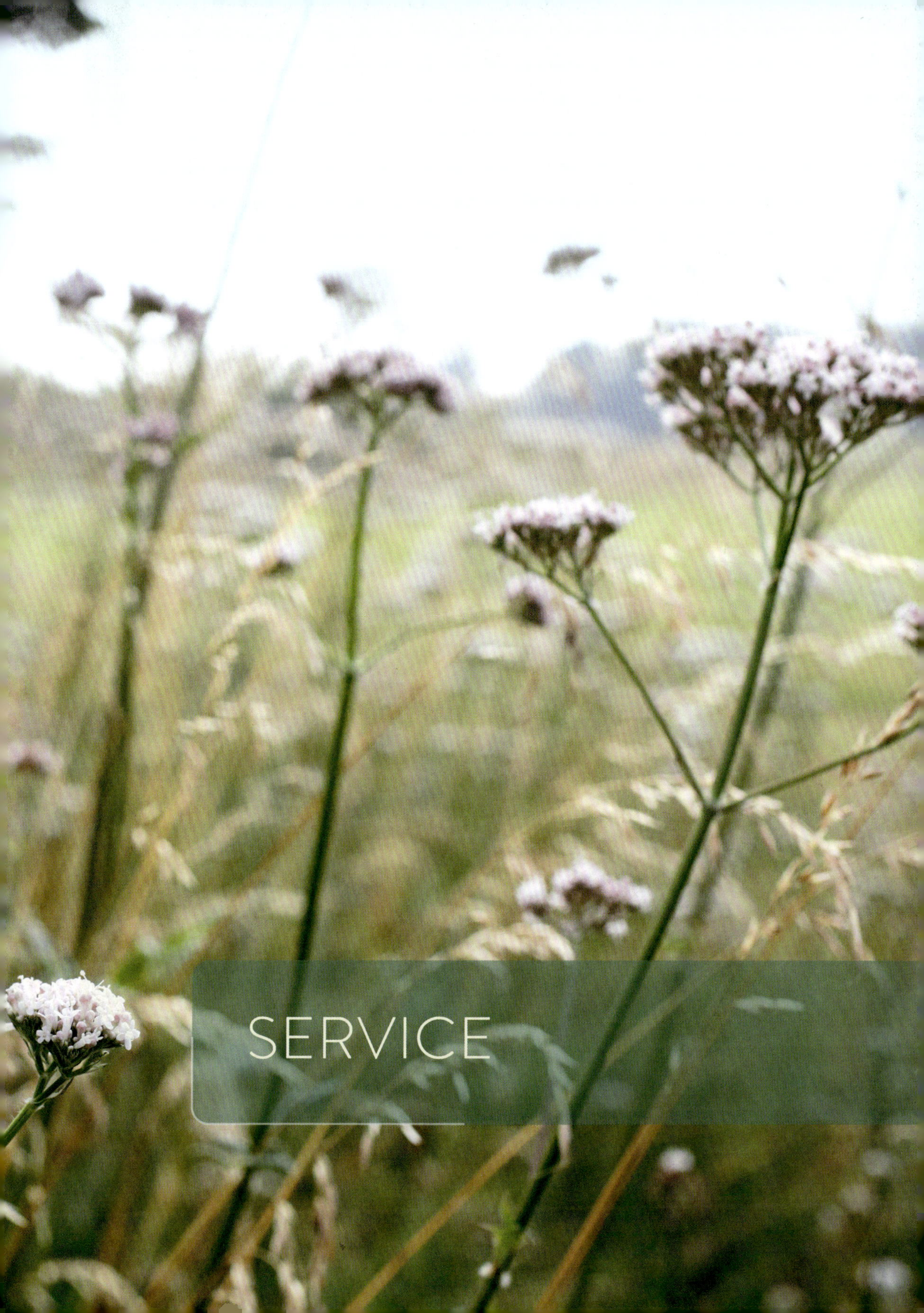

SERVICE

Was hilft wann – im Überblick

BESCHWERDEN	HEILPFLANZEN
allgemeine Stresspflanzen als Basisbehandlung	Ginseng, Taigawurzel, Rosenwurz, Schisandra, Ashwagandha, Jiaogulan
Unruhe, Nervosität	Baldrian, Passionsblume, Lavendel, Melisse, Kamille
Schlafstörungen	Ashwagandha, Baldrian, Passionsblume, Lavendel, Melisse
Konzentrationsstörungen	Baldrian, Mate, Griechisches Eisenkraut
nervöse Verdauungsbeschwerden	Engelwurz, Wermut, Kalmus, Melisse, Lavendel, Kamille
nervöse Herzbeschwerden	Weißdorn, Herzgespann, Baldrian, Passionsblume, Melisse, Lavendel
schmerzhafte Verspannung	Baldrian, Johanniskraut
Kopfschmerzen	Pestwurz, ätherisches Pfefferminzöl, Mädesüß
Erschöpfung	Johanniskraut, Bitterstoffe, Hafer, Brennnesselsamen
Niedergeschlagenheit	Rosenwurz, Johanniskraut
hormonelle Störungen	Frauenmantel, Mönchspfeffer, Yams
Infektanfälligkeit	Taigawurzel, Zistrose, Echinacea
Hauterscheinungen	Stiefmütterchen

Bezugsquellen

HEILPFLANZEN

Alfred Galke
Kräuter und Gewürze, kontrolliert biologischer Anbau und konventionelle Ware
www.galke.com

Artemisia – Allgäuer Kräutergarten
Heilkräuter und Teemischungen aus biologischem Anbau, Bücher, Seminare
www.artemisia.de

Aurica
Heilkräuter und Teemischungen aus biologischem Anbau
info@aurica.de, www.aurica.de

Die Kräutermanufaktur
Ganzblattdrogen aus biologischem Anbau von qualifizierten Heilpflanzenfachfrauen, Natur- und Kräuterpädagoginnen in Baden-Württemberg
www.kraeuterlande-bw.de

Kräuter Schulte
Kräuter, Gewürze, Öle, kontrolliert biologischer Anbau und konventionelle Ware
www.kraeuterschulte.de

ÄTHERISCHE ÖLE & HYDROLATE

Aromapflege Evelyn Deutsch
100 % naturreine ätherische Öle, Hydrolate, Schule für Aromapflege und Heilpflanzenkunde
www.aromapflege.com

Bahnhofapotheke Kempten
100 % naturreine ätherische Öle und Hydrolate, Aromatherapie-Seminare und -Ausbildungen
www.bahnhof-apotheke.de

Farfalla Essentials
100 % naturreine ätherische Öle und Hydrolate, Aromatherapie-Seminare und -Ausbildungen
www.farfalla.ch

Feeling – Zauber der Düfte
100 % naturreine ätherische Öle und Hydrolate
www.feeling.at

Neumond
100 % naturreine ätherische Öle und Hydrolate
www.neumond.de

Primavera life
100 % naturreine ätherische Öle, Aromatherapie-Seminare und -Ausbildungen
www.primavera.de

Taoasis
100 % naturreine ätherische Öle und Hydrolate
www.taoasis.com

LABORBEDARF, BEHÄLTNISSE, ROHSTOFFE FÜR CREMES & CO.

Dragonspice Naturwaren
Zutaten für Cremes und Salben
www.dragonspice.de

Dreiangel-Kosmetikrohstoffe
Zutaten für Cremes, Laborzubehör
www.dreiangel.ch

Laborhandel Krumpholz
Bechergläser und weiteres Laborzubehör
www.laborhandel-krumpholz.de

Lansche Versand
Creme- und Salbentiegel, Flaschen, Aufsätze und weiteres Zubehör
www.lansche-versand.de

Zum Weiterlesen und Informieren

HEILPFLANZEN SAMMELN, TROCKNEN, AUFBEWAHREN UND ANWENDEN

Heilpflanzen-Tee. Richtig sammeln, trocknen und mischen. Michaela Girsch. Verlag Eugen Ulmer, Stuttgart, 2019.
Einführung in das Thema „richtig Tee mischen", dazu zahlreiche Heilkräuter-Teemischungen für die häufigsten Beschwerden.

Entgiften mit Heilpflanzen. Natürlich einfach gesund. Michaela Girsch. Verlag Eugen Ulmer, Stuttgart, 2022.
Zahlreiche Methoden zum Entgiften mithilfe von Heilpflanzenkraft, von Tee über Tinktur bis Frischpflanzensaft, auch ganz einfach im Alltag.

Unsere besten Heilpflanzenrezepte. Sanfte Naturheilkunde bei Alltagsbeschwerden. Ursel Bühring und Michaela Girsch. Verlag Eugen Ulmer, Stuttgart, 2023.
Eine hilfreiche Rezeptursammlung für wichtige Alltagsbeschwerden.

Alles über Heilpflanzen. Erkennen, anwenden und gesund bleiben. Ursel Bühring. 5., aktual. und erw. Aufl., Verlag Eugen Ulmer, Stuttgart, 2020.
Ein Rundum-Ratgeber zu den wichtigsten Heilpflanzen und wie man sie erkennt, wie sie wirken und wie man sie anwendet.

Heilpflanzen-Tinkturen. Wirksame Pflanzenauszüge selbst gemacht. Rudi Beiser und Helga Ell-Beiser. Verlag Eugen Ulmer, Stuttgart, 2022.
Alles zur Herstellung von Tinkturen.

HEILPFLANZEN FÜR KINDER

Naturheilkunde für Kinder. Mit der Kraft der Heilpflanzen Krankheiten wirksam lindern. Ursel Bühring, Helga Ell-Beiser und Michaela Girsch. Verlag Eugen Ulmer, Stuttgart, 2025.
Umfassendes, fundiertes Werk zum Thema.

KOSMETIK, SALBEN, CREMES & CO.

Hydrolate – Pflanzenwässer. Die vergessene Dimension der Aromatherapie und Aromapflege. Eliane Zimmermann. Aromapflege Verlag, Lechaschau, 2018.
Fundiertes zum Thema Hydrolate.

Naturkosmetik. Pia Hess. 3. Aufl., Eigenverlag, 2019.
Alles zum Thema Naturkosmetik aus der Feder einer erfahrenen Naturkosmetikerin.

Öle, Cremes und Salben aus Heilpflanzen. Wirksame Rezepturen selbst gemacht. Rudi Beiser. Verlag Eugen Ulmer, Stuttgart, 2020.
Vielseitige Rezepturen zum Nachmachen, für Heilung und Pflege der Haut.

Heilkosmetik aus der Natur. Pflegende Salben, Öle und Essenzen selber machen. Myriam Veit. Franckh-Kosmos Verlag, Stuttgart, 2016.

VERWENDETE FACHLITERATUR, INTERNETSEITEN UND STUDIEN

Anti-Stress-Team: Blog und Seminare zum Thema Stress.
www.anti-stress-team.de

Bundesamt für Risikobewertung: Risikobewertung von Pflanzen und pflanzlichen Zubereitungen.
www.bfr.bund.de

Bundesinstitut für Sportwissenschaft: Polyphenole Adaptogene als Alternative zum Doping im Sport, Lupandin, A. V., veröffentlicht in: Leistungssport, 23 (1993) 6

Deutsche Apothekerzeitung: Unabhängige pharmazeutische Zeitung für Wissenschaft und Praxis. Deutscher Apotheker Verlag Stuttgart.
www.deutsche-apotheker-zeitung.de

Diabetes-Journal: Zeitschrift für Menschen mit Diabetes. Verlag MedTriX, Wiesbaden.
www.diabetes-online.de

Forschergruppe Klostermedizin: Arzneipflanze des Jahres 2011: Passionsblume.
www.welterbe-klostermedizin.de

Frauengeflüster: Alles rund ums Thema Frauengesundheit, auch Blog.
www.frauengefluester.net

Ginseng, Taigawurzel, Rosenwurz. Natalia Leutnant. AT Verlag, Aarau und München, 2018.

Handbuch der Arzneipflanzen. Van Wyk/Wink/Wink. 3. Aufl., Wissenschaftliche Verlagsgesellschaft, Stuttgart, 2015.

Heilpflanzenpraxis Heute. Arzneipflanzenporträts. Siegfried Bäumler. 3. Aufl., Elsevier, München, 2021.

Kooperation Phytopharmaka (Hrsg): Kinderdosierungen von Phytopharmaka. 3. überarb. und erw. Aufl., 2002.

Lehrbuch Heilpflanzenkunde. Ursel Bühring. 5. Aufl., Haug Verlag, Stuttgart, 2021.

Naturheilpraxis: Fachzeitschrift für Naturheilkunde, Richard Pflaum Verlag, München.

Northumbria University: Studie zur Melisse.
www.ncbi.nlm.nih.gov/pubmed/15272110

PTA-Forum: Magazin der Pharmazeutischen Zeitung mit umfassenden Berichten zur Beratung in der Apotheke, Arzneimitteltherapie, Medizin, Ernährung und für PTA relevante berufspolitische Themen.
https://ptaforum.pharmazeutische-zeitung.de

Power-Pflanzen für die innere Balance. Bernd Rieger. Herbig, Stuttgart, 2020.

PubMed: Kostenfreie englischsprachige Suchmaschine medizinischer Fachliteratur. Nach Eingabe eines Suchbegriffs werden zahlreiche Datenbanken zu medizinischer Fachliteratur auf wissenschaftliche Veröffentlichungen zum Thema durchsucht.
www.pubmed.gov

Robert-Koch-Institut: Studie zur Gesundheit von Kindern und Jugendlichen in Deutschland
(KIGGs)
www.rki.de/DE/Content/Gesundheitsmonitoring/Studien/Kiggs/kiggs_node.html

Schmerzklinik Kiel: Artikel zur Studie zu Pfefferminzöl: Spannungskopfschmerz: Pfefferminzöl ist anderen Analgetika ebenbürtig, u. a. veröffentlicht im Deutschen Ärzteblatt 93, 1996.
www.aerzteblatt.de/archiv/1799

Techniker-Krankenkasse: Stressstudie „Entspann dich, Deutschland!"
www.tk.de/techniker/magazin
Artikel über die Studie von Arnold Lohaus:
www.tk.de/techniker/magazin/familie/kinder-und-jugendliche/typische-stress-symptome-von-kindern-und-jugendlichen-2010032

Universitätsklinikum Freiburg: Prof. Chrubasik: Wissenschaftliche Veröffentlichungen zu Taigawurzel und Safran.
www.uniklinik-freiburg.de

Wichtl. Teedrogen und Phytopharmaka. Wolfgang Blaschek. 6. Aufl., Wissenschaftliche Verlagsgesellschaft, Stuttgart, 2016.

Yale University: Gehirnmasse schrumpft bei Stress
www.pubmed.ncbi.nlm.nih.gov/22218286
Chronischer Stress kann zudem den medialen präfrontalen Kortex schrumpfen lassen. Das beschreibt ebenfalls ein Team von Neurobiologen der Yale University im Fachmagazin „Biological Psychiatry" in einer Veröffentlichung aus dem Jahr 2012.

Zeitschrift für Erfahrungsheilkunde: Fachzeitschrift für Naturheilverfahren. Haug Verlag, Stuttgart.

Zeitschrift für Phytotherapie: Fachzeitschrift für Phytotherapie. Haug Verlag, Stuttgart.

Bildquellen

Die Fotos stammen von **Heike Schmidt-Röger,** mit Ausnahme der folgenden:

Adobe Stock/piixypeach: Icon Buchrücken
Girsch, Michaela: Klappe hinten außen
Hecker, Frank Naturfoto: 5, 32, 42, 57, 79, 110, 116, 119, 130, 143
mauritius images: Titelfoto vorn, 39, 45, 50, 68, 89, 121; Klappe vorn innen u.
Shutterstock.com: AtlasStudio: Klappe hinten innen 2.v.o.; Eskymaks: 49; fizkes: 11, 147; Gengis90: 156; giedre vaitekune: 122; Ground Picture: 8; Irina Borsuchenko: 128; Karin Jaehne: 115; KorshunovDV: 26; LEA18: 77; leungchopan: 35; Liudmyla Chuhunova: Klappe vorn innen o.; Manfred Ruckszio: 53; Marcus Z-pics: 78; masa44: Klappe vorn innen 2.v.o.; marilyn barbone: 103; New Africa: Klappe vorn innen 2.v.u.; photofull: 36; Pixel-Shot: Klappe hinten innen 2.v.u. und u.; Roman Motizov: 23; Ruslan Grumble: Klappe hinten innen o.; simona pavan: 102; Szczepan Klejbuk: 16; tamu1500: 98; weha: 107

Die Grafiken auf den Seiten 12, 13, 14, 18, 61 und 62 stammen von **Helmuth Flubacher.**

Die Blattgrafik im Hintergrund Seite 18 ff. **Adobe Stock/Oleksandra.**

Schnell nachgeschlagen

Die fett gedruckten Seitenzahlen weisen auf ausführliche Porträts der Pflanzen hin.

A

B

D

E

F

G

H

I

J

K

Impressum

Anmerkung des Verlags zur Schreibweise (Gendering): Gendergerechtigkeit und Inklusion sind bei uns gelebte Praxis – bei der Auswahl unserer Themen, bei der Recherchearbeit, in der Gestaltung. Unsere Texte meinen alle. Damit unsere Inhalte jedoch gut lesbar bleiben, verzichten wir in diesem Werk auf die jeweilige Mehrfachnennung oder Anpassung der Schreibweise bestimmter Bezeichnungen an die weibliche, männliche oder diverse Form.

Die in diesem Buch enthaltenen Empfehlungen und Angaben sind von der Autorin mit größter Sorgfalt zusammengestellt und geprüft worden. Eine Garantie für die Richtigkeit der Angaben kann aber nicht gegeben werden. Autorin und Verlag übernehmen keine Haftung für Schäden und Unfälle. Bitte setzen Sie bei der Anwendung der in diesem Buch enthaltenen Empfehlungen Ihr persönliches Urteilsvermögen ein.
Der Verlag Eugen Ulmer ist nicht verantwortlich für die Inhalte der im Buch genannten Websites.

FSC
www.fsc.org
MIX
Papier | Fördert gute Waldnutzung
FSC® C110508

BIBLIOGRAFISCHE INFORMATION DER DEUTSCHEN NATIONALBIBLIOTHEK
Die Deutsche Nationalbibliothek verzeichnet diese Publikation in der Deutschen Nationalbibliografie; detaillierte bibliografische Daten sind im Internet über http://dnb.d-nb.de abrufbar.

Wollgrasweg 41
70599 Stuttgart (Hohenheim)
E-Mail: info@ulmer.de
Internet: www.ulmer-verlag.de
Projektleitung: Ina Vetter
Lektorat: Antje Krause
Herstellung: Silke Reuter
Umschlag-Gestaltung: Anette Vogt, www.redsign.de, Stuttgart
Gestaltung und Satz: Susanne Junker, Gerhard Junker, www.redsign.de, Stuttgart
Reproduktion: time:ray, Jettingen
Druck und Bindung: Westermann Druck, Zwickau
Printed in Germany

ISBN 978-3-8186-2355-5

HIER KÖNNEN SIE WEITERLESEN

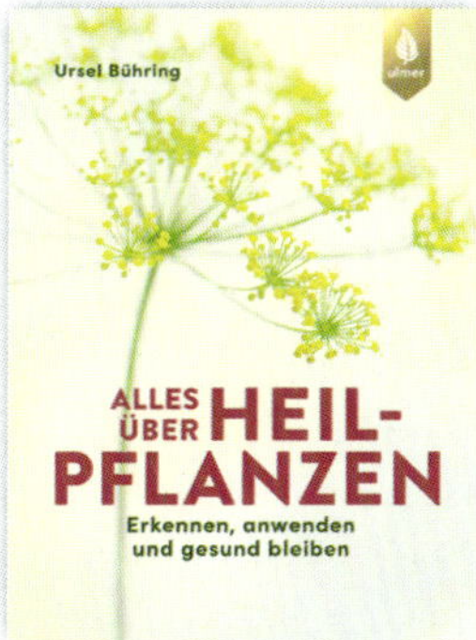

ISBN 978-3-8186-0410-3

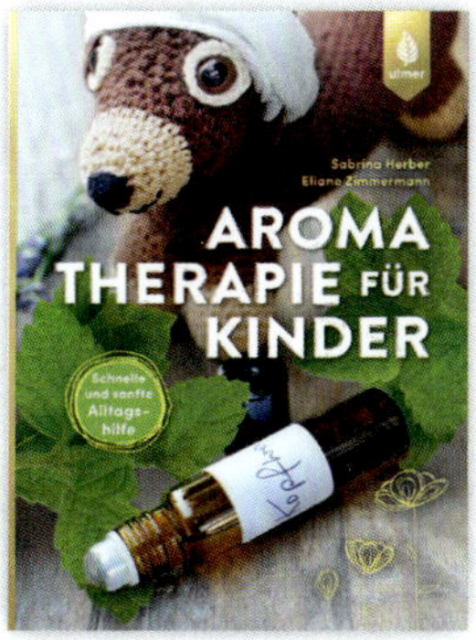

ISBN 978-3-8186-0070-9

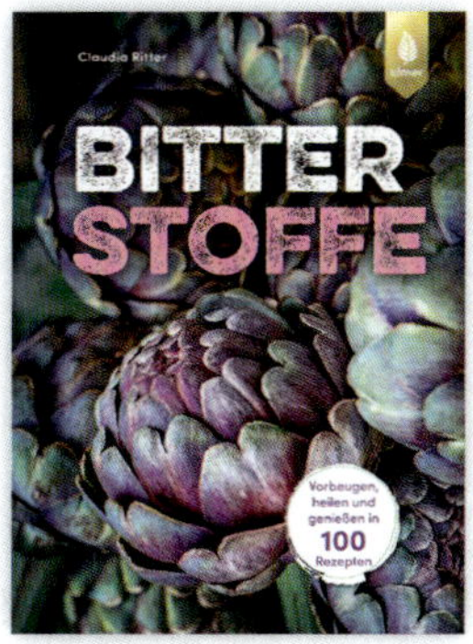

ISBN 978-3-8186-1929-9

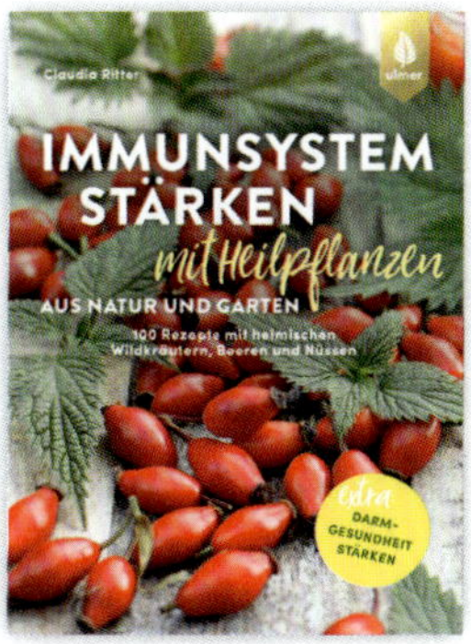

ISBN 978-3-8186-1631-1

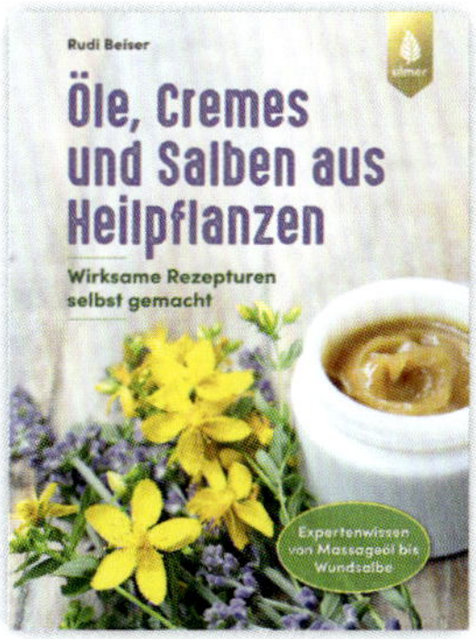

ISBN 978-3-8186-0976-4

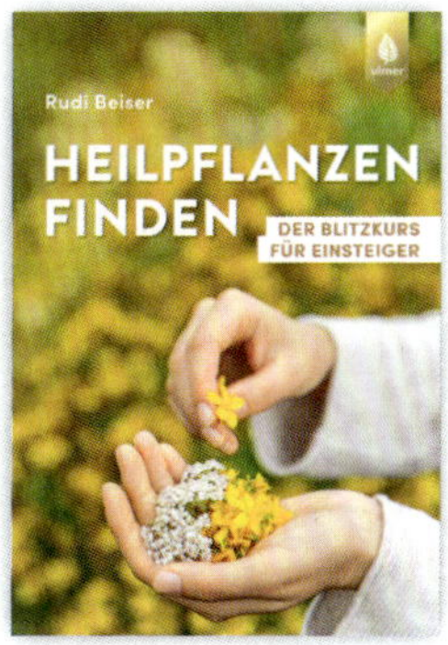

ISBN 978-3-8186-1290-0

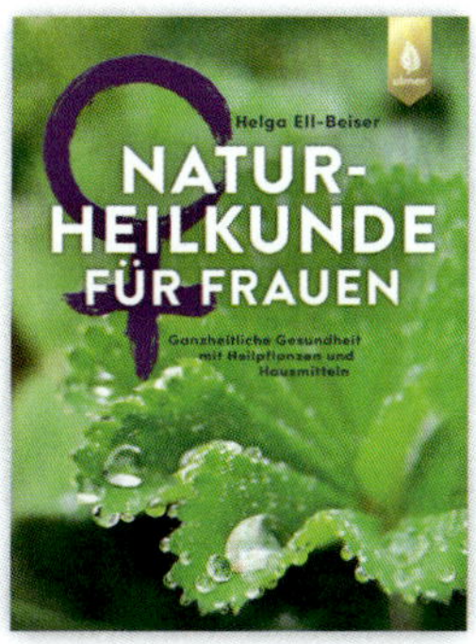

ISBN 978-3-8001-0859-6

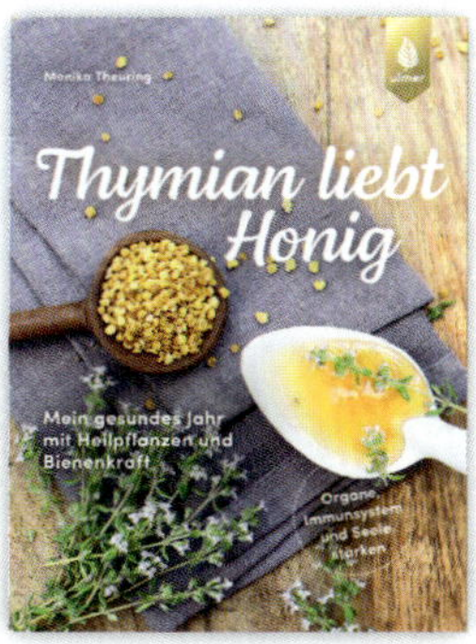

ISBN 978-3-8186-1748-6

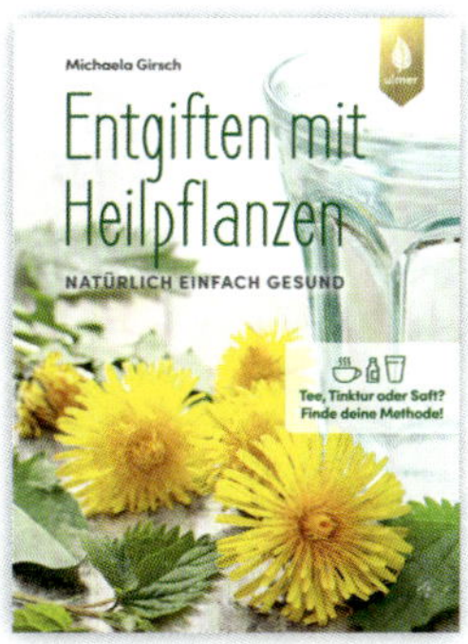

ISBN 978-3-8186-1451-5

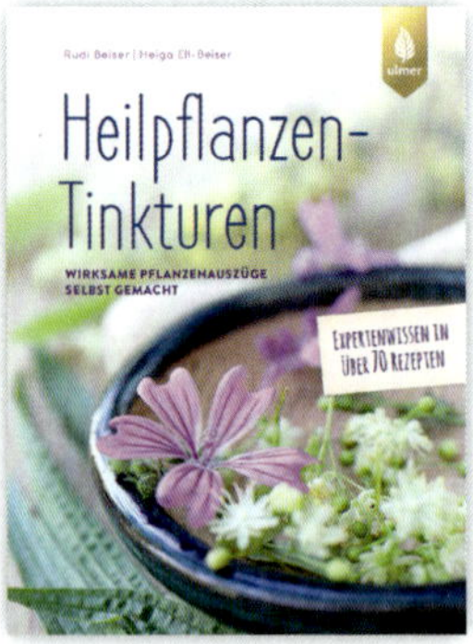

ISBN 978-3-8186-1268-9

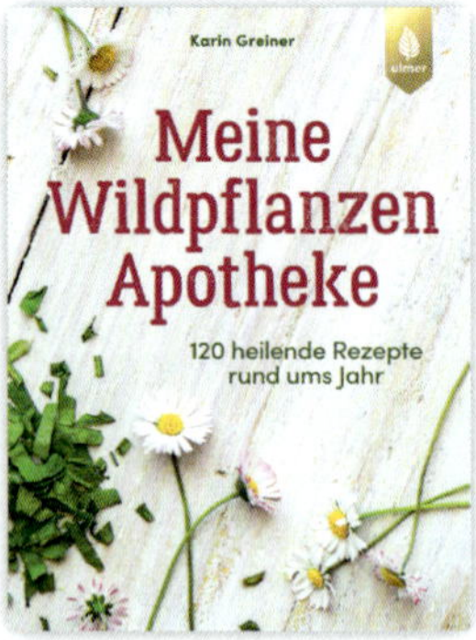

ISBN 978-3-8186-0965-8

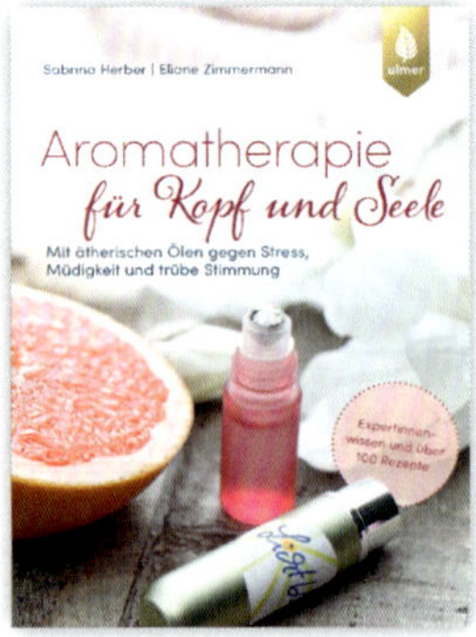

ISBN 978-3-8186-1432-4

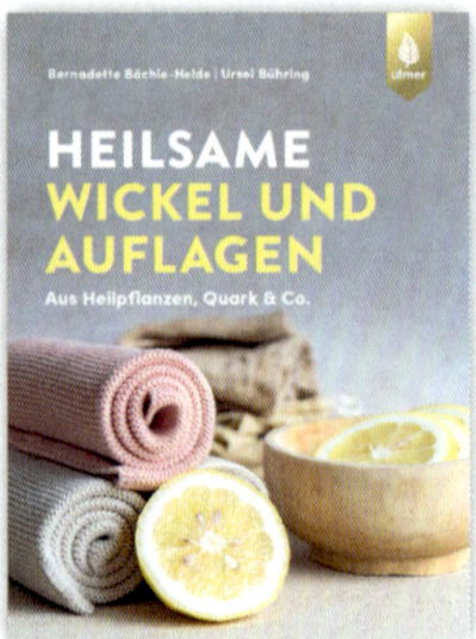

ISBN 978-3-8186-2213-8

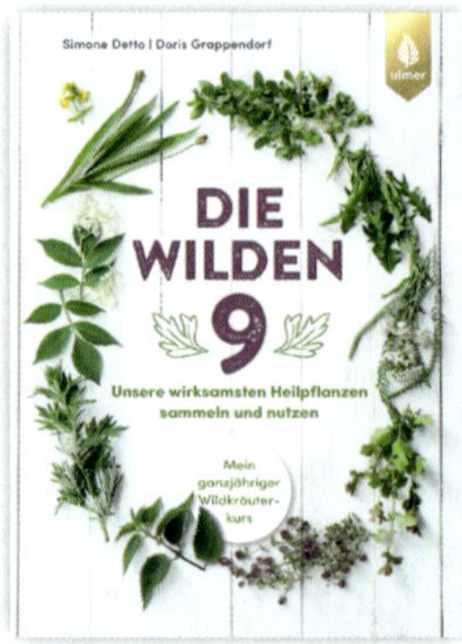

ISBN 978-3-8186-1455-3

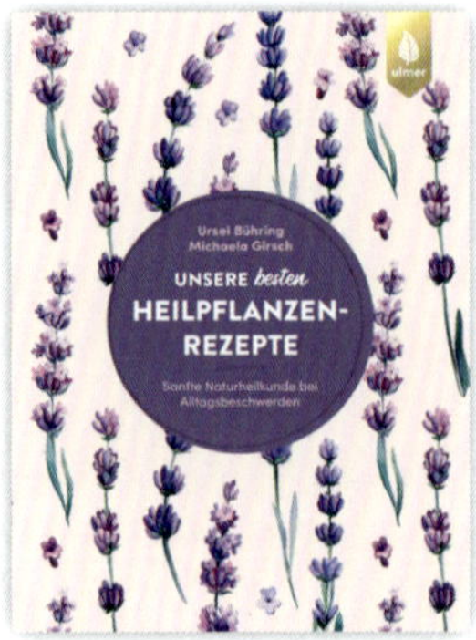

ISBN 978-3-8001-0341-6

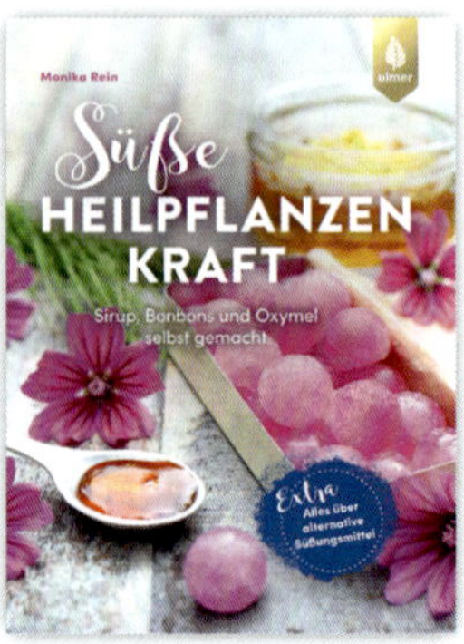

ISBN 978-3-8186-1727-1

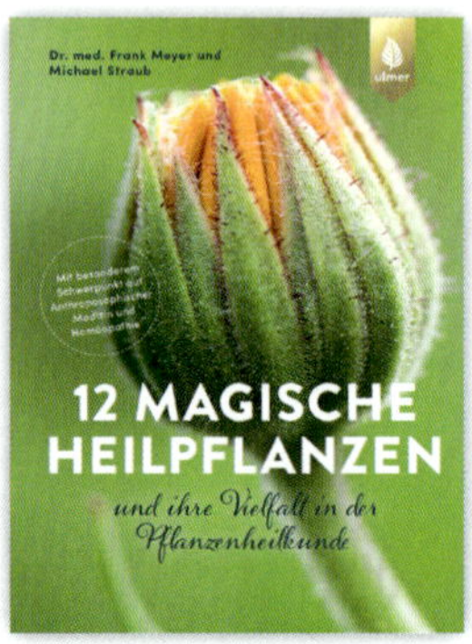

ISBN 978-3-8186-1653-3

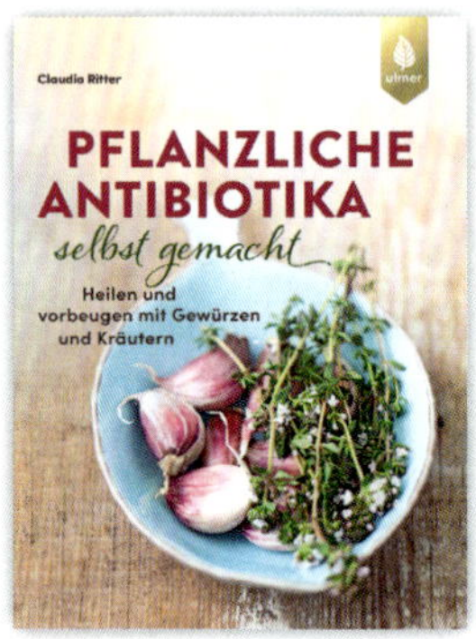

ISBN 978-3-8186-1361-7

Mehr Inspiration gefällig? Dann gehen Sie auf Entdeckungstour!
Über 1.600 Bücher sind über den Buchhandel oder portofrei unter www.ulmer.de erhältlich.

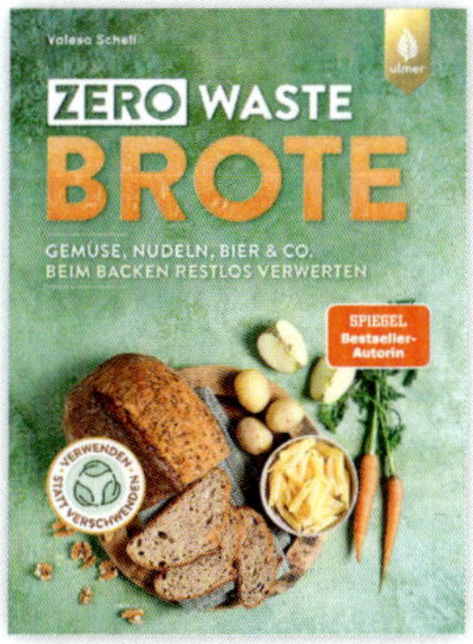

ISBN 978-3-8186-2072-1

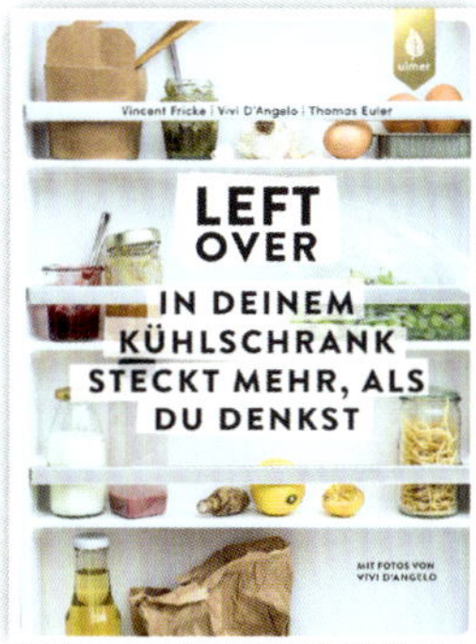

ISBN 978-3-8186-2096-7

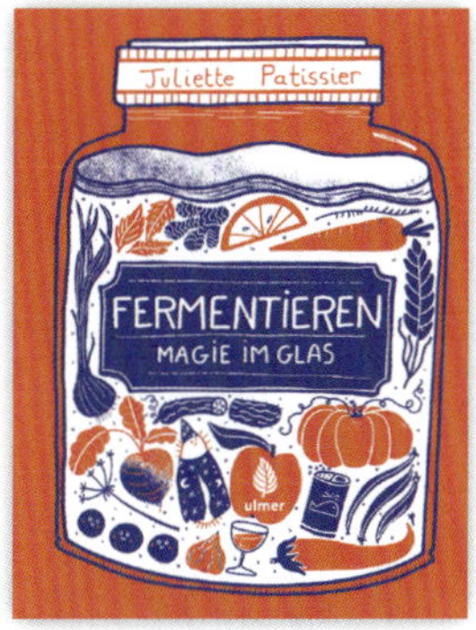

ISBN 978-3-8186-1943-5

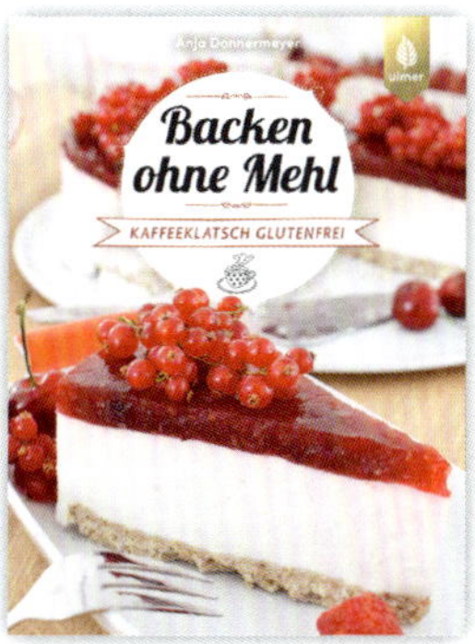

ISBN 978-3-8186-2217-6

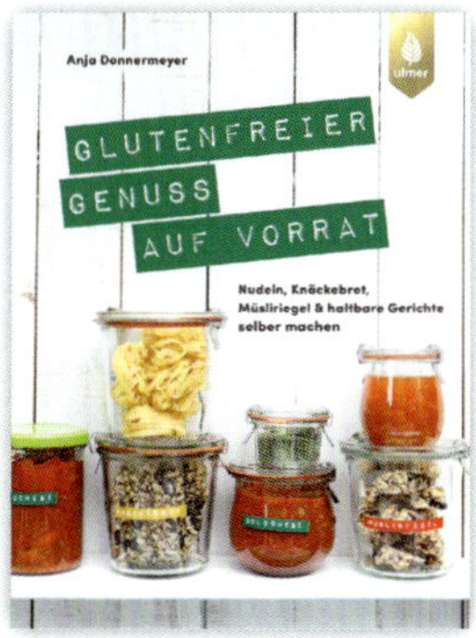

ISBN 978-3-8186-2081-3

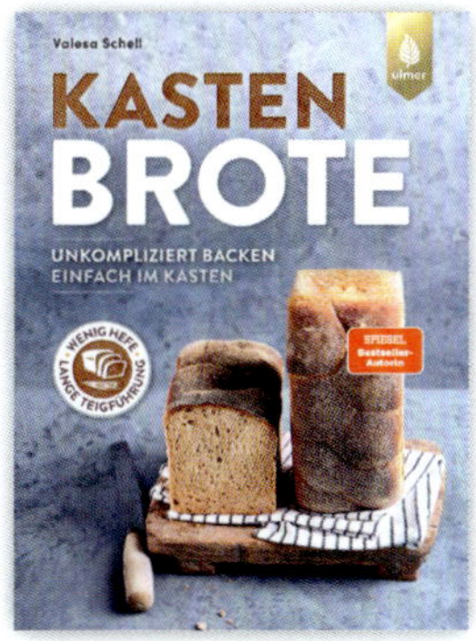

ISBN 978-3-8186-1757-8

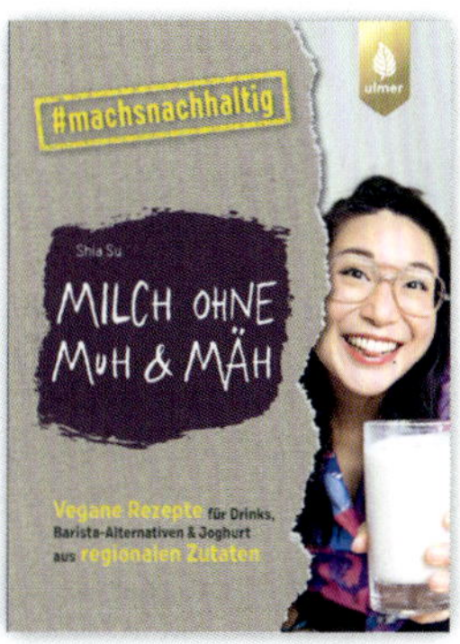

ISBN 978-3-8186-2085-1

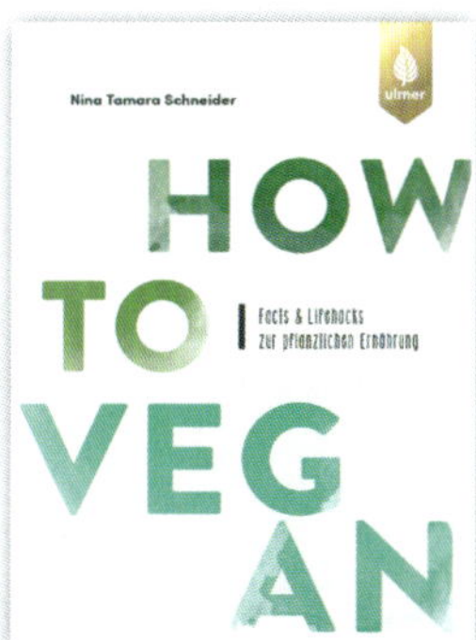

ISBN 978-3-8186-2079-0

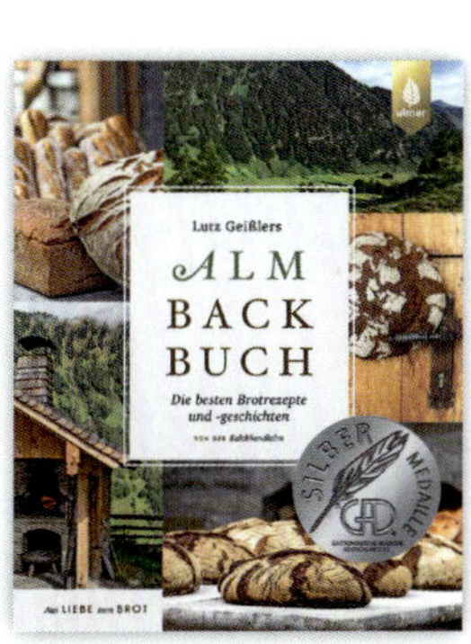

ISBN 978-3-8186-1130-9

MEHR INSPIRATION GEFÄLLIG?

Dann gehen Sie jetzt auf Entdeckungstour!

Über 1.600 Bücher zu Garten und Pflanzen, Gartenbau und Landwirtschaft, Tiere und Selbermachen sind über den Buchhandel oder portofrei im Ulmer Webshop erhältlich.

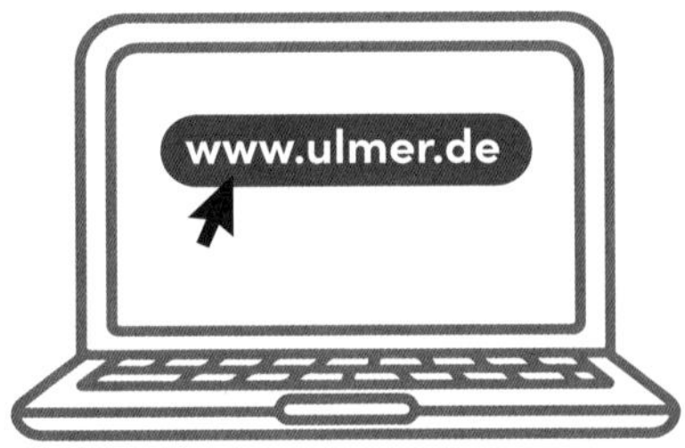

Verpassen Sie keine Neuerscheinungen, interessante Specials und Gewinnspiele. Bleiben Sie mit uns in Kontakt:

www.ulmer.de/newsletter
VerlagEugenUlmer
ulmerverlag

Verlag Eugen Ulmer KG
Wollgrasweg 41, 70599 Stuttgart